上消化道

内镜诊断

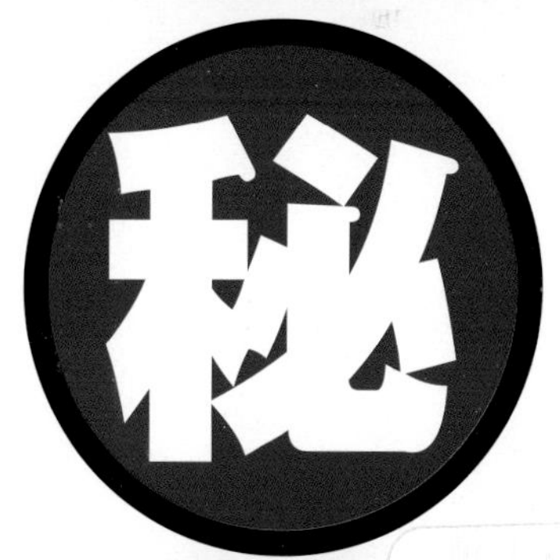

籍

编 著

（日）野中康一
埼玉医科大学国际医疗中心消化内科 副教授

（日）滨本英刚
手稻溪仁会医院消化内科 医长

（日）田沼德真
手稻溪仁会医院消化内科 主任医长

（日）市原 真
札幌厚生医院病理诊断科 医长

主 译

宫 健 刘 石

主 审

凌亭生

辽宁科学技术出版社
·沈阳·

Authorized translation from the Japanese Journal, entitled
上部消化管内視鏡診斷マル秘ノート
ISBN: 978-4-260-02848-6
著：野中 康一 / 濱本 英剛 / 田沼 德真 / 市原 真
Publishing by Igaku-Shoin LTD., Tokyo Copyright © 2016

图书在版编目（CIP）数据

上消化道内镜诊断秘籍 /（日）野中康一等编著；宫健，刘石主译. —沈阳：辽宁科学技术出版社，2019.2（2025.1 重印）
ISBN 978-7-5591-1021-3

Ⅰ. ①上… Ⅱ. ①野… ②宫… ③刘… Ⅲ. ①消化系统疾病—内窥镜检 Ⅳ. ① R570.4

中国版本图书馆 CIP 数据核字（2018）第259381号

出版发行：辽宁科学技术出版社
（地址：沈阳市和平区十一纬路 25 号 邮编：110003）
印 刷 者：沈阳丰泽彩色包装印刷有限公司
经 销 者：各地新华书店
幅面尺寸：145 mm × 210 mm
印 张：8
字 数：200 千字
出版时间：2019 年 2 月第 1 版
印刷时间：2025 年 1 月第 9 次印刷
责任编辑：郭敬斌
封面设计：顾 娜
版式设计：袁 舒
责任校对：尹 昭 王春茹

书 号：ISBN 978-7-5591-1021-3
定 价：128.00 元

编辑电话：024-23284363 13840404767
E-mail：guojingbin@126.com
邮购热线：024-23284502
http：//www.lnkj.com.cn

编译者名单

编　著

（日）野中康一　埼玉医科大学国际医疗中心消化内科

（日）滨本英刚　手稻溪仁会医院消化内科

（日）田沼德真　手稻溪仁会医院消化内科

（日）市原　真　札幌厚生医院病理诊断科

主　译

宫　健　大连医科大学附属第一医院

刘　石　大连医科大学附属第一医院

主　审

凌亭生　南京大学医学院附属鼓楼医院

参　译（排名不分先后）

祝建红　苏州大学附属第二医院

刘国伟　银杏内镜医生集团

赵国刚　天津市第五中心医院

李雪松　齐齐哈尔医学院附属第三医院

王维学　大连市中心医院

余贻汉　湖北省中西医结合医院

李　鹏　哈尔滨医科大学附属第一医院

宫爱霞　大连医科大学附属第一医院

郭世斌　大连医科大学附属第一医院

梁莉莉　大连医科大学附属第一医院

徐雪东　大连医科大学附属第一医院

包海东　大连医科大学附属第一医院

张经文　大连医科大学附属第一医院

宫　颖　大连医科大学附属第一医院

徐国君　大连医科大学附属第一医院

李忠海　大连医科大学附属第一医院

郭慧芳　大连医科大学附属第一医院

译者序

初次见到这本书源于哈尔滨医科大学附属第一医院消化内科的师弟李鹏医生的推荐，他在日本学习期间对此书爱不释手。后来机缘巧合，辽宁科学技术出版社的编辑询问我是否愿意翻译此书，于是我二话不说，立即应允。

翻译此书可以说是应了那句话：痛并快乐着。“痛”是因为作者野中康一先生思维活跃，联想丰富，旁征博引，幽默诙谐。比如橄榄球选手精妙配合后的射门得分，再比如每句话必带一个英语单词的搞笑艺人，又比如蒙克的名画《呐喊》……如何组织恰当的语言尽量将作者的原意表达出来，让我十分痛苦。而“快乐”则因为作者的讲解内容新颖，角度奇特，容易理解，妙语连珠。比如学习水囊法后就堂堂正正地去买遍市面上各种品牌的避孕套，再比如把我们对迪厄拉富瓦的错误读音比喻成后人叫他呼吸科的大夫野中康一郎，又比如把观察病变的过程比喻为参加相亲会搭讪美女……让翻译中的我时而会心一笑，时而抚掌大笑，几近癫狂。

通过这次翻译，让我自身内镜诊疗技术又得到了明显提高。也让我学习了更多内镜教学的思路和方法。希望各位读者也能从中得到些许帮助或者启示。同时，因译者水平有限，难免出现内容上或者语句上的错误，也期待各位老师对本书提出批评和建议。

最后，再次向在本书翻译过程中给予我们帮助的各位参译老师，以及多次为我释疑解惑的祝建红（苏州大学附属第二医院）、刘国伟（网名扫地僧一听，银杏集团）等几位良师挚友表示感谢。特别是能够得到中国的 ESD 之星、也是我一直的偶像之一的凌亭生主任（南京鼓楼医院）对本书审校，中国消化内镜的基石——最尊敬的于中麟老师（首都医科大学附属友谊医院）为本书作序，让我不胜荣幸。再次一并感谢！

大连医科大学附属第一医院

宫　健

2018 年春

推荐序

本书是由大连医科大学附属第一医院消化内镜科宫健医生赴日本研修后，经许多研修医生共同精选的一本很好的学习参考用书，故选出翻译。

消化内镜诊断与治疗学，从 20 世纪 40 年代引入中国以来发展极快，从诊断学到治疗学，其中各种新方法已得到国内认可，成为当今学术活动中最热门、最活跃的一个学科。

本人受译者委托写序而得以先读，受益匪浅。

本书文风与众不同，它集讨论、评论、讲解为一体，并且图文并茂，提纲挈领，对初学消化内镜者会有很大帮助，不愧为秘籍，在形态上、浸润深度、病灶大小的测量以及与病理结合方面都提供了许多新的方法学和利弊的评价。

目前，国内学术会议多以治疗内镜操作演示为手把手的教学方法，每个步骤都达到了学习与提高的目的，受到与会者的好评。但诊断学尚缺乏手把手等方法，本书也为有识的专家、培训中心提供了一个很好的教学方法，那就是读片会，使教授者能与学员共同讨论，不但包括形态特点、分级、分期、鉴别诊断，也包括少见的 Barrett 食管，最近 2014 年日本京都会议指定的慢性胃炎诊断标准，对如何识别幽门螺杆菌感染的胃黏膜，以及与胃癌的关系等，都做了说明。因此本书既可供教授者参考，也为内镜学教学改革提供了方向，使全国的诊疗标准更加规范、统一。

本人由于才学疏浅，本书优点不能一一列举，希望广大读者能以本书为契机，进行更多的学习和磨炼，使消化内镜工作队伍更加壮大，水平更高。

首都医科大学附属友谊医院消化内科教授

天津医科大学名誉教授

于中麟

2018 年 4 月 14 日

前言

上消化道内镜诊断学最初是从判断病变深度发展起来的，它包含了众多内镜前辈经验与数据分析的结晶，是一门非常深奥的诊断学。因为始终无法抱着百分之百的自信去做出诊断，我本人每天仍在坚持学习。然而，对于那些没什么经验的内镜医生而言，最基础的判断病变深度他们能做到吗？依我的观点来看，如果掌握了基本的知识，即便达不到100%，90% 的诊断率还是可能做到的。

近几年，我们一直坚持每周举行一次面对年轻医生的内镜诊断讨论会。会上如果让初来乍到的医生们分析 0-Ⅰ型食管表浅癌的浸润深度，通常得到的回答都是很烦恼无助的“哎”。对于 0-Ⅰ型和 0-Ⅲ型食管表浅癌，其实已经有前辈医生们的数据证实 90% 会发生黏膜下浸润。所以，先把这些结论教给年轻医生们，然后再让大家分析浸润深度是否局限在黏膜内，也许会有更好的学习效果。

我们诊断讨论会的提问还在继续，当问到“食道 0-Ⅰ型和 0-Ⅱa 型病变的隆起高度分别是多少？”时，大家又面面相觑了。其实在《食管癌处理规范》（第 11 版）中明确记载着 0-Ⅱa 型病变的高度不高于 1mm。再问到“胃癌的 0-Ⅱa 型病变高度？”时，当然大家也给不出答案。其实在《胃癌处理规范》（第 14 版）中也明确记载着不超过 2 ~ 3mm 的属于 0-Ⅱa 型病变，而超过的一般就认为是 0-Ⅰ型病变。只有像这样将诊断所需的基础知识和研究数据作为问题反复提问讲解，年轻医生们才会牢记在心。

我一直以来都在好奇目前年轻的内镜医生们是如何诊断浸润深度的。在询问参加诊断讨论会的医生们时，得到的基本都是“没什么理由……”或者“上级医生说是黏膜内癌……”这样的回答。这就是年轻内镜医生们的现状。

我从十年前就开始把内镜图片缩印后贴到我的“秘籍”本上，并且自己制作索引反复复习。真正对上消化道内镜诊断有所自信也就在最近两三年。随着窄带成像（NBI）的普及，上消化道内镜的诊断能力飞速提升，我们自身在学会应用 NBI 后对上消化道的内镜下诊断水平也多少有所突破。当然这也得益于良师和病理医生在放大内镜和病理方面给予我们的指导。

要想理解 NBI 放大观察的镜下所见，没有病理知识的积累是办不到的。我自己也是经常拿着标本，驱车到很远的病理医生那里求教。但是如果要求年轻内镜医生们也像我那样就显得太残忍了，也不现实。现在的年轻内镜医生们都很忙，如果他们能在短时间内学习掌握这些我用了十年时间收集整理的内镜诊断（尤其是浸润深度诊断）知识，在有效利用时间方面也是非常有意义的。

抱着这种想法，我们坚持举办这种诊断讨论会，逐渐地本单位以外的和并不年轻的医生们也来参加。这些医生中的很多人在感谢我们的同时，也建议把讨论的内容和学习的方式写成读本，让年轻的内镜医生们对上消化道内镜的诊断更加感兴趣。这也是我及几位我所尊敬的和经常求教的内镜医生、病理医生们一起撰写这本书的契机。

需要提请诸位不要误解的是，这本书的内容并不是我们这些年轻的内镜医生们讲述自己的经验，而是基于日本内镜医生和病理医生研究发布的数据（证据）所著。所以请精通上消化道诊断学的专家们忽略本书。本书仅仅是针对那些羞于无法回答提问的年轻内镜医生的手册。

本书也有自己的关键词，也就是在书中出现多次的“酷”一词。这个词作为一个动机，代表着我的活力，请各位不要误解。并不仅仅是希望在异性面前摆“酷”（笑），还希望在讨论会上显得很“酷”（更加有说服力），在部下面前显得很“酷”(受到尊敬)，在上司面前显得很“酷”(受到重视)，在内镜医生中显得很“酷”（得到患者的信任)。这简单的一个词包含着以上所有的内容。

即便是年轻，只要付出几倍于他人的努力，就一定会很“酷”。这个信念一直支撑着我每天不断地学习。对于刚接触内镜的年轻医生们而言，看了这本书，如果能够对你们在走向“酷”的道路上有所帮助，将使我倍感荣幸。

野中康一

2016 年 9 月

目录

Ⅰ. 总论

Ⅱ. 食管

Ⅲ. 胃

I

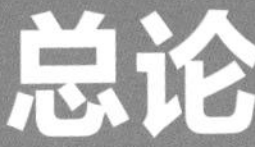

① 内镜诊断的基础

内镜诊断有好方法吗?
秘籍告诉你，程序很重要!

确定你自己的诊断程序吧!

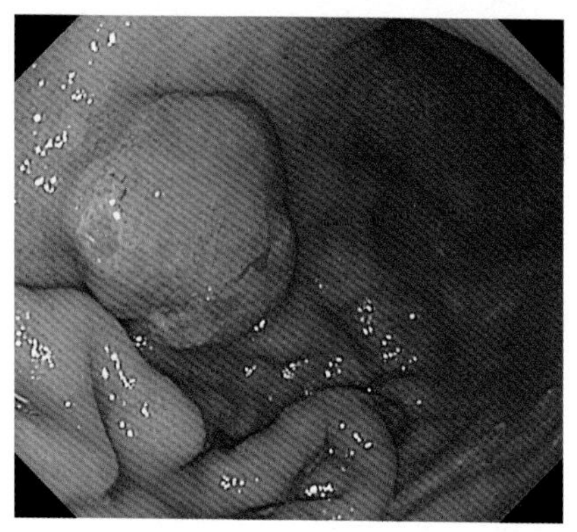

图 1

野中：“那么，请试试诊断一下图 1 的病例吧！”
初次参加者：“可能是癌吧，不过也有可能是增生性息肉……”

第一次参加讨论会的情形基本都是这样……

所有的事情选择时都会有概率高低之分，这个时候程序就很重要了。

2015 年橄榄球世界杯时，焦点选手五郎丸那一记精准的射门得分就是按着一定的程序精妙配合的结果。内镜诊断也一样，按着程序诊断，这是所有方法的基础。

要想显得很“酷”，应该从确立自己的诊断程序开始。先说这个隆起病变是不是癌，你考虑半天说有 50% 的概率，谁听到都会很泄气，因为正确率 50% 跟抛硬币没什么区别。但是如果在讨论会上你的诊断正确率能达到 90% 以上并且能准确判断浸润深度，那你想不“酷”都难。

这个程序是因人而异的，你可以选用适合自己的程序。笔者一般建议来参加讨论会的年轻内镜医生们应用以下程序。

有病变时的诊断程序

①背景胃黏膜如何？
②什么位置？
③大小（尺寸）？
④外观如何（详细描述）？
⑤有什么可能？（是癌？ SMT？还是溃疡？……）
⑥鉴别诊断是什么，浸润深度如何？

做到这些就能有一点儿“酷”了。

尝试着按照这个程序去记载内镜下所见，养成习惯后，你一定会觉得渐渐地就能够诊断了，这种快乐可是很令人享受的。

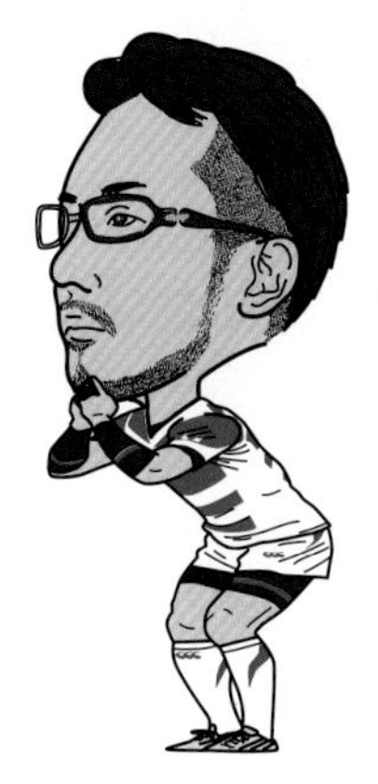

② 肿瘤大小的判定

**是直接测量，还是大概估算一下？
连这个都不会，那可不够“酷”啊！**

在前面“内镜诊断的基础”中所建议的程序③是看肿瘤的大小。那么大家如何判断肿瘤的大小呢？

是直接测量，还是大概估算一下？这个都不会的话，可就别指望“酷”了。

之所以这么说，是因为在判断病变是否适合内镜下治疗或者扩大切除时，病变的大小是最重要的依据。这些在其他很多书籍中都有记载，诸位可以参考。举个例子，在早期胃癌的诊断中就一定要判断大小是2cm还是3cm。当然几毫米的误差是难免的，因为病变在经过内镜切除并处理标本后其大小也会有几毫米的改变。重要的是偏差不要太离谱。

在刚刚学做内镜的时候，指导老师让我把几百例甚至几千例切下来的肠息肉或者早期胃癌标本估算大小记录后再进行测量对比，培养我自己的判断能力。这个可以说是内镜医生的生存之本。

然而对于刚接触内镜的研修医来说，这个判断能力的养成需要几年，很明显时间有点儿太长了。急着想“酷”的各位所需的是更简单的、谁都能做到的、并且不必花长时间培养的方法。

下面我就教大家一个很“酷”的肿瘤大小估算法（测量法）。

很“酷”的肿瘤大小估算法（测量法）

■ 内镜用大钳子测量法

因为内镜用的大钳子有 2cm、3cm 等不同的大小，所以在测量前应该先确认一下你们医院的型号。比如图 1 的 M2-4K（奥林巴斯）就是 3cm 的，黑白相间的部分每一段是 2mm。这个可以作为镜下测量病变大小的标尺，直接对着病变测量就可以。如果病变（未分化胃癌）的大小超过了 2cm，那么即便是黏膜内癌，也不适宜行内镜下手术切除。

■镜身宽度比较法

这是利用镜身的宽度测量病变大小的方法。如图 2 中胃体上部小弯的病变，把镜身置于病变旁边再留图。

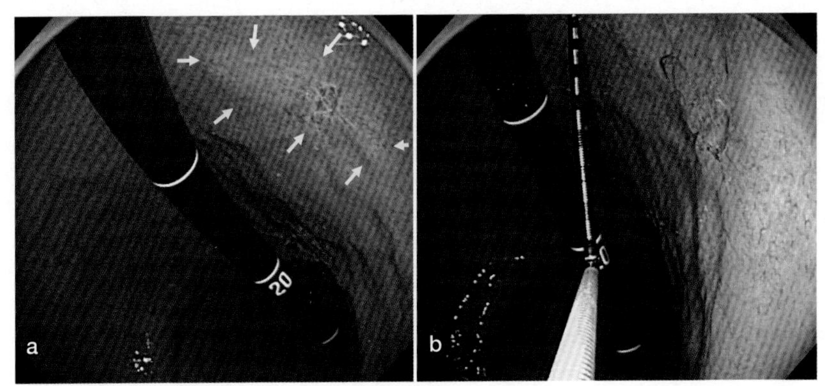

图 1　**内镜下用大钳子（3cm）测量肿瘤大小**

a：胃体中部小弯见片状褪色区，上次检查活检诊断为 sig 并且浸润已经达到黏膜下层，中心部为活检瘢痕。

b：3cm 的 M2-4K 型（奥林巴斯）大钳子。黑白相间，每一格 2mm。

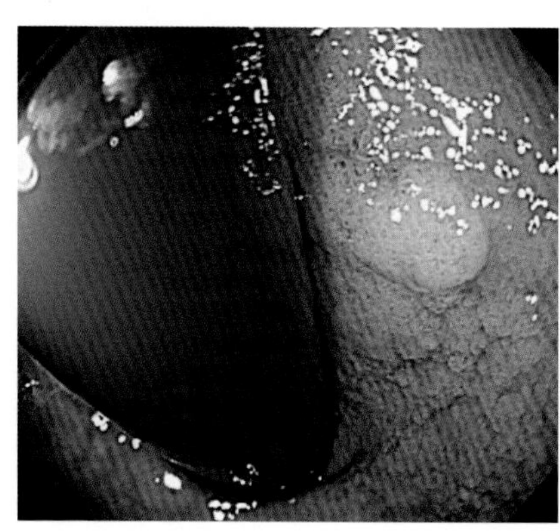

图 2 **利用镜身的宽度测量病变大小**
使用的内镜是 GIF H260Z（奥林巴斯），它的横径是 10.8mm。可以看出图中的病变为 7～8mm。

笔者用的内镜是 GIF-H260Z（奥林巴斯），它的横径是 10.8mm。用这个方法来测量，可以看出图中的病变为 7～8mm。

■ 活检钳测量法

利用活检钳测量病变大小可能是目前最简单方便的方法了。当然，因为活检钳的大小也有差别，所以在测量前也要分别确认自己医院所用活检钳在关闭和张开状态下的直径。比如笔者所应用的活检钳是 FB-230K/U（奥林巴斯），在闭合的时候前端直径 3mm（图 3a），张开时开口实测长径 8mm。因此，图 3b 中病变的大小约 2 倍开口长径，也就是约 16mm。简单吧！笔者在刚学内镜时，有人教过我"幽门环的直径约 5mm"。这当然也没有错。不过，幽门是千差万别的，这种说法的客观性真是一点儿也看不出来（笑）。图 3c 中可以看到这个幽门环比张开的活检钳还要略大一些。

■ 钛夹测量法

图 4 所示为胃体上部大弯偏后壁的 0-Ⅱc 型病变。

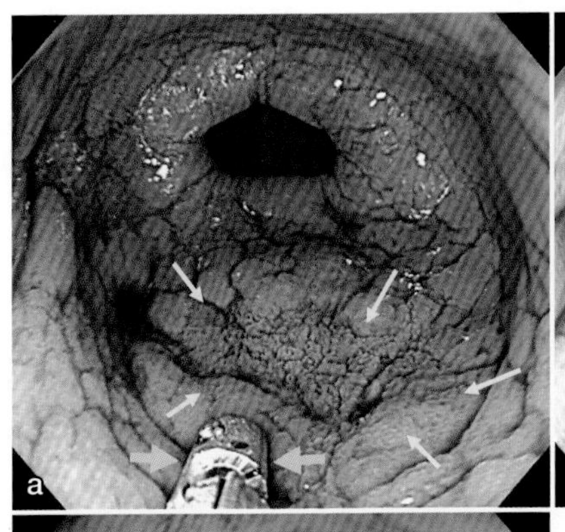

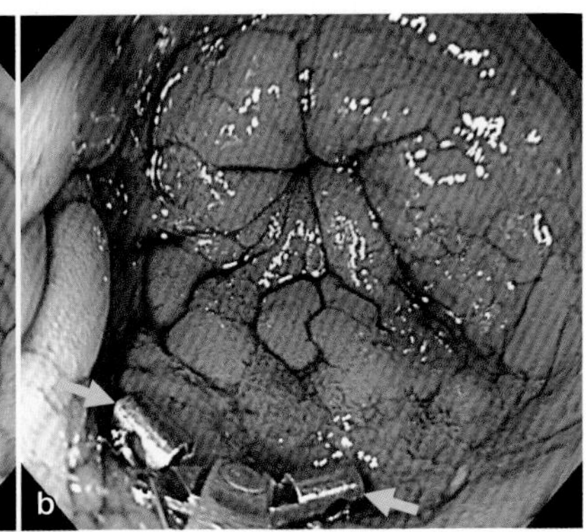

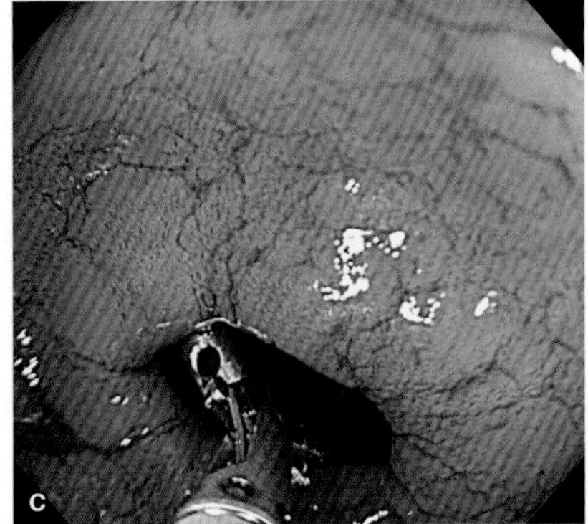

图 3 活检钳测量

a：FB-230K/U（奥林巴斯）型活检钳关闭时直径 3mm（蓝箭头），黄箭头为浅凹陷性病变。

b：FB-230K/U（奥林巴斯）型活检钳张开时最长径约 8mm（蓝箭头）。

c：幽门环和活检钳大小的比较，本例中幽门环比张开的活检钳长径还要略大一点儿。

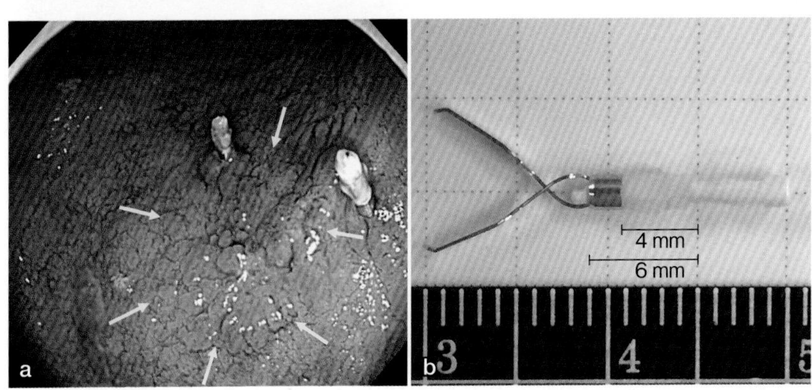

图 4 钛夹测量法

a：胃体上部大弯偏后壁的 0-Ⅱc 型病变。在病灶旁边打了钛夹。

b：HX-610-135 型（奥林巴斯）钛夹的实测数据。

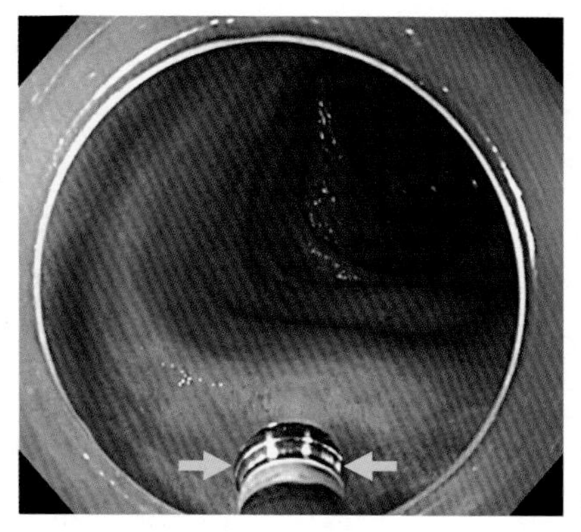

图 5 **应用钝头喷洒管（奥林巴斯）测量**
前端小球部分的直径（蓝箭头）是 3mm。

这个病变的大小到底有多少呢？且不管为什么要在病变的旁边打钛夹，利用这个钛夹就可以测量病变的大小。按图 4 所示，柄的白色部分长约 4mm，柄的全体长约 6mm。这个病变的直径大约比 3 个钛夹全体再大一点点，也就是大约 20mm。当然，到底是 19mm 还是 21mm 就没有办法确定了（笑）。

■ 钝头喷洒管测量法

大肠检查时应用的钝头喷洒管（Non traumatic tube，奥林巴斯）前端的小球部分的直径是 3mm（图 5）。

知道这个也很有用吧！

■ 微小病变的估算法

针对微小病变，还有一种估算方法，在Ⅱ的食道部分也会详细说明，这里也向大家简单介绍一下。应用 GIF-H260Z（奥林巴斯）进行放大检查时通常在镜子前端会装上黑帽，使用它并且应用最大变焦能够观察宽度约 4mm 的区域。利用这一点，像图 6b 中所示那样的小胃癌，在最大变焦条件下，刚好收入黑帽内，就可以断定它的大小约 4mm（图 6）。

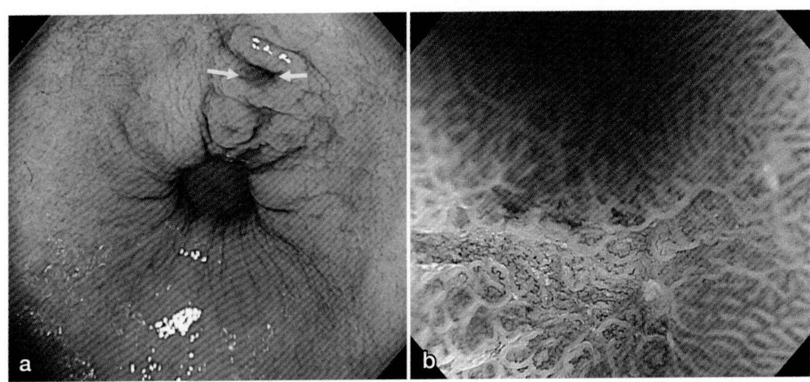

图 6 **利用内镜的视野范围测量病变大小（GIF-H260Z，奥林巴斯）**

a：胃窦小弯的微小凹陷性病变（黄箭头）。
b：同一病变的 NBI 放大观察图（佩戴黑帽）。

下面是“酷”知识点，来自最“酷”杂志之一《胃与肠》。

“酷”知识点：小胃癌和微小胃癌的定义

- 小胃癌定义：10mm 以下。
- 微小胃癌定义：5mm 以下。

“酷”文献《胃与肠》

長南明道，三島利之，安藤正夫，他. 早期胃癌診断の実際—微小胃癌·小胃癌：内視鏡所見. 胃と腸 35(1)：111-118, 2000.

URL http：//medicalfinder.jp/doi/abs/10.11477/mf.1403104635

☞文献说明：1978 年日本消化内镜学会研讨会上将最长径 5mm 以下定义为微小胃癌，将最长径 10mm 以下定义为小胃癌，一直沿用至今。如果想了解更多，请参考《胃和肠》中文献的原文，也许从中你能学到更多。

还想变得更“酷”？

那么，关于早期胃癌的浸润深度，请参阅后面滨本老师所著的部分：Ⅲ-❸ 早期胃癌（分化型）（p90）和Ⅲ-❹ 早期胃癌（未分化癌）（p106）。一般来说，对于凹陷型小胃癌浸润深度的判断，如果是分化型癌，有 90% 是黏膜内癌，而如果是未分化癌，则有 70% ~ 80% 是黏膜内癌。

“酷”文献《胃与肠》

三島利之，長南明道，中堀昌人，他．陷凹型小胃癌の診断—通常内視鏡の立場から．胃と腸 41(5)：774-780, 2006.

URL http：//medicalfinder.jp/doi/abs/10.11477/mf.1403100365

☞文献说明：讲述了凹陷型小胃癌的发生频率、部位、组织分型、浸润深度，并且基于内镜下的分化癌和未分化癌的表现，分别通过具体病例进行了详细的解说。

请大家从明天开始，在检查中就试用一下这些方法吧！

Ⅱ

食管

① 食管表浅癌（1）

"榻榻米征的纹理"是什么？
让我来教你简单易懂的方法吧！

很意外吧，食管表浅癌浸润深度的判断其实并不难！

食管表浅癌浸润深度的诊断是非常重要的，它对患者的治疗选择甚至患者今后的人生都会有影响。你的一个诊断，其正确与否将直接决定患者应用内镜治疗时能否得到根治，同时也是决定选择药物治疗还是手术治疗的一个依据。

这么重要的事情由内镜医生来做，由你来做，责任重大啊！你是带着这份责任去给患者下诊断的吗？你能担起这份责任吗？

当然，也有无法判断病变是位于 T1a-MM 还是 T1b-SM1 的情况（图1），这也无伤大雅。最有必要的还是掌握足够的基础知识，来判定是局限于 T1a-EP/T1a-LPM 适宜内镜治疗的病变，还是已经侵及 SM 从开始就应该选择外科手术或者放化疗（chemoradiotherapy，CRT）的病变。所以请你一定将本书（后面均称为"酷"书）带在身边。对于食管表浅癌浸润深度的诊断，你一开始可能觉得很难吧！其实并不是那样，它是有窍门的。

酷！确定自己的诊断程序！

"榻榻米征的纹理""凹陷处的所见""色调""NBI 所见"，如果按着这些项目确定自己的诊断程序，你一定能获得比较高的正确诊断率。当然也有可能出错，不过不要紧，连做了一辈子的佐久直播也有意外出错的

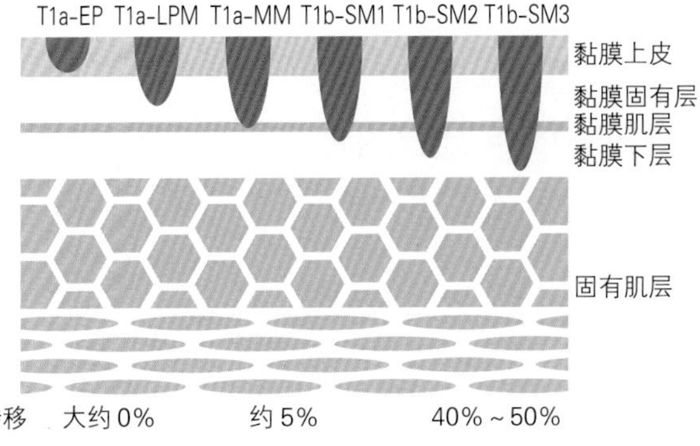

图 1 **食管表浅癌浸润深度分型**

时候，不是吗？

像这样的病例估计别人也一样会出错。能 100% 正确诊断的内镜医生绝对不可能存在。对于典型的病例能达到 90% 以上的正确诊断，那就已经是很“酷”的了。

对于那些诊断困难的病例，在知道病理结果后再去夸夸其谈，那是很差劲儿的行为。判断错了，把可能原因跟病理科医生讨论一下，再自己反思，也许这才是更好的方式。

所以从明天开始，请一定在检查时做出一个 T1a-EP/T1a-LPM 或 T1a-MM/T1b-SM1 或超过 T1b-SM2 的诊断。相信你一定能做到，前提是要确立自己的诊断程序。

适合内镜治疗？不适合内镜治疗？

面对食管表浅癌的病变，明确是否适合内镜治疗是内镜医生最基本的职责。有一次，我让一位来学习的医生对图 2 病变作出浸润深度诊断，那位医生呆在那里无法回答。

是我的教学方法不好？……于是我改变了教学方式。

前辈内镜医生们的经验和研究数据表明：0- Ⅰ型食管表浅癌的浸润深度约 90% 是黏膜下层。0- Ⅲ型也是这样。

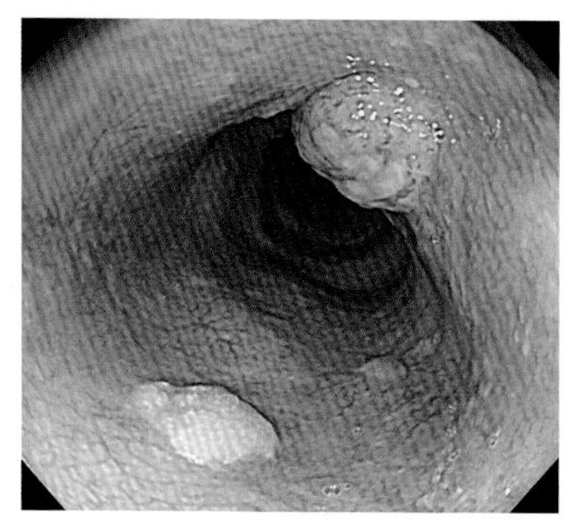

图 2 0-Ⅰ型食管表浅癌

"酷"知识点：0-Ⅰ型和 0-Ⅲ型的浸润深度

- 0-Ⅰ型和 0-Ⅲ型，90% 以上是 SM 浸润癌。

"酷"文献《胃与肠》

吉田操，門馬久美子，葉梨智子，他.「消化管癌の深達度診断」1. 食道癌の深達度診断 2)内視鏡像からみた深達度診断. 胃と腸 36(3)：295-306, 2001.

URL http：//medicalfinder.jp/doi/abs/10.11477/mf.1403103151

☞文献说明：列举了 350 例食管表浅癌根据病变分型分类后的分析结果。0-Ⅰ型癌中 SM 浸润癌占 92%，同样，0-Ⅲ型癌中 SM 浸润癌占 96%，而 0-Ⅱ型癌中约有 85% 是 M 癌。

所以说，如果我将这个数据展示给这位医生，那他就会知道这个病变极有可能是 SM 浸润癌，不属于内镜治疗范畴。先考虑 SM 浸润癌，再琢磨是否有黏膜内癌的可能性，这才是正确的思路。0-Ⅲ型病变也是这样。

但是，提问到这里还没有结束，当再问这位医生"食管癌的 0-Ⅰ型和 0-Ⅱa 型病变是从哪一点进行区分的呢？"时，他还是无言以对……这就一点儿也不"酷"了。

在《食管癌处理规范》(第 11 版）中明确记载着"0-Ⅱa 型病变的高度不高于 1mm"(换个说法就是 0-Ⅰ型病变高度超过 1mm)。不知道这一点，考虑一个小时也回答不出，知道就是知道，不知道就是不知道。通过今天的这本“酷”书请你一定记住它。

当然为了更“酷”一些，还要知道在《胃癌处理规范》（第 14 版）中也明确记载着 2 ~ 3mm 的属于 0-Ⅱa 型病变，而超过的一般就认为是 0-Ⅰ型病变。

“酷”知识点：肉眼分型中隆起高度一览

- 食管表浅癌：0-Ⅱa 高度　不超过 1mm。
- 食管表浅癌：0-Ⅰ高度　1mm 以上。
- 早期胃癌：0-Ⅱa 高度　2 ~ 3mm。

下面我们回到食管。

难题是 0-Ⅱ的浸润深度！

■ 0-Ⅱa 型（图 3）

T1a-EP：感觉像黏膜上皮的肥厚（图 3a）。

T1a-LPM：在黏膜肥厚的基础上还能看到颗粒样的变化（图 3b）。

T1a-MM：有粗大的颗粒，因此总体高度也相应增加。

* 大部分都是呈白色的黏膜病变。

* 注意观察隆起的程度和颗粒的大小。

* 有明显角化倾向的上方发育型白色隆起的侵及深度较浅，诊断时应该考虑比发红隆起的深度标准减少一档。

■ 0-Ⅱb 型（图 4）

一般都是 T1a-EP。

* 印象中白光下很难发现，一般都是通过卢戈氏碘染色后才能确认。

“酷”知识点：食管表浅癌大体分型的比例

- 0-Ⅱc 型病变在食管表浅癌中约占半数。

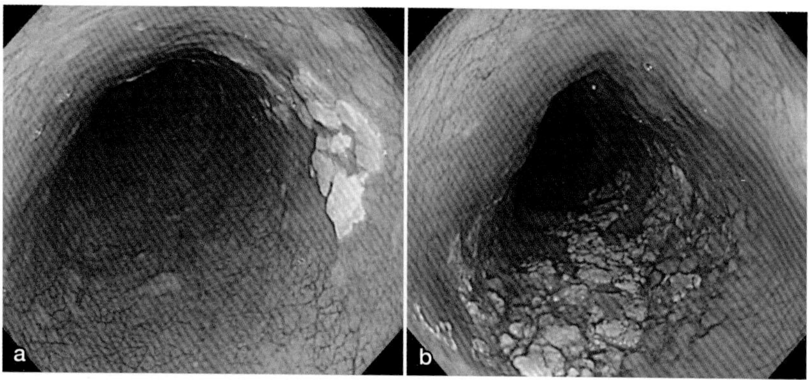

图 3　0-Ⅱa 型食管表浅癌
a：T1a-EP。
b：T1a-LPM。

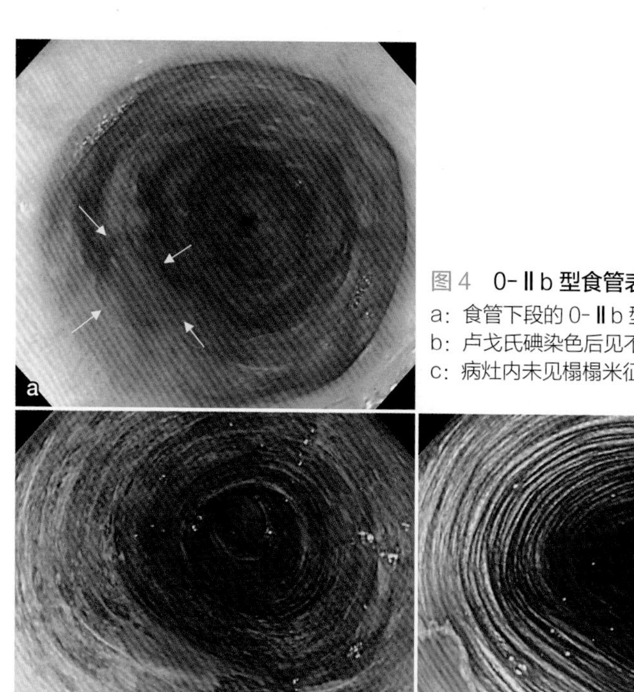

图 4　0-Ⅱb 型食管表浅癌
a：食管下段的 0-Ⅱb 型病变（黄箭头）。
b：卢戈氏碘染色后见不染区。
c：病灶内未见榻榻米征纹理的中断。

诊断不了 0-Ⅱc 的浸润深度就“酷”不起来了？那么，我们就学会诊断吧！

■ 0-Ⅱc 型，深度 T1a-EP（图 5）

稍微有一点儿凹陷，充气伸展状态下像 0-Ⅱb 的病变，轻度发红。反复充气吸气观察伸展度，最终确认还是凹陷型的病变。

“酷”知识点： 0-Ⅱc 型浸润深度 T1a-EP 病变的榻榻米征表现

- 0-Ⅱc 型浸润深度 T1a-EP 病变的榻榻米征贯穿病灶内，无中断现象。

◆榻榻米征是什么？◆

等一下等一下，榻榻米征是什么呀？不解说一下，大家也不知道啊！这可是本平易近人的书啊，理所当然要解说一下。

榻榻米征其实就是像图 6b、c 那样的表现，应用卢戈氏碘染色后更容易观察到。

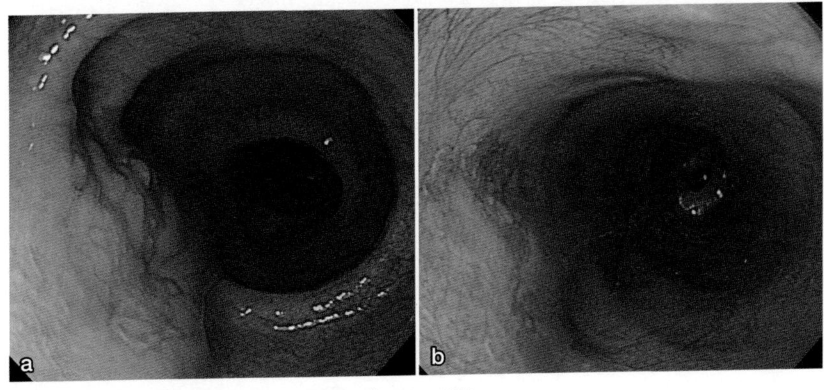

图 5　0-Ⅱc 型食管表浅癌，浸润深度 T1a-EP

a：吸气相可见浅凹陷性病变。

b：充气相伸展后基本平坦。

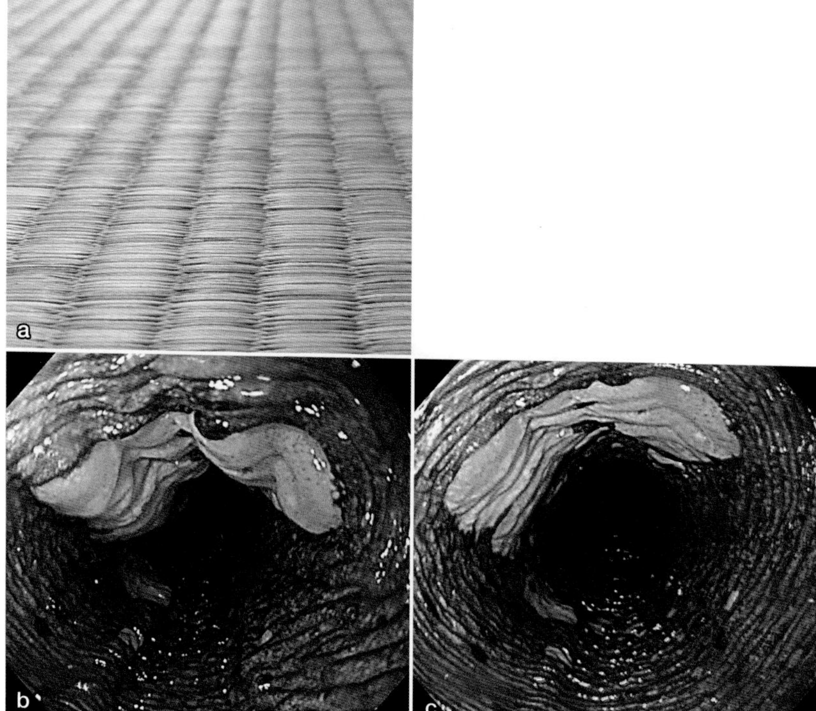

图 6 **实际的榻榻米纹理和食道的榻榻米征纹理**

a：实际的榻榻米纹理。

b，c：应用卢戈氏碘染色后食道的榻榻米征纹理。

■ 0-Ⅱc 型浸润深度 T1a-LPM（图 6、图 7）

深度为 T1a-LPM 的病变不用担心淋巴转移，可以镜下直接治疗。即便是充气相也能看到凹陷的部分。

"酷"知识点：0-Ⅱc 型浸润深度 T1a-LPM 病变的榻榻米征表现

- 0-Ⅱc 型浸润深度 T1a-LPM 病变榻榻米征的纹理或粗或细，无中断现象。

■ 0-Ⅱc 型浸润深度 T1a-MM、T1b-SM1（图 8、图 9）

*轻度凹陷之间的隆起部分（图 8）。

*更深的凹陷。

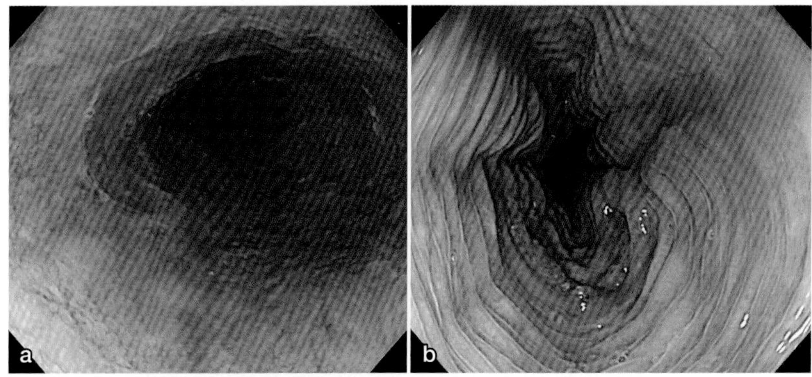

图 7 **0-Ⅱc 型食管表浅癌浸润深度 T1a-LPM**
a：食管中段前壁 0-Ⅱc 型病变的白光观察图。
b：榻榻米征的纹理贯穿于病灶内，无中断现象。

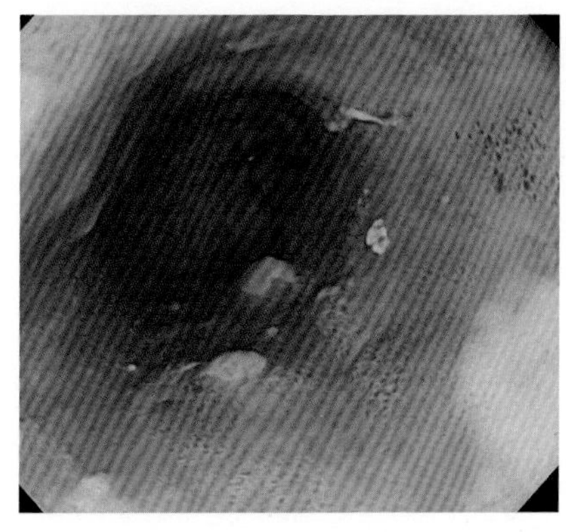

图 8 **0-Ⅱc 型食管表浅癌浸润深度 T1a-MM**
发红的浅凹陷性病灶的内部可见颗粒状的凹凸不平。

*在T1a-EP 或者T1a-LPM区域中可见孤立的颗粒或粗大的颗粒。

*榻榻米征的纹理在超过 T1a-MM 的病灶浸润边缘处中断（图 9）。

* 图 9 的病例虽然一眼望去是很表浅的病变，但是榻榻米征的纹理中断很明显。

■ 0-Ⅱc 型浸润深度 T1b-SM2, T1b-SM3（图 10）

食管不管吸气观察还是充气观察，如果是达到或超过 T1b-SM2 的病变，病变局部都不会变形。

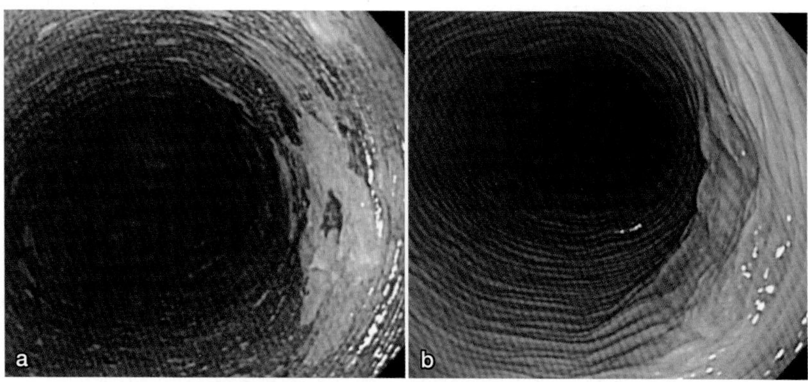

图 9 **0-Ⅱc 型食管表浅癌浸润深度 T1b-SM1**

a：卢戈氏碘染色后，可见不染的 0-Ⅱc 型病变，充气相见病变较平坦。

b：该病变的白光观察（吸气状态），可见病灶内榻榻米征纹理中断。

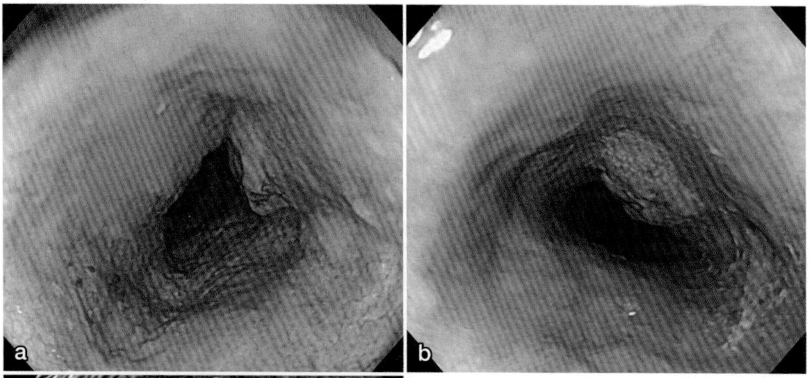

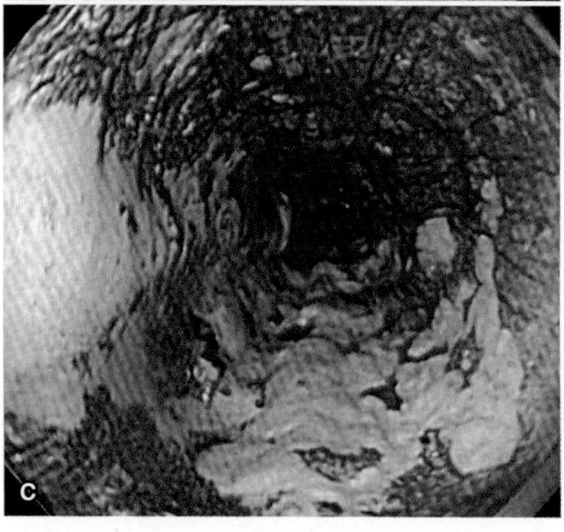

图 10 **0-Ⅱc 型食管表浅癌，浸润深度 T1b-SM2, T1b-SM3**

a，b：0-Ⅱc + Is 型病变。

c：0-Ⅱc 型病变，不随食管壁的伸展或收缩而变化，病灶内榻榻米征纹理中断，给人感觉很厚实的病变。

"酷"知识点：0-Ⅱc 型浸润深度超过 T1a-MM

- 0-Ⅱc 型浸润深度超过 T1a-MM 病灶的榻榻米征纹理中断。

病变的尺寸是指根据病变大小和大体分型所作出的诊断。

· 2cm 以下的 0-Ⅱa、0-Ⅱb、0-Ⅱc 型：T1a-EP 或者 T1a-LPM。

· 3cm 以上的 0-Ⅱc 型：即便是比较规整的凹陷，浸润深度也超过 T1a-MM，这些在文献（下面所示的"酷"文献）中都有记载。

"酷"文献《胃与肠》

斉藤裕輔，稲場勇平，富永素矢，他．「早期消化管癌の深達度診断 2015」早期消化管癌の深達度診断—基本と進め方．胃と腸 50(5)：485-497, 2015.

URL http：//medicalfinder.jp/doi/abs/10.11477/mf.1403200275

☞文献说明：在 p490 记载着消化道各脏器浸润深度诊断的总论，学会这些并进一步读懂引用文献，你也许会获得更多的收获。

丸山雅一，山田弘徳，新井順也，他．「消化管癌の深達度診断」2. 消化管の癌の深達度診断総論．胃と腸 36(3)：249-260, 2001.

URL http：//medicalfinder.jp/doi/abs/10.11477/mf.1403103146

☞文献说明：详细说明了食管、胃、结肠等各脏器的浸润深度和浸润图像的特征，以及与治疗方法选择的关系。

另外，也有研究表明，应用普通白光观察诊断 T1a-MM/T1b-SM1 的病变，其正确诊断率可达 60%～70%。

"酷"文献《胃与肠》

吉田操，門馬久美子，葉梨智子，他．「消化管癌の深達度診断」1. 食道癌の深達度診断 2)内視鏡像からみた深達度診断．胃と腸 36(3)：295-306, 2001.

URL http：//medicalfinder.jp/doi/abs/10.11477/mf.1403103151

☞文献说明：在 p302 记载着"浸润深度诊断的精确度"。讲述了在误诊病例中，诊断深度过浅的那些癌都有特殊的浸润形式（未破坏食管壁的构造、小范围的浸润等）。

应用 NBI 放大内镜可以诊断食管癌的浸润深度，然而最终还是应该

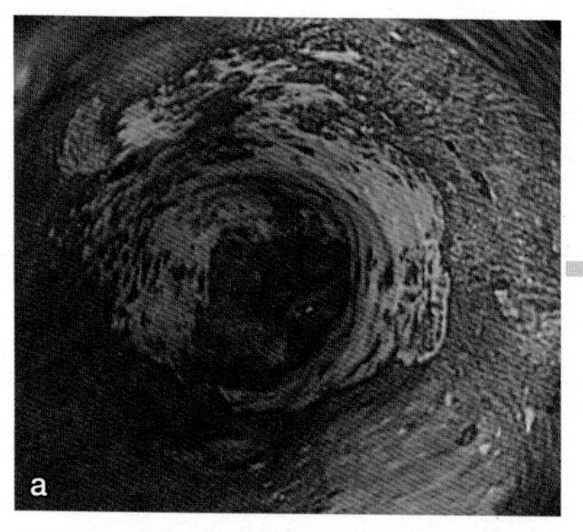

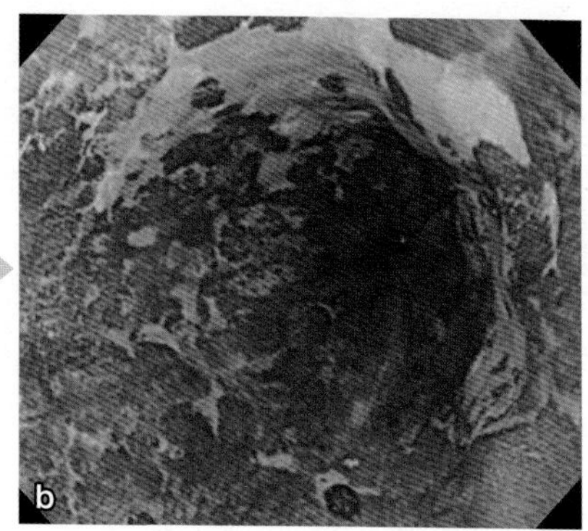

图 11 **卢戈氏碘染色后病灶形态发生变化**

a：食管中段近环周病变经卢戈氏碘染色后的内镜白光观察图。

b：同一病变 2 周后再次进行卢戈氏碘染色的内镜白光观察图，可见病变形态明显变化。

配合超声内镜的检查来做出综合的判断。在这些检查之前用最基本的白光观察估计病灶浸润深度，在某种程度上也是可能做到的。

这里我们不是让你质疑谁的诊断错误，也不是让你对某些疑难病例的浸润深度有异议。我们只想你专心记住这些最基本的东西，只要你做到，“酷”的日子离你就不远了。

再给大家追加一条“酷”知识点：

“酷”知识点：卢戈氏碘染色的刺激是很强烈的

- 卢戈氏碘染色（碘染）的时候，因为刺激强烈，可能会导致上皮剥脱或因此而伴随的黏膜再生，从而使得病变的形态发生变化（图 11）。所以最好距上次碘染后间隔 4 周再施行内镜治疗。在向高水平治疗机构介绍患者施行的内镜治疗时，如果能记录标注最后一次的碘染时间，那这位医生一定能受到对方的关注！（笑）

■ **文献**

[1] 日本食道学会(編). 臨床・病理 食道癌取扱い規約, 11 版. 金原出版, 2015.

[2] 日本胃癌学会(編). 胃癌取扱い規約, 14 版. 金原出版, 2010.

② 食管表浅癌（2）

NBI 观察时所有的“褐色区域”全部是癌吗？这是真的吗？

对于内镜下诊断来说，传统的普通白光观察还是最重要的，但是在目前这个时代要是不了解一些 NBI 诊断相关的知识，那诊断食管的某些疾病还是有一定的困难的。

褐色区域（brownish area）、B1 血管、B2 血管、无血管区域（avascular area），对于刚刚接触内镜的医生而言，理解掌握这些还是很困难的吧。

下面就是帮助这些医生掌握应用 NBI 发现食管表浅癌并正确判断浸润深度的内容，也就是成为“酷”医生之前至少要知道的基本知识，请一定要学会。

褐色区域全都是癌吗？

我们先来看看图 1 中 4 个病例的内镜图片。这些都是 NBI 观察下呈现出褐色区域（brownish area，以后简称 BA）的图片，那么这些都是癌吗？

在食管中观察到的 BA 有 4 种情况。当然第一个要想到的是鳞状上皮癌（包括异型增生），其他还有异位胃黏膜、炎症、鳞状上皮菲薄等 3 种可能。

图 1a、b 是鳞状上皮癌，图 1c、d 是食管入口处的异位胃黏膜，即使不放大，在凑近观察时也能看到腺管开口等，很容易鉴别。当然，也多发于食管入口。

可能有的医生会说：这些你不说我们也知道啊！而且还有“即便食管入口的 BA 也不能完全排除癌的可能，还需要进一步精细检查”的观点。

确实如此，不过既然本书只是针对刚接触内镜年轻医生们的“酷”

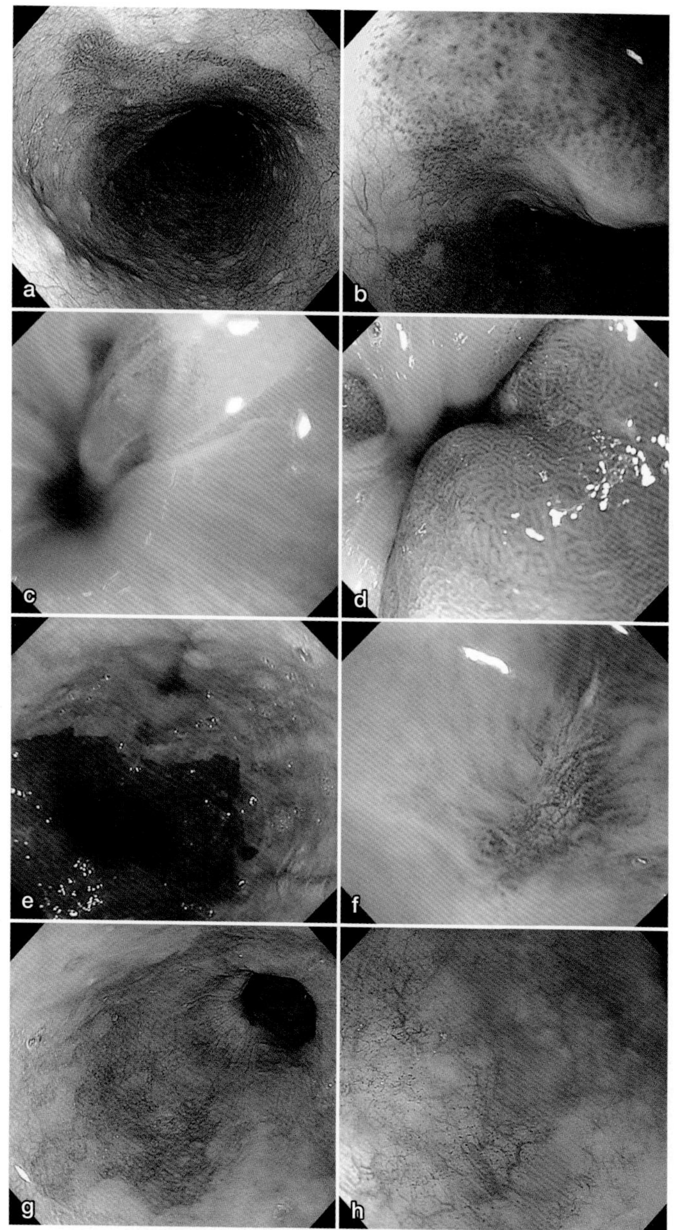

图 1 **NBI 观察表现为 BA 的 4 种情况**

a，b：鳞状上皮癌，c，d：食管入口处的异位胃黏膜，
e，f：炎症（反流性食管炎），g，h：跟周围相比鳞状上皮菲薄的区域。

书，深度不足就请各位谅解了。

图 1e、f 是好发在食管胃接合部（esophago-gastric junction，EGJ）的条形 BA。下面，我想重点说说图 1g、h 中提示的鳞状上皮菲薄，它也会呈现出 BA，知道了这一点检查时看见了就不会觉得怎样，而不知道的话就诊断不出了（这好像是废话呀……）。

我们来仔细看看图 1g、h。对这个 BA 进行放大观察，可以判断就是正常黏膜。图 2 中还有一例更加明显的病例。

这个病例因为内镜的接触导致鳞状上皮的剥脱，这个部位就呈现出 BA 的变化。这是很容易理解的，请不要误认为是其他病变。当然这个剥脱也是偶然接触导致的，可不是为了写这本书故意做出来的。

能用放大内镜判断不同血管分型的浸润深度就更“酷”了！

下面我们说说“日本食管学会放大内镜分型”中的血管分型。这个分型主要针对疑似鳞癌的病变。

■Type B 的浸润深度诊断

在癌中所看到的血管是 TypeB，而 TypeB 被再细分为 B1、B2、B3。

Type B

- B1：扩张、蛇形弯曲、口径大小不一、形状不规则的形成回路的异常血管。
- B2：不形成回路的异常血管。
- B3：高度扩张增粗不规则的血管（约是B2血管的3倍以上，血管直径超过60 μ m）。

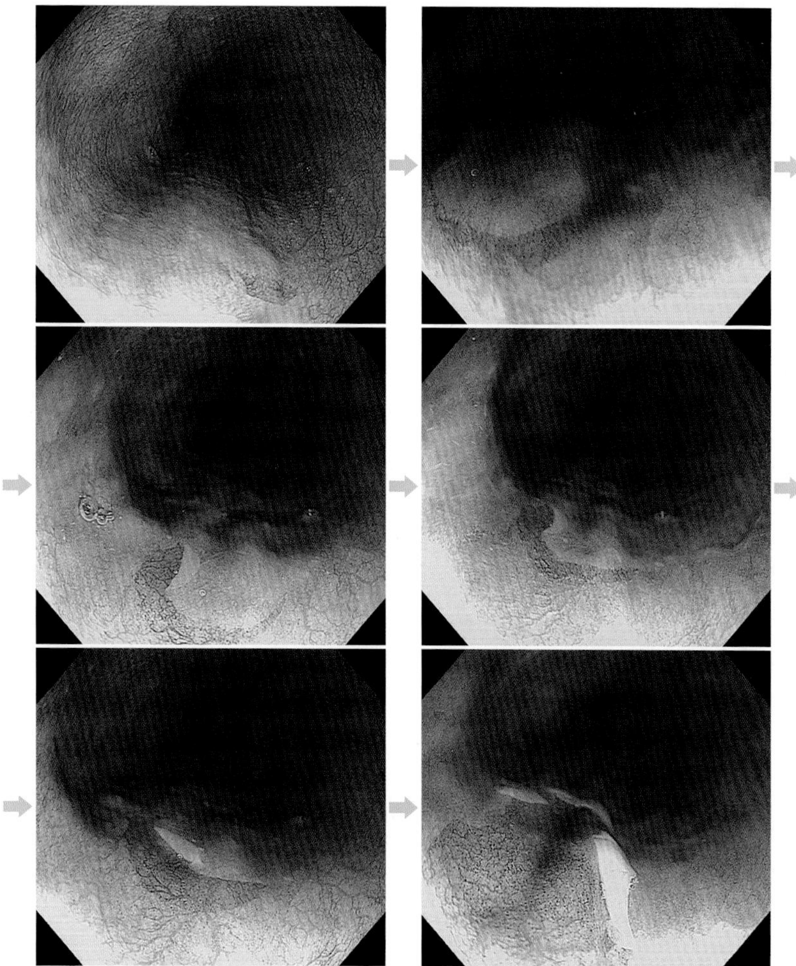

图 2 **BA 的鉴别（上皮菲薄）**
因为内镜的接触导致鳞状上皮的剥脱，这个部位与周围相比较就呈现出 BA 的变化。

在笔者的诊断讨论会上，我注意到很多人都不理解这个“形成回路的异常血管”。像图示（图 3）中那样，形成回路的异常血管就是起点和终点一致的血管。顺便说一句，这个图示是我让我的女儿们照着内镜的图片画的（笑）。

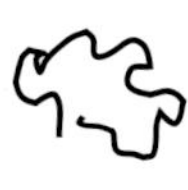
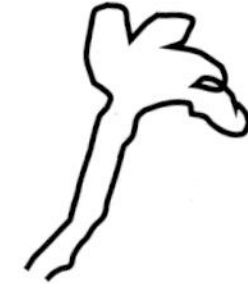
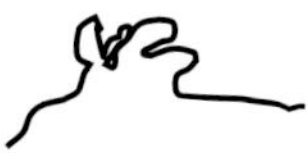

Type B1 血管　　　　Type B2 血管

图 3　Type B1、B2 血管的图示

假如目前为止的说明你都能理解的话，我们来说说如何通过 Type B 血管来判断浸润深度。一般 T1a-EP、T1a-LPM 的鳞状细胞癌所见是 Type B1，T1a-MM、T1b- SM1 是 Type B2，而超过 T1b-SM2 的是 Type B3。

下面分别展示典型的 Type B 血管。

■ Type B1 血管

图 4 中的血管就是典型的 Type B1 血管。

有研究表明 Type B1 血管在食管鳞状上皮癌的定性诊断（癌或非癌）中阳性预测率（positive predictive value，PPV）高达 90% 以上。而在诊断

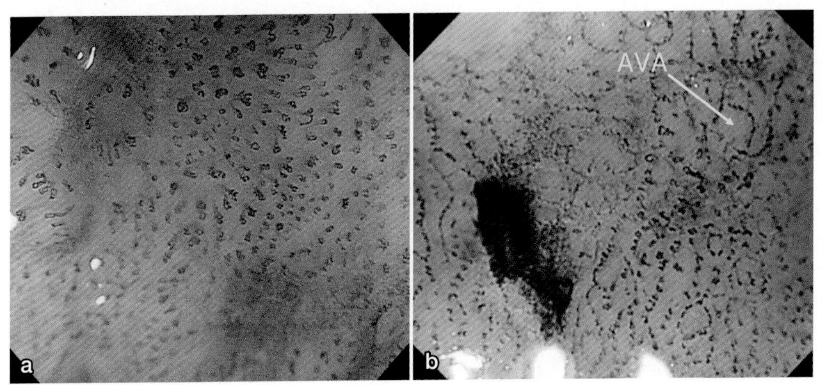

图 4　Type B1 血管

黄色箭头为 Type B1 血管包围的不到 0.5mm 的无血管区域（avascular area，AVA-small）。

浸润深度（T1a-EP、T1a-LPM）时，其灵敏度的阳性预测率也能达到90% 左右。

"酷"文献《胃与肠》

土橋昭，郷田憲一，小林寛子，他. 日本食道学会拡大内視鏡分類と深達度—鑑別·深達度診断における B1 血管の意義. 胃と腸 49(2)：153-163, 2014.

URL http：//medicalfinder.jp/doi/abs/10.11477/mf.1403114067

☞文献说明：研究 249 例 NBI 放大内镜观察后再镜下切除的病变，判断日本食管学会分型中放大内镜观察下 Type B1 血管的临床意义。

可以说基本上算八九不离十吧。

■ Type B2 血管

下面我们来看看 Type B2 血管（图 5）。

Type B2 血管是指起点和终点不一致的血管或者说不形成回路的异常血管。看到这样的血管，首先应该诊断 Type B2 血管并且判断浸润深度达到 T1a-MM / T1b-SM1 。但是需要注意的是，看到 Type B2 血管后判断达到 T1a-MM / T1b-SM1 的正确诊断率只有 50% ~ 70%，还需要通过观察榻榻米征纹理等进行综合的判断。

主要 T1a-MM / T1b-SM1 的浸润深度诊断比较难，如果硬要总结成

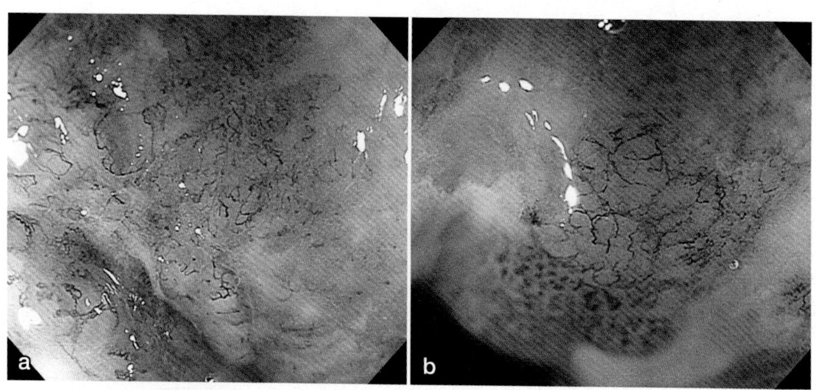

图 5 Type B2 血管

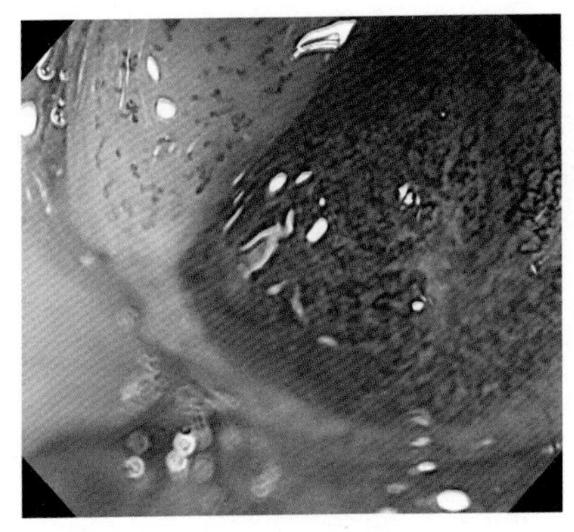

图 6　**在糜烂中出现的类似 Type B2 血管的血管**

“酷”知识点，那就是活检过的部位和糜烂部位会有类似 Type B2 血管形态的血管（图 6），这些血管是不能用于判断浸润深度的。

“酷”知识点：Type B2 血管的类似血管的处理

- 在活检部位和糜烂中出现的类似 Type B2 血管的血管不能用于判断浸润深度。

“酷”文献《胃与肠》

藤原純子，門馬久美子，立石陽子，他．日本食道学会拡大内視鏡分類と深達度—深達度診断における B2 血管の意義．胃と腸 49(2)：174-185, 2014.

URL http：//medicalfinder.jp/doi/abs/10.11477/mf.1403114071

☞文献说明：文献中阐述 Type B2 血管分为 4 种：a 型，走行于肿瘤细胞团之间的间质中的血管。b 型，包围大肿瘤块的血管。c 型，在乳头样增生的隆起型病变中见到的血管。d 型，在糜烂和再生性变化的周围出现的伴随炎症的血管。因为存在多样性，所以 Type B2 血管对于 T1a-MM / T1b-SM1 浸润深度诊断的特异度降低。

■ Type B3 血管

最后我们来看 Type B3 血管（图 7）。

在日本食管学会放大内镜分型中，把 Type B3 血管定义为“B2 血管 3 倍以上，血管直径超过 60 μ m 的不规则血管”。

因为一个红细胞的直径是 7～8μm，所以这个血管直径大约相当于 3 个红细胞。关于 Type B3 血管的特异度，不管是阳性预测率（positive predictive value，PPV）还是阴性预测率（Negative predictive value，NPV）都可以高达 90% 以上。也就是说，只要确认是 Type B3 血管，那浸润至 SM 深层的概率极高。但是需要注意的是，在 SM 深层的浸润癌中仅有 60% 会出现 Type B3 血管，也就是说灵敏度并不高。

"酷" 文献《胃与肠》

池田晴夫，井上晴洋，佐藤裕樹，他．日本食道学会拡大内視鏡分類と深達度—深達度診断における B3 血管の意義．胃と腸 49(2)：186-195，2014.
URL http：//medicalfinder.jp/doi/abs/10.11477/mf.1403114072

☞文献说明：在笔者的医院，研究应用 B3 血管做 SM2 及更深浸润病变的预测时，B3 血管的灵敏度、特异度、PPV、NPV、正确诊断率分别为 56.9%、99.5%、95.3%、92.6%、92.6%。所以说，B3 血管确实是能够用于预测 T1b-SM2 及更深浸润病变的表现。

"酷" 知识点：Type B 血管和浸润深度

- Type B1 → T1a-EP/T1a-LPM。
- Type B2 → T1a-MM/T1b-SM1。
- Tpe B3 → T1b-SM2 及更深。

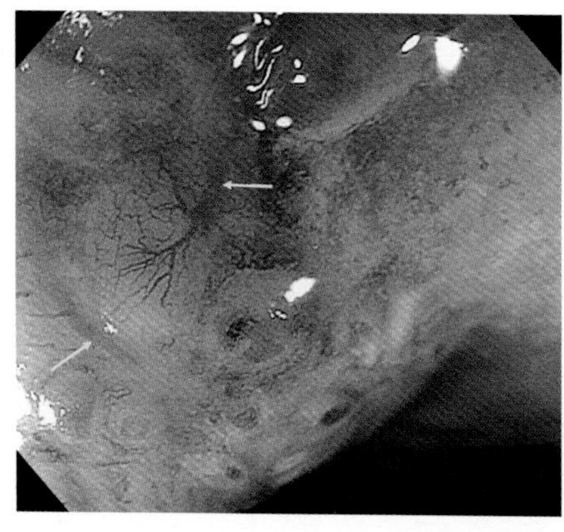

图 7　Type B3 血管（黄箭头）

但是，在T1b-SM2及更深浸润癌中有45.1%的病例呈现B3血管阴性，对这些只有B2血管的病例，如何确定诊断策略是值得研究的课题。

这本书并不是追求诊断的精度达到100%，而是差不多能正确诊断就行的便于要“酷”的圣经。其中的病例也不是众多食管内镜诊断专业医生讨论后确诊的。如果想要学得更深入一些，请参阅《胃与肠》49卷2号（2014年2月号）“日本食道学会放大内镜分型”。我个人强烈推荐p137～p147中关于食管血管结构的解说这一部分。

能用NBI放大内镜观察病变全体当然最好，但如果无法办到的话，也要在白光观察时先在心里大概预测到病变的浸润深度后，再针对重点区域进行更深入的NBI放大内镜观察。

■AVA的浸润深度诊断

除了Type B血管之外还可以使用无血管区域（avascular area，AVA）来诊断浸润深度。AVA是有马等提出的概念，指浸润区域形成的肿瘤块在镜下的表现，它的大小跟肿瘤块的大小及浸润程度呈正相关，所以也可以用来判断浸润深度。AVA的具体定义是“Type B血管包围的无血管区域，或者血管稀疏的区域”。

AVA分为3种（图8）：

AVAs（AVA-small）：小于0.5mm。
AVAm（AVA-middle）：0.5 mm以上，小于3 mm。
AVAl（AVA-large）：3mm以上。

需要注意的是，被Type B1血管包围的AVA，不管多大，它的浸润深度都是T1a-EP / T1a-LPM。因为AVA-large是超过3mm的无血管视野，一目了然，我们这里就不再提供图片了。

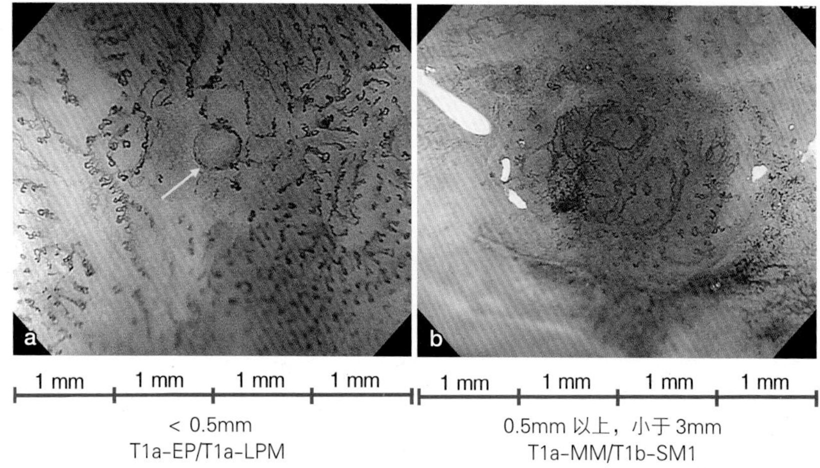

图 8 **根据 AVA 判断浸润深度（GIF-H260Z）**

a：AVA-small（黄箭头）。

b：AVA-middle。

无血管区域（AVA）：Type B 血管包围的无血管区域，或者血管稀疏的区域叫作 AVA。但是，被 Type B1 血管包围的 AVA，不管多大，它的浸润深度都是 T1a-EP / T1a-LPM。

“酷”知识点：AVA 和浸润深度

- Type B1 血管包围：
  - AVA 不管多大，它的浸润深度都是 T1a-EP / T1a-LPM。
- Type B2、B3 血管包围：
  - AVA-small → T1a-EP / T1a-LPM。
  - AVA-middle → T1a-MM / T1b-SM1。
  - AVA-large → T1b-SM2 及更深。

最重要的是 AVA 的测量方法，如果在没有确认内镜型号，也没有戴黑帽的情况下，上级医生就直接诊断了 AVA-small 或者 AVA-middle，那你即便不大声反驳，可能也要暗暗地鄙视一下。因为 AVA 是需要测量才可以诊断大小的。如果不明确测量的标尺是什么，怎么可能做出正确的诊断呢？

关于 AVA 的测量，我们来介绍一个“酷”知识点：调整画面宽度法。

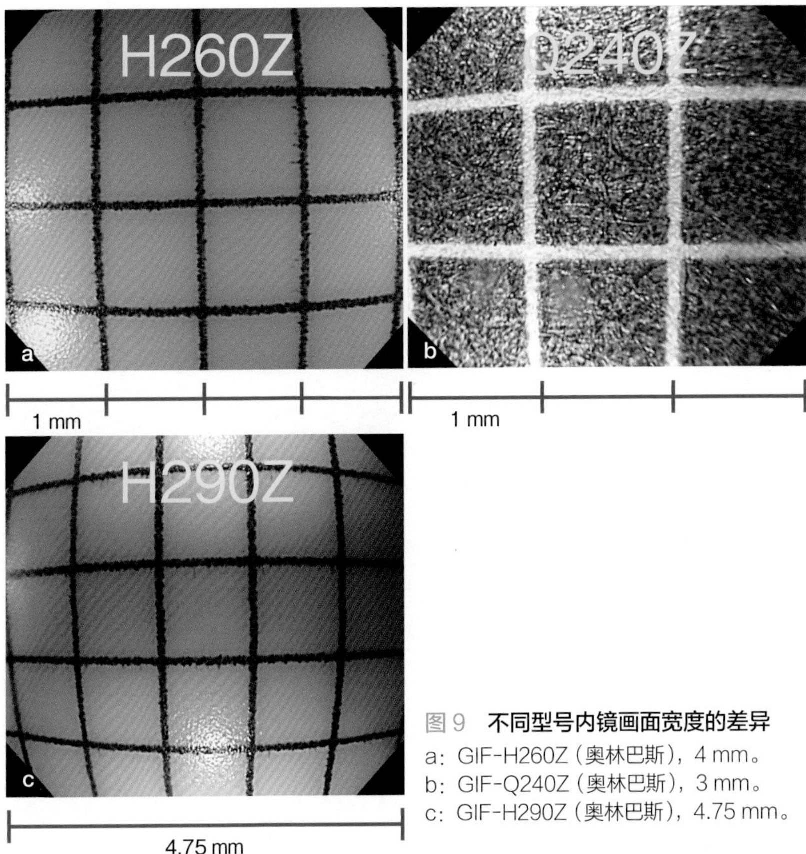

图 9　不同型号内镜画面宽度的差异
a：GIF-H260Z（奥林巴斯），4 mm。
b：GIF-Q240Z（奥林巴斯），3 mm。
c：GIF-H290Z（奥林巴斯），4.75 mm。

在使用 GIF-H260Z（奥林巴斯）戴黑帽应用最大放大倍数观察时，像图 9a 那样将画面宽度调整为大约 4mm。这样画面的 1/8 就是 0.5mm。以此为基准，小于 0.5mm 的就是 AVA-small，0.5mm 以上但小于 3mm 的就是 AVA-middle，而 3mm 以上的就是 AVA-large。

如果应用 GIF-Q240Z（奥林巴斯）时就是另外一种情况了，像图 9b 那样将画面宽度调整为大约 3mm，这样画面的 1/6 就是 0.5mm。标尺自身就有了变化。以此类推，在应用 GIF-H290Z（奥林巴斯）时我们推荐将画面宽度调整为大约 4.75mm（图 9c）。

也许你觉得这样做有点儿奇怪，但是没有别的好办法呀（笑）。我自己在一些重点病例的内镜食管精查之前，是一定要用专用的镊子调整黑帽长度的。

"酷"知识点：画面宽度的调整

- GIF-H260Z：4 mm。
- GIF-Q240Z：3 mm。
- GIF-H290Z：4.75 mm。

■ 文献

[1] 井上晴洋，池田晴夫，佐藤千晃，他．内視鏡観察に基づいた食道の血管構築．胃と腸 49(2)：137-147, 2014.
http：//medicalfinder.jp/doi/abs/10.11477/mf.1403114064.

[2] 有馬美和子，有馬秀明，多田正弘．早期食道癌深達度診断の進歩—FICE 併用拡大内視鏡を中心に．胃と腸 43(10)：1489-1498, 2008.
http：//medicalfinder.jp/doi/abs/10.11477/mf.1403101473.

[3] Oyama T, Monma K. A new classification of magnified endoscopy for superficial esophageal squamous cell carcinoma. Esophagus 8：247-251, 2011.

3 食管病变浸润深度诊断错误的病例

为什么会错？让病理科医生来告诉我们吧！

我们举办诊断讨论会的目的，就是想培育出能够达到 90% 正确内镜诊断率的年轻内镜医生。

食管表浅癌的浸润深度诊断必须经过普通内镜白光观察和 NBI 放大内镜观察的综合判断，当然如果能用 EUS 的话，它的所见也很重要。尽管如此，浸润深度难以判断的病例也是有的，在病理结果回报后感觉难以置信的也有，所以了解一些浸润深度界限模糊的病例还是很必要的。

虽说没指望正确诊断率 100%，但是也不能把那些诊断错误的病例丢在一边。还是应该针对错误的原因与病理科医生进行沟通。不这样反复学习是无法成为内镜“酷”医生的。

例如，像**病例 1**（图 1）那样，虽然 NBI 放大观察所见血管变化并不明显，但是浸润深度却已经达到 T1a-MM 。还有像**病例 4**（图 4）那样，虽然是明确的 0-I 型病变，但是浸润深度只达到 T1a-LPM。

为什么浸润深度诊断这么难？下面请病理科的市原医生来为我们解答。

浸润深度诊断错误病例 1

【病例 1】图 1 是存在于下部食管背侧的 0-Ⅱc 型半环周病变。

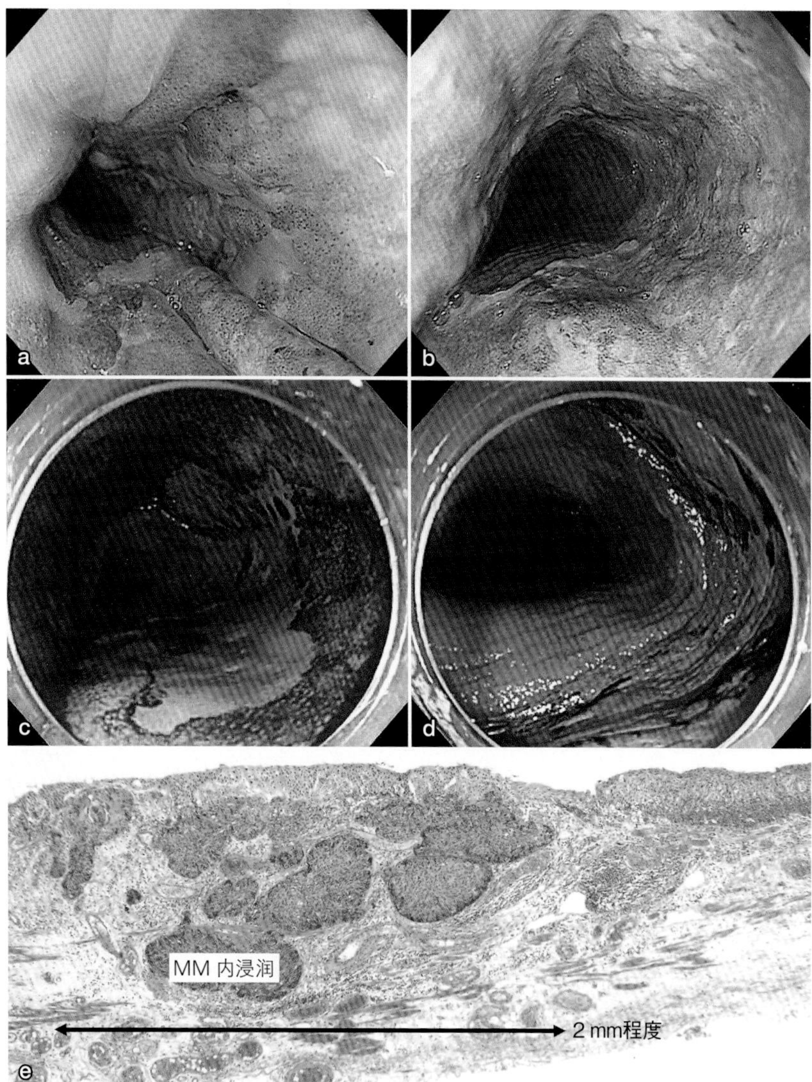

图 1 **[病例 1] 食管下部 0- Ⅱc 型半环周病变**

a：NB I（非放大观察）见褐色区域（brownish area），分布点状的 Type B1 血管（吸气状态）。

b：从 a 的状态开始送气，充分伸展。

c，d：同一部位的卢戈氏碘染色图像，可见病灶内无榻榻米纹理的中断。

e：病理图，详情请参照 p37 ~ p38（市原医生的讲解）

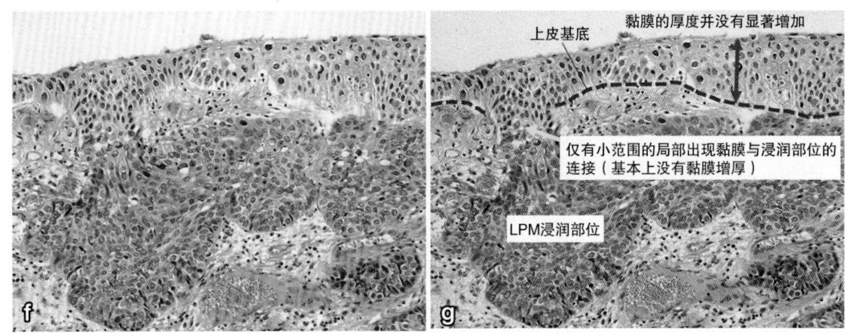

图 1 **（续）**

f，g：病理图，详情请参照 p37～p38（市原医生的讲解）

该病例凹陷内无明显的凹凸不平，病变内也没有榻榻米纹理的中断现象。白光观察及 NBI 观察（非放大）可见全部为点状血管，放大观察提示均为 Type B1 型血管。因此诊断为侵犯至 T1a-EP/LPM 的表浅癌。然而，实际上却是侵犯至 T1a-MM 的癌。

下面由市原医生来解读该病例的病理。

解说

大体观察未见明显增厚，榻榻米征也比较明显。病理图可见病变中央部直径约 2mm 的 MM 浸润灶，属于明确的浸润，而非脉管转移。但是跟一般的 MM 浸润癌的病理图略有不同。

本病例的病变黏膜特点是“基本上无明显增厚”（图 1g）。虽然 EP 层内的病变没有增厚，但是从黏膜基底开始的癌病灶已经浸润到了 LPM ~ MM 。

一般来说，食管的鳞状上皮癌中随着肿瘤的增殖黏膜会逐渐增厚，在接近黏膜肌层的区域肿瘤病灶开始向周围浸润的情况比较多见，而这种浸润多呈 INFa → INFb → INFc 的阶段性进展。因此，随着浸润深度的增加，黏膜的厚度和黏膜内血管也会有相应的变化，NBI 观察下的血管变化能与浸润深度相关联也是基于这个原因。

但是，本病例的黏膜没有增厚，黏膜表面的变化也不明显。就像是屋顶没有大的变化，而床下（基底膜以下）突然出现一样，肿瘤直接浸润到了 INFb。黏膜的形态没有大的变化，榻榻米征的纹理也存在，血管的变化也不明显。

像这样的病例在判断浸润深度时，大体观察只能说"病变无明显增厚"，而本病例的浸润灶最长径也就 2mm 左右，正因如此才未出现明显的增厚。

所以，本病例的初步判断是：①浸润的方式稍有特殊。②浸润的范围较小。

事实上，在进行病理组织学观察时，那些"向基底细胞方向分化的病例"中也会出现上述这种浸润方式。较真儿的人将之命名为"类基底细胞癌"。这种癌会形成类 SMT 样的病变，难以判断浸润深度。本病例并不是类基底细胞癌，而是属于鳞状上皮癌的范畴。只是因为"部分具有基底细胞样的性质"（只有一点点是类基底细胞癌），而导致黏膜的厚度没有明显增加（黏膜表面没有出现明显变化）。 （市原 真）

原来是这样啊，总算明白了。简而言之是很难判断浸润深度的病例，像这样疑难的病例我们也是应该了解的。

浸润深度诊断错误病例 2

我们看下一个病例。

【病例 2】图 2 是我自己术前诊断为 T1a-LPM，术后证实是诊断正确的病例，然而在早上的讨论会上却被很多医生判断为浸润到更深的层次，所以拿到这里我们再看一看。

这是个食管中部偏左侧的 0-Ⅱc 型病变。病变口侧局部可见白苔附着，图 2c 为清除白苔后的 NBI 放大观察图。

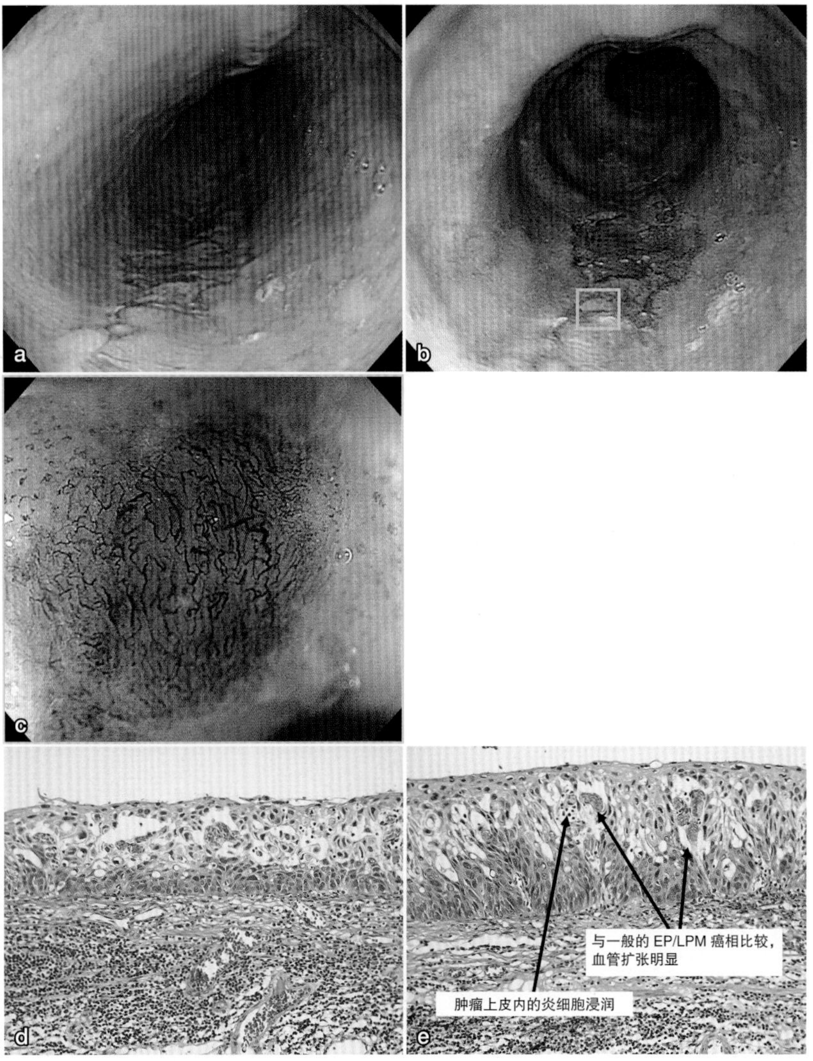

图 2 ［病例 2］食管中部偏左侧的 0-Ⅱc 型病变

a：普通内镜白光观察图。
b：同一病变的 NBI 观察图。
c：病变口侧（b）黄色框的 NBI 放大观察图。
d，e：病理图，详情请参照本书 p40 市原医生的“解说”。

误诊的医生们多数认为这个血管的起点和终点不一致，从而认为是B2 血管，导致诊断过深。

关于这个病变，我们来听听市原医生的讲解。

解说

本病例的癌所在的“黏膜内”可见伴有炎症细胞浸润的征象（图2e），我们一般认为在黏膜下（黏膜固有层内）偶尔会伴有炎症，而在黏膜层内（上皮内）伴有这样程度的炎症并不多见。固有层乳头内血管可能因为炎症的原因导致充血、扩张，所以比一般的 EP/LPM 癌血管粗大。

不仅鳞状上皮癌，有时也会遇到癌的中心伴有炎症的病例。在食管的鳞状上皮癌中什么因素与炎症相关尚不得而知。如果并发反流性食管炎当然容易理解，但是有时反流未累及的地方也会伴有炎症，尤其炎症位于黏膜内时，也会像本病例这样，虽然浸润较浅，但却呈现出比较明显的血管。

（市原　真）

“酷”知识点：容易误诊为 B2 血管的糜烂血管

- 要记住糜烂的血管特征，不要误诊为 B2 血管。

浸润深度诊断错误病例 3

下面我们再来看**病例 3**（图 3）。

这虽然是个非常小的病灶，但是由于存在增厚，并且可见 B2 血管及由它们围成的 AVA-middle，所以综合上述因素诊断为 T1a-MM / T1b-SM1。然而 ESD 的结果却提示为 T1a-LPM。

关于这个病例，我们再听听市原医生怎么说。

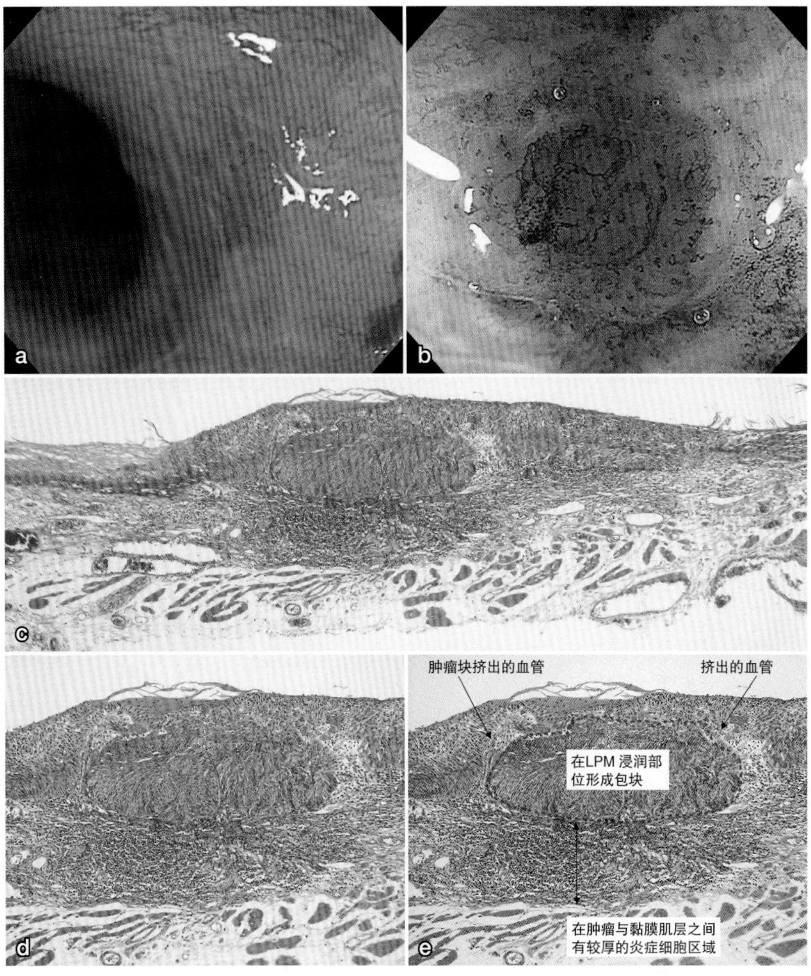

图3 ［**病例3**］**食管中段3～4mm大小的0-Ⅱc型病变**

a：普通内镜白光观察图，病变看上去略显增厚。

b：NBI放大观察图，局部可见起点与终点不一致的上皮乳头内血管襻（intraepithelial papillary capillary loop，IPCL）。判断为B2血管，并可见被该血管围成的无血管区域，判断为AVA-middle。

c～e：病理图，详情请参照本书p42市原医生的“解说”。

解说

浸润至黏膜固有层内的 LPM 癌的下方会见到伴有淋巴滤泡形成的慢性炎症（图 3e）。因为这个炎症导致略显增厚。而“肿瘤块压迫血管”导致的 AVA-middle 在病理图中也能显示。通常这种大小的肿瘤块提示“已经达到了 MM 层”，但是也许有淋巴滤泡的挤压和抬举的原因，本例仅仅到了 LPM 就终止了。

根据内镜下表现想象病理图，一般会有“小病灶有增厚感→黏膜到黏膜固有层内可能存在病灶（肿瘤＋淋巴滤泡）”“存在 AVA-middle →已经形成了肿瘤块”“可见疑似 B2 血管→从黏膜肌层附近发展而来”等判断。从病理角度看这些都没错。但是，并发炎症（尤其是淋巴滤泡）的时候，因为淋巴滤泡的挤压和抬举，本来应该达到 MM 的肿瘤块仅仅止于 LPM 也是可能的。本例就是因为炎症而导致难以诊断的典型病例之一。

（市原　真）

原来是这样啊，解说得简单易懂，真是感谢啊！

浸润深度诊断错误病例 4

【病例 4】请给我们解说一下图 4 中的 0-Ip 型病变吧。根据前面的“酷”知识点我们知道，0-I 型病变的 90% 浸润至 SM。这个病变在术前内镜检查时，触碰较柔软，撩拨有晃动，所以判断有黏膜内癌的可能，从而行 ESD 治疗。术后的结果提示 T1a-LPM，对患者来说当然也是圆满的，但是对于我们“酷医生”而言，结果却不符合我们的“酷标准”。

请市原老师给我们讲讲原因吧！

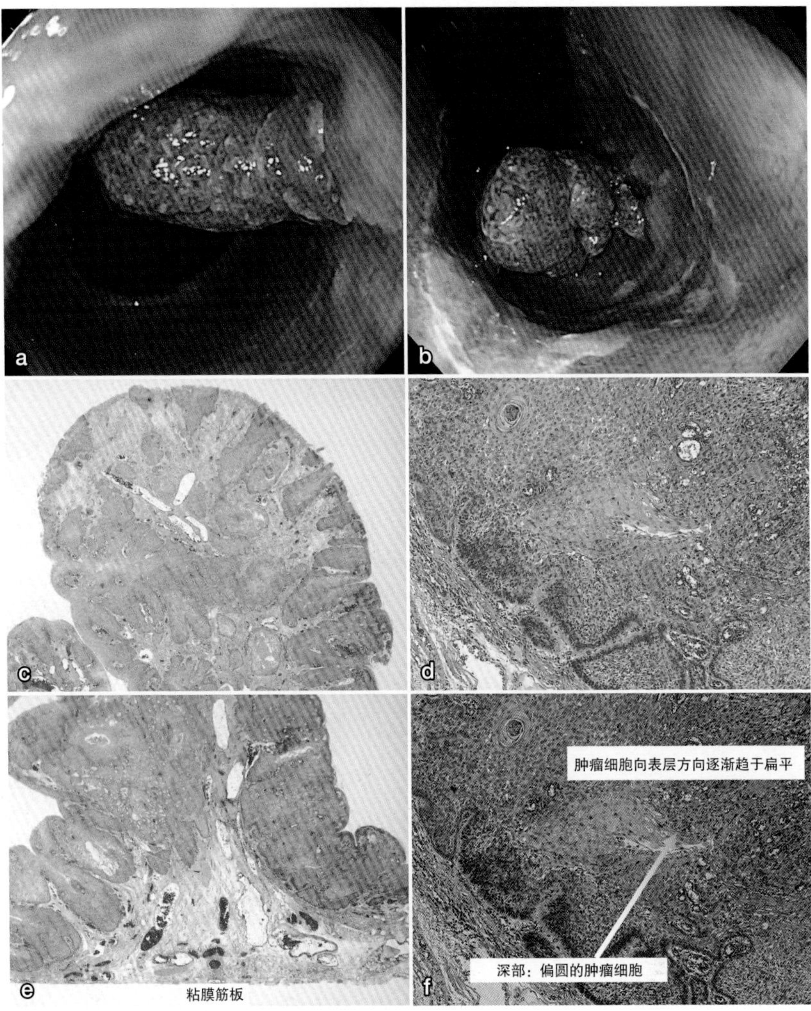

图 4 **[病例 4] 食管下段的 0-Ip 型病变。**

a：普通内镜白光观察图。

b：同一病变的胃内翻转观察图。

c~f：病理图，详情请参照本书 p44 市原医生的“解说”。

解说

食管鳞状上皮癌在观察时原则上是“厚度上下对等”的。实际上Type 0–I 的病变中超过 90% 浸润至 SM。

但是，也有例外，“有向表层呈层状分化倾向的鳞状上皮癌”就只向上方增殖，而基本不向深部浸润。也就是隆起较高但根基较浅，有代表性的就是疣状癌（Verrucous carcinoma），这种病变隆起明显，但是其隆起高度与浸润深度没有任何关系。不过，疣状癌非常罕见。

除了像疣状癌那样明确的角化或者表层分化倾向外，“从基底侧向表层方向细胞形状逐渐趋于扁平并伴有角化的鳞状上皮癌”也是只向上方增厚，而不怎么向深部浸润的。本病例也可能是这种，表层伴有角化、深部类基底样细胞，换句话说就是“从基底向表层逐渐分化的鳞状上皮癌”(图4)。

向表层逐渐分化的鳞状细胞癌，通常因为高度角化而在白光观察下呈现出“白色浑浊”的样子。所以在看到白色浑浊的隆起型病变时一定要注意它的浸润深度。当然，每次见到“白色浑浊 Type 0–I 型癌”都判定很浅也不正确，也有表层分化的同时也向深部浸润的病例。总之，这是个浸润深度评价非常困难的病变。

另外，还有呈乳头样隆起的鳞状上皮癌（有点儿像良性的乳头状瘤的鳞状上皮癌）。也是主要向上方增殖，而不怎么向深部浸润。本病例像前面所述“已经高度分化”及“呈乳头样的增殖”，完全符合隆起型病变诊断困难的那两个条件，真是非常珍贵的病例。

伴有角化的病变在观察血管时会非常困难。即便能观察到，隆起型病变的表层血管也不能反映深部的性状（LPM 较厚，不能完全反映深部的情况）。想正确评估浸润深度，我觉得 EUS 还是必要的。（市原　真）

浸润深度诊断错误病例 5

最后我们看看【**病例 5**】。图 5 中普通内镜白光观察考虑病变比较浅。NBI 观察也能看到全体都是点状血管，所以诊断为浸润至 LPM 的病变。没有进行 NBI 放大观察。进行卢戈氏碘染色后，观察榻榻米征的纹理时，可见病变口侧（图 5d，白色圆圈）略显增厚。该部位的榻榻米征纹理消失与否也很难判断。考虑可能是接近 MM 的病变。

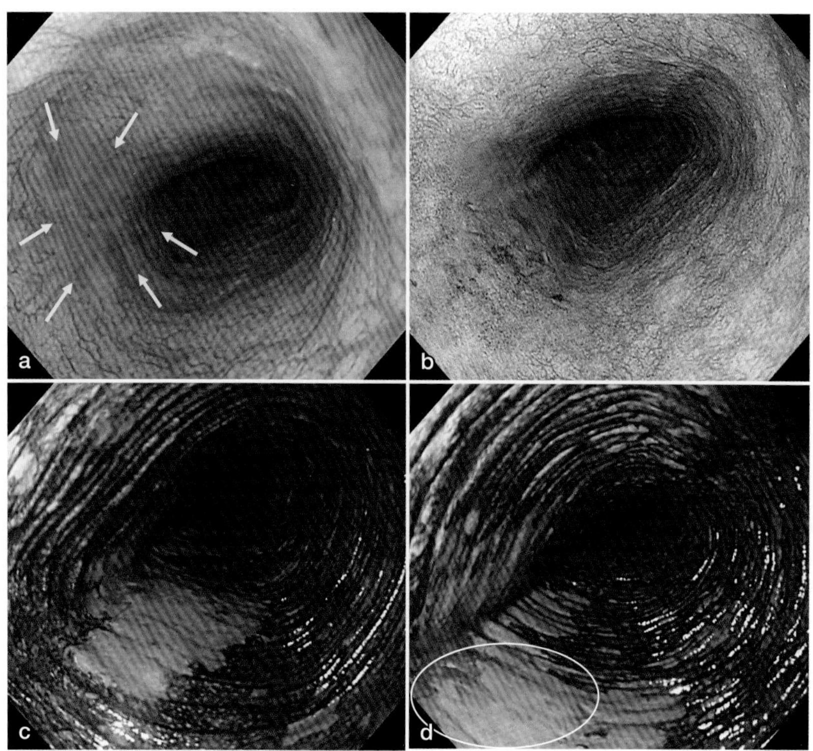

图 5 ［**病例 5**］**食管中段的 0-Ⅱc 型病变**

a：普通内镜白光观察，可见局部血管的缺失（黄色箭头），因此怀疑存在病变。

b：同一病变的 NBI 观察，可见淡淡的 brownish area（褐色区域）。

c，d：卢戈氏碘染色后，白色圆圈部位无法确认榻榻米征的纹理（d），病变自身略显增厚。

（e～g 的解说见下一页）

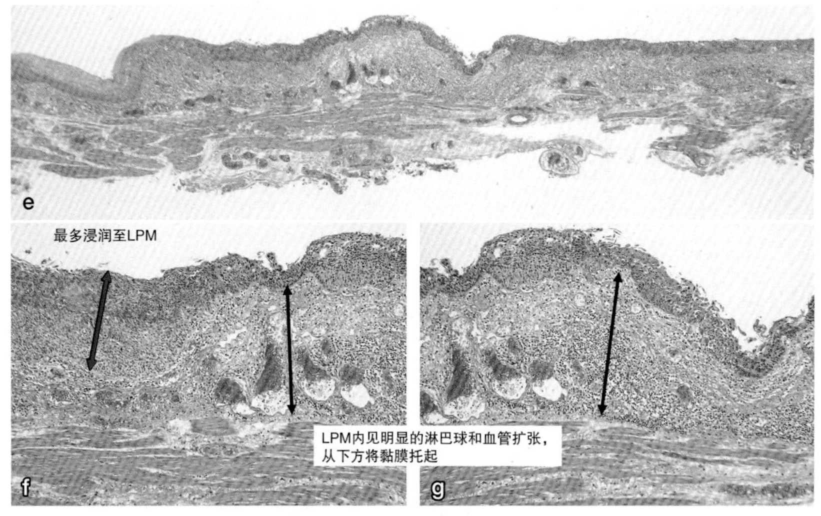

图 5 **[病例 5] 食管中段的 0-Ⅱc 型病变（续）**
e~g：病理图，详情参照下面市原医生的“解说”。

对于专攻食管疾病的医生而言，这样的病例浸润至 LPM 是理所当然的。但本书是针对年轻内镜医生的进阶书，所以先提示，至于实际临床中该如何考虑，还是请病理科的市原老师来解说。

市原老师恐怕会说：拜托，这种病例就不要找我了吧！不过，还是请老师讲一下吧！（笑）

解说

因为 LPM 内伴有淋巴滤泡形成的慢性炎症非常明显，黏膜肌层（可能伴随反复刺激）也明显肥厚，所以我想如果还有人判断浸润到更深的层次，就让人无法理解了。图 5f，g 可见黏膜固有层内淋巴滤泡、炎性细胞和水肿、血管增生，黏膜被肿瘤从下方向上托起。而当肿瘤的下方存在炎症时，通常厚度增加明显，并且当血管也显著增加时会有僵硬的感觉。这是个典型的容易误判过深的病例，很适合我们对比学习。（市原　真）

没有被老师完全否定，很庆幸吧……

老师还这么耐心地给做了解说，真是太感谢了。

在此提出这容易误诊的病例没有别的意思，只是为了让大家更好地复习前面的知识，也就是下面的“酷”知识点：

“酷”知识点：食管表浅癌浸润深度诊断的最基本事项

- 食管 0–I 型病变约 90% 是 SM 浸润癌。
- 榻榻米征纹理消失的病变，基本上都可以诊断为浸润到 MM 更深的层次。

④ Barrett 食管，Barrett 食管腺癌

好像看上去很难的样子，怎么来诊断呢？
我来教你方法吧！

Barrett 食管腺癌的诊断非常难。没必要让所有人都成为诊断的专家。然而，随着我们饮食生活的欧美化、幽门螺旋杆菌阳性率的下降、胃食管反流病发病率的增加，今后它一定会成为我们普通内镜医生必然要面对的疾病。

这里我想说说诊断 Barrett 食管、Barrett 食管腺癌的最基本知识点。

EGJ 是什么？

先来简单说说大家在内镜报告上最常写的 EGJ（esophagogastric junction），也就是食管胃结合部。EGJ 在《食管癌处理规范》（第 11 版）中定义为“食管肌层和胃肌层的交界”。说实话这么定义其实是挺怪异的，对于内镜医生来说，记住内镜下的定义就足够了。

EGJ 就是内镜下食管下段栅状血管的下端（图 1）。

话说欧美的定义是内镜下胃黏膜皱襞的上端。但是因为随着送气量的变化或者呼吸运动，胃黏膜皱襞的上端通常会上下移动数厘米，所以这个标准并不能被日本医生认同。

《食管癌处理规范》（第 11 版）中对于食管胃结合部癌的定义是“EGJ 上下 2cm 的范围内的癌”。也就是说，食管下段的鳞状细胞癌、Barrett 食管腺癌、非 Barrett 食管腺癌和贲门癌都包含在内。

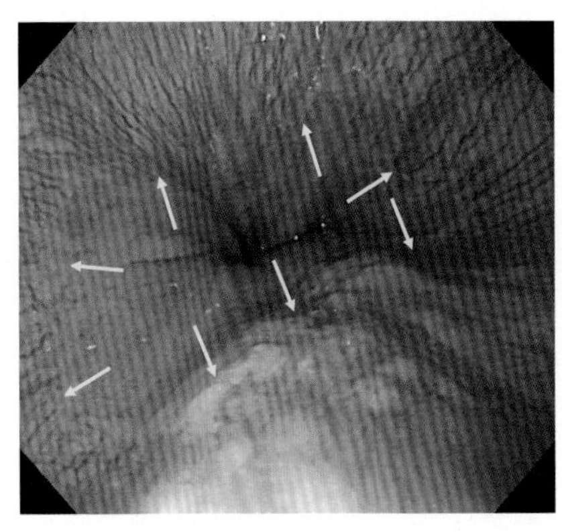

图 1　**内镜下的 EGJ（黄箭头）**

如果还有想进一步学习的同学，请参考下面的“酷”文献：《胃与肠》。

“酷”文献《胃与肠》

「胃と腸」46 巻 12 号(2011 年 11 月号)「Barrett 食道癌の診断」.

URL http：//medicalfinder.jp/toc/1403/2011/46/12.

☞文献说明：包含了 Barrett 食管的病理组织学定义及特点、X 线诊断、内镜下白光观察和使用 IEE 的诊断、画面强调和放大内镜下的范围诊断和浸润深度诊断以及与幽门螺旋杆菌感染的关联等内容，里面有很多漂亮的图片，是能够提升日常诊疗水平的一本书。

Barrett 食管

下面，我们来继续学习。Barrett 食管腺癌的定义是“由 Barrett 黏膜发展而来的腺癌”。在讲解它之前，我们先来说说 Barrett 食管。要想成为“酷”医生，你得先知道病理学上 Barrett 食管的特征（图 2）：①鳞状上皮岛。②固有食管腺。③黏膜肌层的双层化。下面在“酷”知识点将进行详细解说。

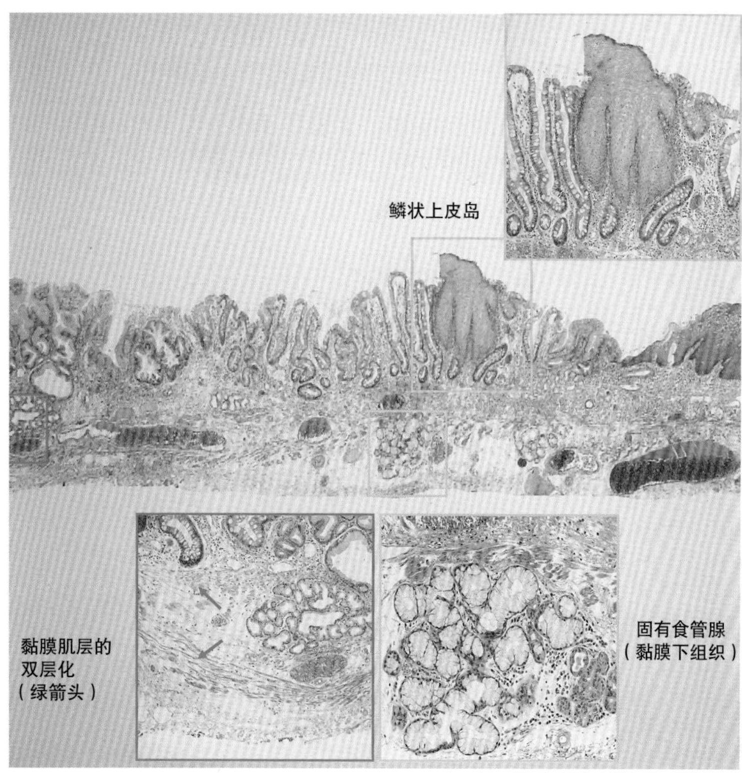

图 2 **Barrett 食管黏膜的病理图**

可见黏膜肌层的双层化，鳞状上皮岛和固有食管腺。

"酷"知识点：Barrett 食管的特征

❶ 鳞状上皮岛：Barrett 食管的鳞状上皮岛基本上都是与固有食管腺的腺管开口处相接，鳞状上皮岛的内镜下表现如图 3 所示。

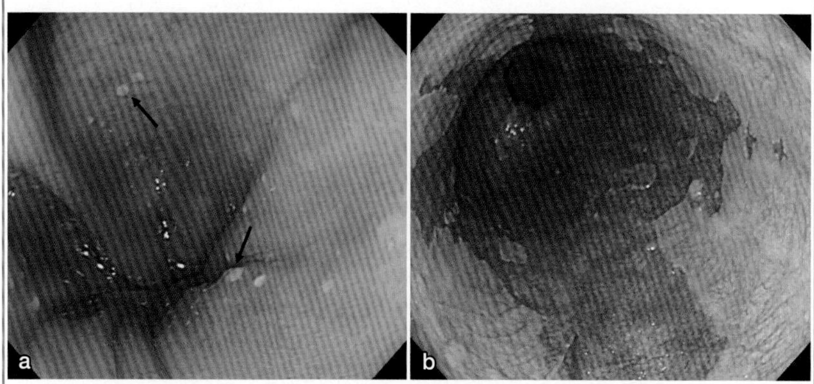

图 3 Barrett 食管鳞状上皮岛的内镜下表现（黑箭头）

❷ 固有食管腺和它的腺管食管：固有腺的腺管被柱状上皮覆盖，也就是说该区域以前是被鳞状上皮覆盖的食管。

❸ 黏膜肌层的双层结构：黏膜肌层的双侧结构是 Barrett 食管的特征性表现，表层的黏膜肌层（superficial muscularis mucosae，SMM）是随着食管黏膜的柱状上皮化而导致的新生的肌层，而深层的才是原本的黏膜肌层（deep muscularis mucosae，DMM）。

Barrett 食管腺癌

下面接着解说 Barrett 食管腺癌。首先是定性诊断，关键点就是 0 点到 2 点方向的发红的黏膜。另外，还有报道称 Barrett 食管腺癌的 80% 以上会表现为发红（图 4）。

一方面应用 PPI（质子泵抑制剂）后炎症消退，容易观察并发现病灶，

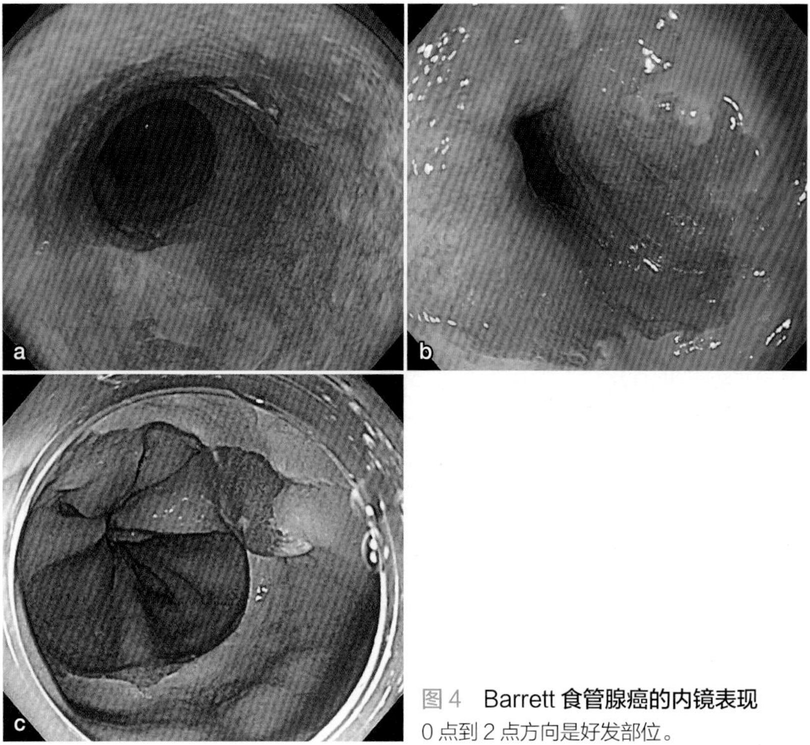

图 4　**Barrett 食管腺癌的内镜表现**
0 点到 2 点方向是好发部位。

"酷"文献《胃与肠》

小池智幸，阿部靖彦，飯島克則，他．Barrett 食道癌の内視鏡診断—通常観察での拾い上げ診断のポイント．胃と腸 46(12)：1800-1814, 2011.

URL http：//medicalfinder.jp/doi/abs/10.11477/mf.1403102408

☞文献说明：在执笔者单位的调查结果提示，浅表性的食管癌多发生在 0 点到 2 点方向（前壁～右壁）。色调方面 80% 以上会表现为发红，也就是说在我们日常检查过程中要多注意 Barrett 黏膜内 0 点到 2 点方向的发红部位。

而另一方面应用 PPI 后病灶也容易被再生的鳞状上皮覆盖，这一点需要大家牢记。

下一个需要牢记的 2 个关键词是“范围诊断非常困难”和“鳞状上皮下进展”。总之范围诊断非常困难的病例是存在的，而且同一患者多发癌

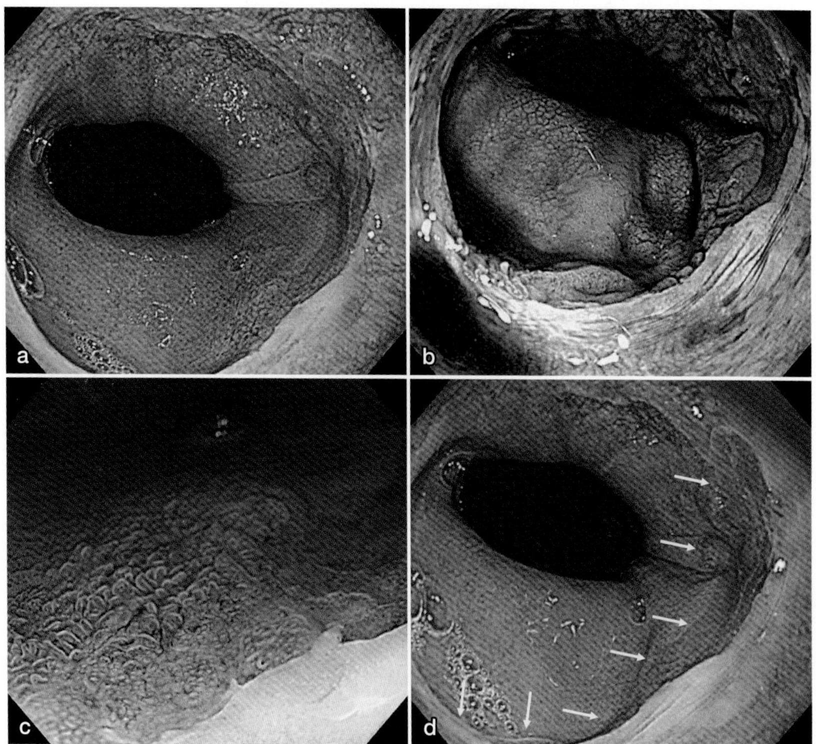

图 5 **需要注意病灶范围诊断的 Barrett 食管腺癌**

a：Barrett 食管的 2 点方向可见黏膜发红。

b：同一病灶喷洒靛胭脂后，可见病灶已经进展到了 7 点钟方向。

c：7 点钟方向局部的 NBI 放大观察图，可见肿瘤局部的腺管结构变小，存在 DL（demarcation line）。

d：黄色箭头所指为病变的进展范围（白光观察）。

的情况也会发生，再有内镜下治疗时范围诊断也是需要我们注意的（图 3、图 5）。

我们看图 3 这个病例，在行范围诊断时，白光观察和 NBI 放大观察都无法明确肿瘤的部位，而随机活检则提示为侵及全周的癌。笔者遇到这样的病例后，明显感觉到了无能为力，也打消了想成为 Barrett 食管腺癌方面专家的念头。

言归正传，在对 Barrett 食管腺癌进行范围诊断时，从病变的中心开始观察是错误的，一般应该从远离病变的明确的正常黏膜处开始，应用白光观察配合 NBI 逐渐地向病变中心靠近。

有报道称 Barrett 食管腺癌向鳞状上皮下浸润的占 40%～90%，在行 ESD 标记时应该加以注意。小山等医生的文章（下面的"酷"文献）提示，鳞状上皮下浸润的平均距离是 4.3mm，最大 9mm，因此在 ESD 标记时应该从 SCJ（squamoco-lumnar junction）向口侧至少推移 10mm 是必要的。

"酷" 文献《胃与肠》

小山恒男，友利彰寿，高橋亜紀子，他．Barrett 食道癌の内視鏡診断．拡大内視鏡を併用した側方範囲診断．胃と腸 46(12)：1836-1842, 2011.

URL http：//medicalfinder.jp/doi/abs/10.11477/mf.1403102412

☞文献说明：在应用 ESD 切除的 BEA（Barrett's endoscopic adenocarcinoma，Barrett 食管腺癌）30 例（36 处病变）中，有 30 处病变与 SCJ 相接，其中 13 处病变向着口侧的鳞状上皮下浸润，文章基于平均浸润距离，对从 SCJ 开始的 ESD 切除范围进行了研究和报道。

上皮下浸润的内镜下表现，通常是与病变相邻的鳞状上皮出现发红（NBI 观察呈现淡茶色）（图 6a，黄色箭头），或者黏膜下肿瘤样的隆起，诊断不难。放大观察如果见到鳞状上皮有白色的小孔，那就有必要怀疑上皮下浸润了（图 6b）。

Barrett 食管腺癌的浸润深度诊断更"酷"！

最后我们来说说 Barrett 食管腺癌的浸润深度诊断。从前面的"酷"知识点我们知道，在对 EMR / ESD 切除标本的浸润深度进行判断时，黏膜肌浅层为 T1a-SMM，未达黏膜肌深层为 T1a-LPM，达到黏膜肌深层为 T1a-DMM，也就是说，癌浸润即便超过了 SMM，只要不超过 DMM，就还

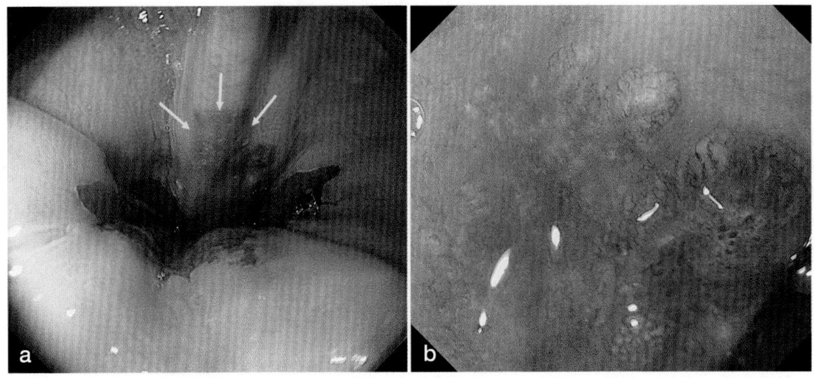

图 6 **barrett 食管腺癌的上皮下浸润**

a：NBI 观察图，鳞状上皮区域可见淡茶色变化（黄箭头）。
b：NBI 放大观察，可见白色小孔。

算黏膜内癌。

Barrett 食管腺癌的浸润深度诊断很难，虽说想参考 Ⅱ-❶、❷中食管表浅癌的浸润深度诊断方法，但是因为没有榻榻米征的纹理，也不是鳞状上皮癌，所以无法应用那些 NBI 放大内镜的诊断方法。基本上依靠白光观察所见，以判断食管癌的浸润深度方法为基础，配合以 EUS 等检查，再作出综合的诊断。另外，还要注意因为炎症所导致的干扰。

“酷”知识点：Barrett 食管腺癌的浸润深度诊断

- T1a-SMM：癌浸润在柱状上皮层或者黏膜肌层浅层。
- T1a-LPM：癌浸润超过黏膜肌层浅层，但未达黏膜肌层深层。
- T1a-DMM：浸润至黏膜肌层深层的病变。
- 癌浸润即便超过了 SMM，只要不超过 DMM，就还算黏膜内癌。

文献

[1] 日本食道学会(編). 臨床·病理 食道癌取扱い規約，11 版. 金原出版，2015.

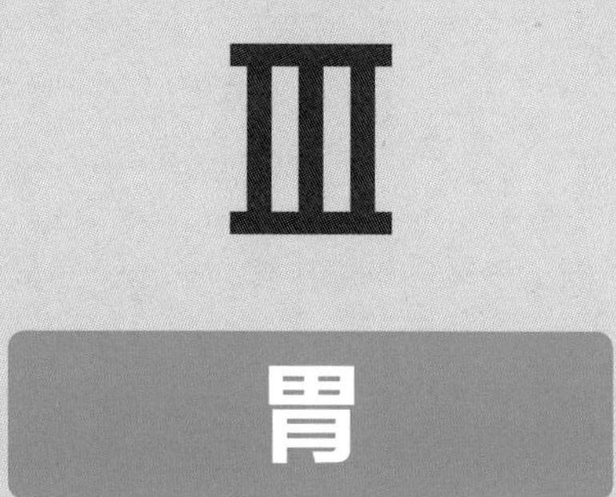

Ⅲ 胃

1 有*H. pylori*（幽门螺旋杆菌，简写为*HP*）吗？（正在感染）
没有感染吗？（未感染）
消失了吗？（感染过、除菌后）

对于*HP*相关胃炎的诊断，最重要的一项是问诊。要详细询问是否曾行*HP*的检查及除菌治疗，这是判断患者是否感染过*HP*的最重要一环。此外，*HP*相关胃炎的诊断跟胃黏膜的萎缩也密切相关，当然这是似是而非的东西，有一定难度，所以需要我们完全彻底地理解。

下面，在成为"酷"医生之前，我们先学会判断萎缩的"木村·竹本分型"吧。

先要学会有无萎缩和萎缩范围的判断

■ 理解木村·竹本分型和F线

下面的图（图1）大家还记得吧！

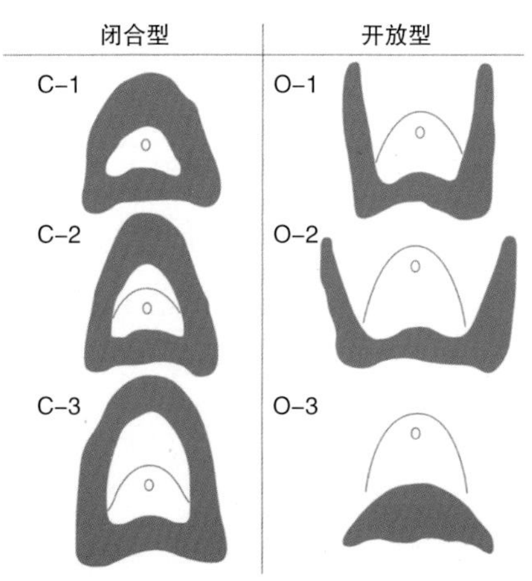

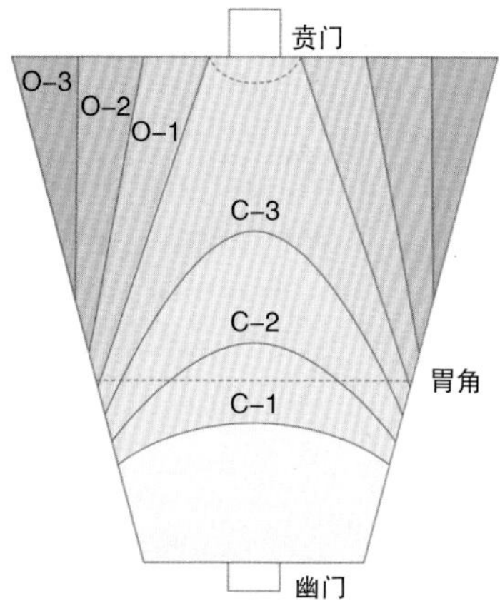

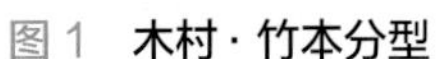
图1 木村·竹本分型

我们看着图 1 来讲讲定义。

先分为两大类，内镜下观察腺萎缩的边界在胃体部小弯但没有超过贲门的为闭合型（closed type，C），而超过贲门向大弯侧进展的为开放型（open type，O）。接下来再分别分为 3 个型：萎缩边界在胃窦的为 C-1，在胃角和胃体的为 C-2，在胃体上部的为 C-3。而稍微超过贲门，大弯皱襞还未被侵及的为 O-1，全胃萎缩，大弯皱襞消失的为 O-3，两型之间的为 O-2。参照这个定义，用胃的正面图做了带萎缩边界的示意图（图 2）。

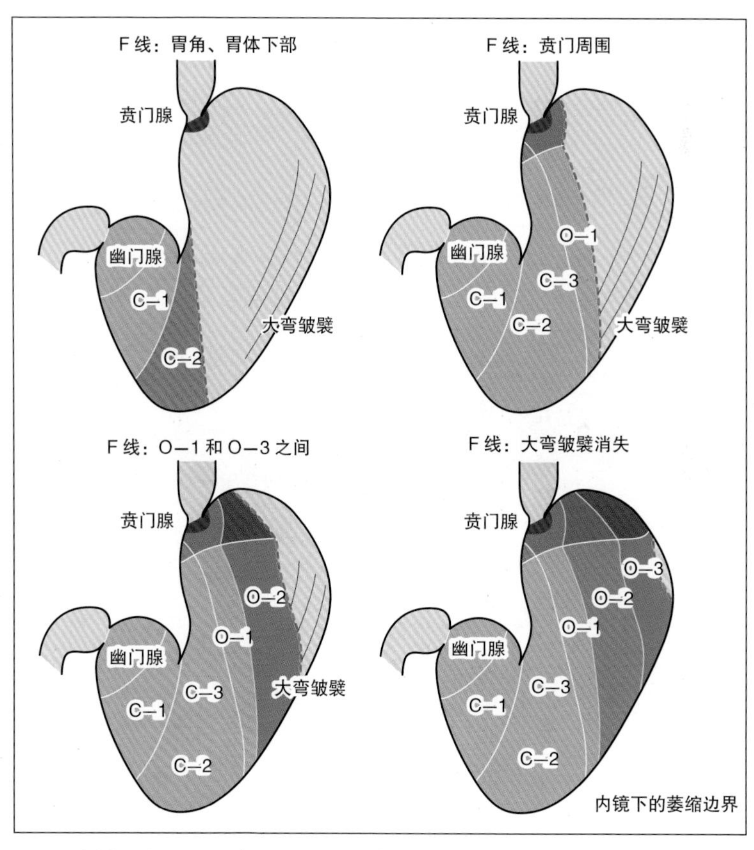

图 2　木村 · 竹本分型（胃正面示意图）

前面讲述的定义加上这个示意图，我想大家应该可以理解了，可是在实际的内镜下观察时，多数人开始都会在头脑里画个大大的问号，那是因为不清楚如何判定“内镜下的腺萎缩边界”的缘故。

在病理上会分别把胃底腺和幽门腺、胃底腺和贲门腺的交接部位划成一个区域。这个两种腺体混合存在的区域被称为中间带。一般来说，中间带和各腺体单独分布的区域之间是可以用边界线区分的，因此，我认为中村恭一老师提倡把“F线”作为内镜下腺萎缩边界是妥当的。

对于初学者来说，理解这个“F线＝内镜下腺萎缩边界”是很困难的。但这个知识点非常重要，需要大家充分理解。

我们的目的之一就是要大家能通过实际的内镜图片来判断出F线的位置，下面请看图片（图3）。

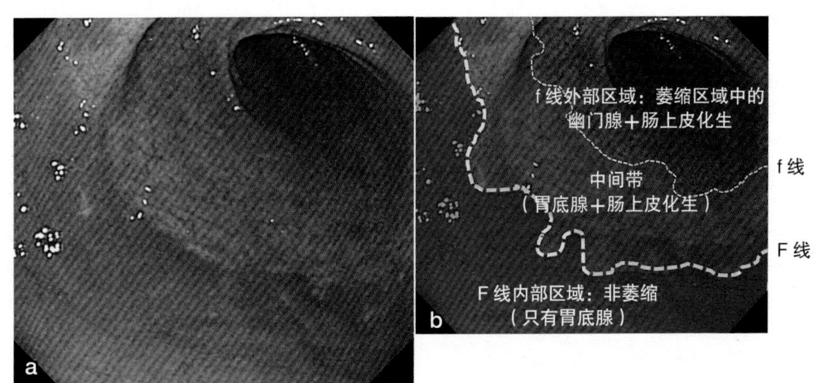

图3　F线、f线的判定和中间带

a：胃角处大弯及前壁图。

b：标注了F线、f线的胃角处大弯及前壁图。F线：没有腺上皮化生的胃底腺区域的边界线。f线：出现斑片状胃底腺区域的边界线。F线和f线之间的区域为中间带。

F 线基本上就是只能看到发红的黏膜（= 胃底腺黏膜）的边界线，而 f 线则是能见到散在斑片样胃底腺黏膜，也就是与萎缩黏膜交替混合存在区域的边界线。

在 f 线之外，只有萎缩黏膜 · 肠上皮化生和幽门腺的区域，也就是没有胃底腺的区域，被称为 f 线外（=f 线外部区域）。F 线和 f 线之间称为中间带。F 线内侧只存在胃底腺黏膜（非萎缩黏膜）的区域也可以称为 F 线内部区域。内镜下观察所说的腺萎缩边界就是指这个 F 线。

说到这里，大家应该就能够理解内镜下观察的腺萎缩边界（=F 线）这个概念了吧。这也是充分理解并学会运用木村 · 竹本分型判断萎缩程度的关键一步。

"酷"知识点：F 线、f 线和中间带

- F 线是发红的黏膜（= 胃底腺）区域的边界线。
- f 线是发红的黏膜和萎缩黏膜混合区域的边界线。
- 中间带是 F 线和 f 线之间的带状区域。

判断萎缩程度的诀窍是什么？

■ 明确区分 C-3 和 O-1、O-2

下面就实际判断一下在胃的哪个部位会有腺边界（=F 线）。判断的诀窍就是"要能够明确区分 C-3 和 O-1、O-2"。

这 3 个分型的区别是：①有无包绕贲门的萎缩。②胃角到胃体下部大弯的皱襞是否消失。

换句话说，在内镜观察下只要有以下观察的图像，就可以区分 C-3 和 O-1、O-2（图 4）。

· 胃体下部大弯的进镜方向观察。

· 贲门部周围的翻转。

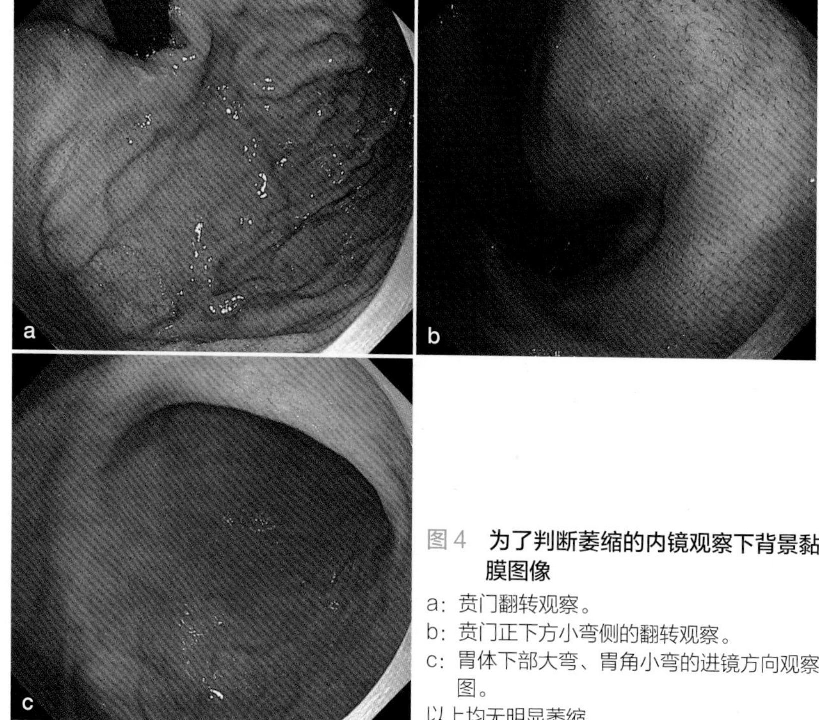

图 4 为了判断萎缩的内镜观察下背景黏膜图像

a：贲门翻转观察。
b：贲门正下方小弯侧的翻转观察。
c：胃体下部大弯、胃角小弯的进镜方向观察图。
以上均无明显萎缩。

在讨论会上经常会见到像图 4 中那样的图片，一般会被提示为背景黏膜，实际上有了这样的图片，就可以用木村·竹本分型来划分了。

而 C-3、O-1、O-2 以外的各分型就比较容易理解了。

全部皱襞都消失的状态是 O-3，很容易判断。

因为 O-2 定义为 O-1 与 O-3 的中间状态，是大弯侧的皱襞开始减少的阶段，所以如果能判定 O-1，那 O-2 的判断自然就水到渠成了。因此，能马上判定 O-1 尤为重要。简单地说，“腺萎缩边界包围贲门”就是 O-1。

“酷”知识点：如何区分 C-3 和 O-1、O-2

- 在胃体下部大弯的进镜方向观察、贲门部周围的翻转观察时判断“胃角到胃体下部大弯的皱襞是否消失”和“有无包绕贲门的萎缩”。

■ 能明确区分 C-1，C-2，C-3

胃体小弯有无 RAC（regular arrangement of collecting venues）是比较容易确认的。判断腺萎缩边界从胃角移行至胃体为 C-2，至胃体上部为 C-3 比较容易，但是 C-1 的判定是有难度的。

C-1（胃窦萎缩）的范围与无 *HP* 感染的胃窦范围一致，一般在内镜白光下很难判定，通常都需要行靛胭脂染色等色素内镜的检查来明确。靛胭脂染色后胃黏膜萎缩的判定可参考文献 4 和参考文献 5（图 5～图 7）。

然而在实际工作中，对于无 *HP* 感染的胃黏膜通常是不进行靛胭脂染色的，所以即使怀疑 C-1 而进行靛胭脂染色，我们也很难判断。因此在通过染色判断萎缩之前，还是请大家先读一读前面提到的两篇文献（图 8）。

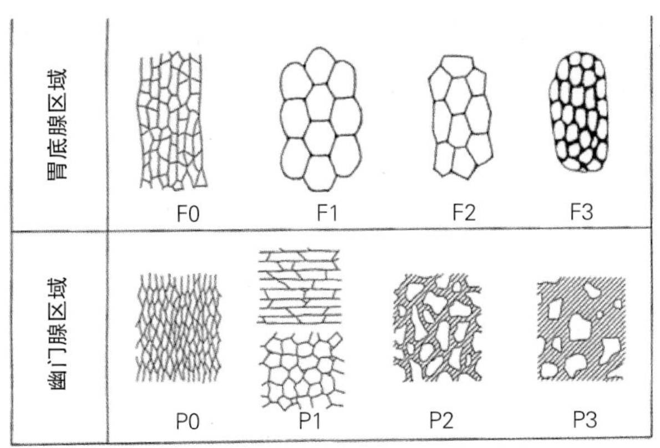

图 5　胃底腺黏膜小区，幽门腺黏膜小区萎缩程度的示意图

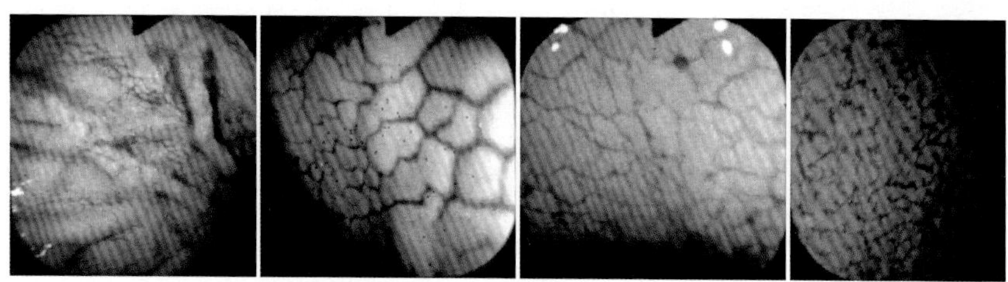

图 6 判断胃底腺黏膜小区萎缩的靛胭脂染色图

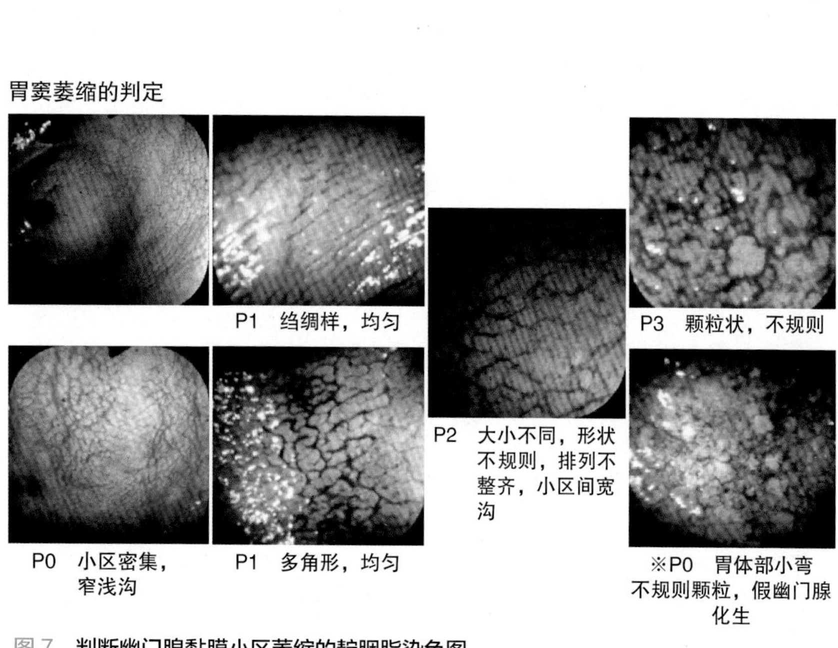

图 7 判断幽门腺黏膜小区萎缩的靛胭脂染色图

要学会判定 *HP* 的感染状态！

在学会应用木村·竹本分型判断萎缩性胃炎的范围之后，下面进入本项的正题：学会判断目前 *HP* 是否感染。

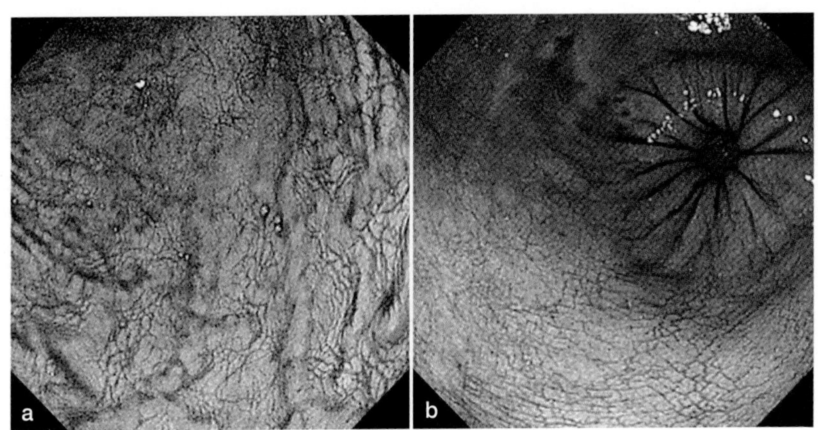

图 8 **非萎缩黏膜的靛胭脂染色图**
a：胃体 无 HP 感染的黏膜，相当于 F0。
b：胃窦 无 HP 感染的黏膜，相当于 P0。

看到这里，大家也许会觉得判断木村 · 竹本分型和 *HP* 是否感染是很混乱的事儿吧，实际上最重要的一点就是要分开考虑。

HP 感染所导致的胃的变化之一是萎缩性胃炎，而判断胃内萎缩性变化范围的方法是木村 · 竹本分型。目前，在实际工作中判断 *HP* 是否感染又出现了新的问题，比如应用木村 · 竹本分型判断为 C-2，那么这个 C-2 可以是目前正在感染导致的，也可以是既往感染导致的（未感染倒是可以排除）。

下面我们就分别来看看正在感染、未感染（一次也没感染过）、既往感染（有过感染但目前已经消失）的各种表现。

将这些各种表现及相应的名称总结到一起的是《京都胃炎分类》。下面就是稍有改动的京都分类镜下表现一览表（表 1）。

接下来，对于 *HP* 感染状态及各个过程中胃炎的镜下表现，总结成了图 9 。

表 1 **京都胃炎分类（普通内镜白光下背景黏膜的诊断）**

位置	内镜下表现名称	英语名称	感染	未感染	*HP* 除菌后
全胃黏膜	萎缩	atrophy	○	×	○～×
	弥漫性发红	diffuse redness	○	×	×
	增生性息肉	foveolar-hyperplastic polyp	○	×	△～×
	地图样发红	map-like redness	×	×	○
	黄色素瘤	xanthoma	○	×	○
	陈旧出血斑	hematin	△	○	○
	条形发红	red streak	△	○	○
	肠上皮化生	intestinal metaplasia	○	×	○～△
	黏膜水肿	mucosal swelling	○	×	×
	斑片样发红	patchy redness	○	○	○
	凹陷型糜烂	depressive erosion	○	○	○
胃体	皱襞粗大、蛇行	enlarged fold, tortuous fold	○	×	×
	白色浑浊黏液	sticky mucus	○	×	×
胃体～胃底穹隆	胃底腺息肉	fundic gland polyp	×～△	○	○
	点状发红	spotty redness	○	×	△～×
	多发白色扁平隆起	multiple white and flat elevated lesions	△	○	○
胃体下部小弯～胃角	RAC	regular arrangement of collecting venules	×	○	×～△
胃窦	鸡皮样改变	nodularity	○	×	△～×
	隆起型糜烂	raised erosion	△	○	○

○：常被观察到，×：无法观察到，△：可能观察到
蓝色文字记载的表现是对于 *HP* 感染状态的鉴别非常重要的项目

再结合胃 X 线下 *HP* 感染判定的要点。综合内镜下观察的各种表现进行诊断（表 2）！

一边反复学习图 9 及表 1、表 2，一边进行诊断吧！

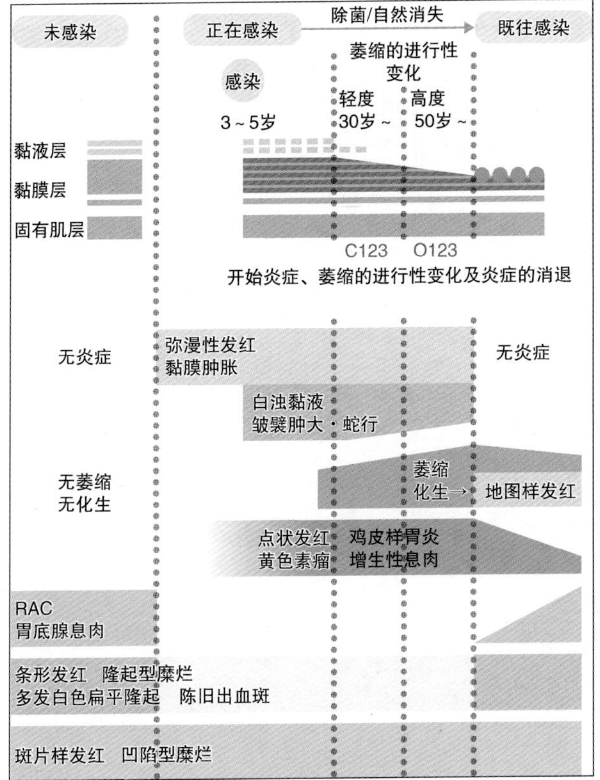

图 9 **胃炎的京都分型中全部 19 种镜下所见的演变过程**

表 2 **胃部 X 线检查的背景黏膜诊断**

		皱襞形状			
		正常型	中间型	异常型 粗大超过 4mm	消失型
黏膜表面图像	平滑型	疑似未感染	疑似既往感染	疑似正在感染	疑似既往感染
	中间型	疑似既往感染	疑似既往感染	疑似正在感染	疑似既往感染
	粗糙型	疑似正在感染	疑似正在感染	正在感染	疑似正在感染

H. pylori 阴性➡皱襞细长，无蛇行。➡无法确认胃小区

■ 未感染病例（图 10~ 图 12）

下面先来看看未感染的病例：

在未感染的病例中，全胃都可以观察到 RAC。对于 RAC 的判定我们推荐重点观察胃体下部及胃角，当胃部全体都可以观察到 RAC 时，可以诊断为 RAC 阳性，这是未感染的镜下所见（图 10）。

胃内黏液的黏稠度较低，皱襞笔直，这些镜下所见可以总结为 6S（straight，slim，smooth，small，slow，soft）。而其中皱襞的“slim”，是指

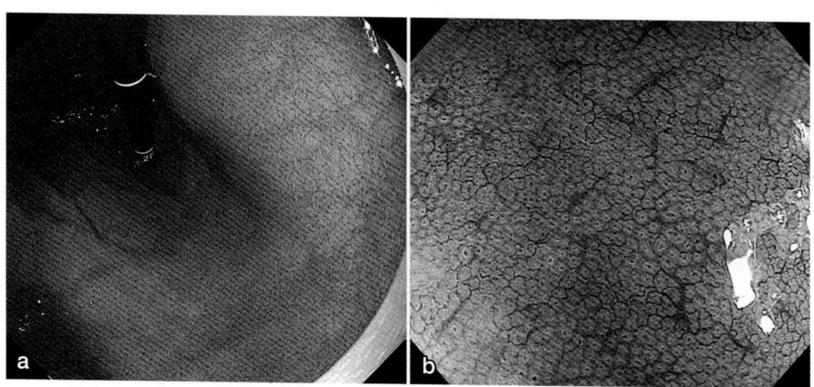

图 10 *HP* 未感染病例中胃体部小弯的 RAC

a：白光下可见 RAC。

b：放大观察下的 RAC。

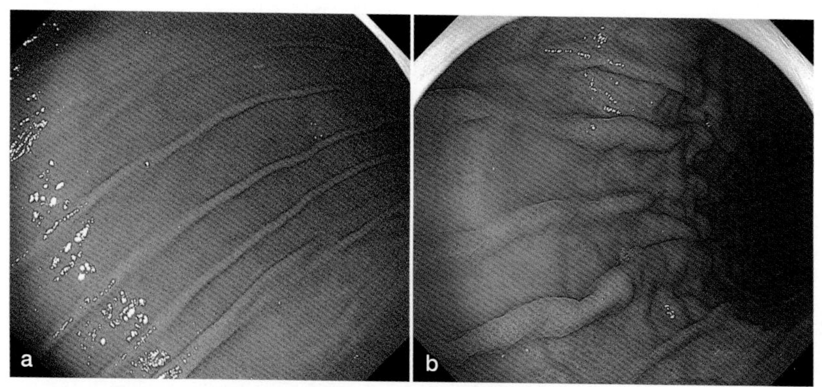

图 11 **胃的皱襞（胃体上部大弯）的 *HP* 感染判定**

a：未感染的白光观察，符合 6S。

b：正在感染的白光观察，可见屈曲、蛇行和皱襞肿大。

在使用发泡剂 5g（胃内空气量达到 500ml 左右，胃中等程度伸展）时，皱襞横径 3.5mm 以下（4mm 以上为异常）（图 11）。

关于皱襞横径的测量，大家是否觉得困难呢？下面介绍个简单的方法。从内镜的钳道注水形成水柱，这个水柱的横径与钳道内径基本一致（奥林巴斯的 H290Z 和 GIF-H260Z 的钳道直径约 2.8mm）。以此为参照就可以对皱襞进行测量。在胃的 X 线二重造影下，未感染病例的胃黏膜表面光滑，呈天鹅绒状。跟内镜下靛胭脂染色后的表现（图 8）差不多。另外，在未感染的病例中有时也可以见到条形发红、陈旧出血斑附着、胃底腺息肉等表现。

RAC 是指“集合细静脉规则的排列”，并不是单一血管的表现。RAC

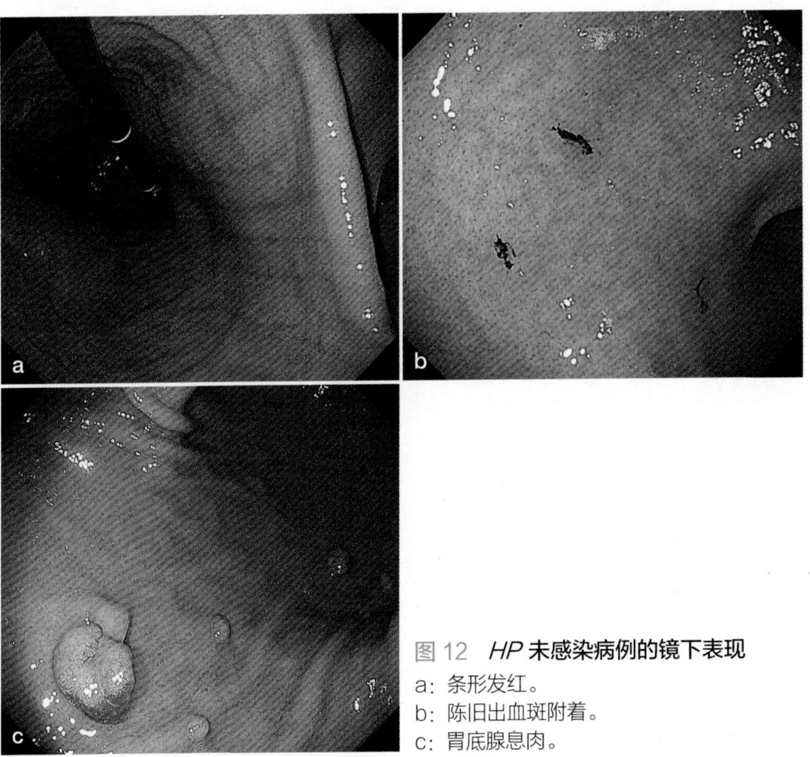

图 12　*HP* 未感染病例的镜下表现

a：条形发红。

b：陈旧出血斑附着。

c：胃底腺息肉。

应该是血管间以正确的间隔（400μm）规则地排列时的表现。不要被未按标准规则排列的 RAC 也就是假 RAC 所误导。此外需要注意的是，既往感染（除菌后）和正在感染的胃内有时也能看到 RAC。

■ 正在感染病例（图 13~ 图 15）

下面来看看 *HP* 正在感染的表现。

可以看到胃黏膜的点状发红和弥漫性发红，在萎缩的区域 RAC 不规整或者消失，无前面提到的胃皱襞“6S”，皱襞呈异常形态：肿大（> 4mm）、蛇行、消失。黏膜水肿，有黏稠的白色浑浊黏液附着（图 13）。

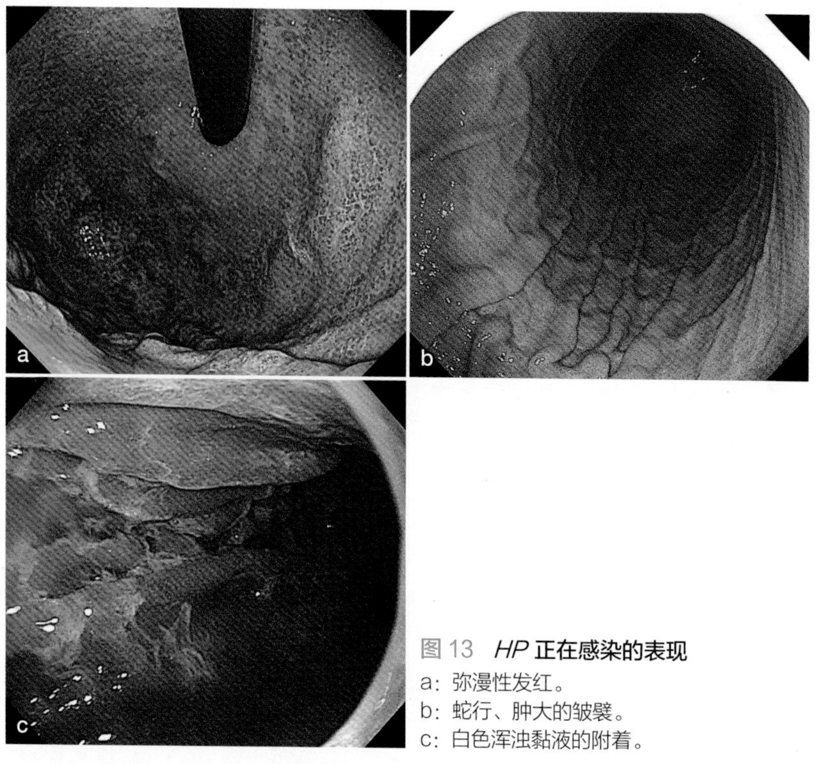

图 13　*HP* 正在感染的表现
a：弥漫性发红。
b：蛇行、肿大的皱襞。
c：白色浑浊黏液的附着。

此外，X 线片可见胃黏膜表面呈羊毛状，略显粗糙（相当于图 6 的 F2、F3，图 7 的 P2、P3）。

有时也可见到肠上皮化生、增生性息肉或者黄色素瘤（图 14）。

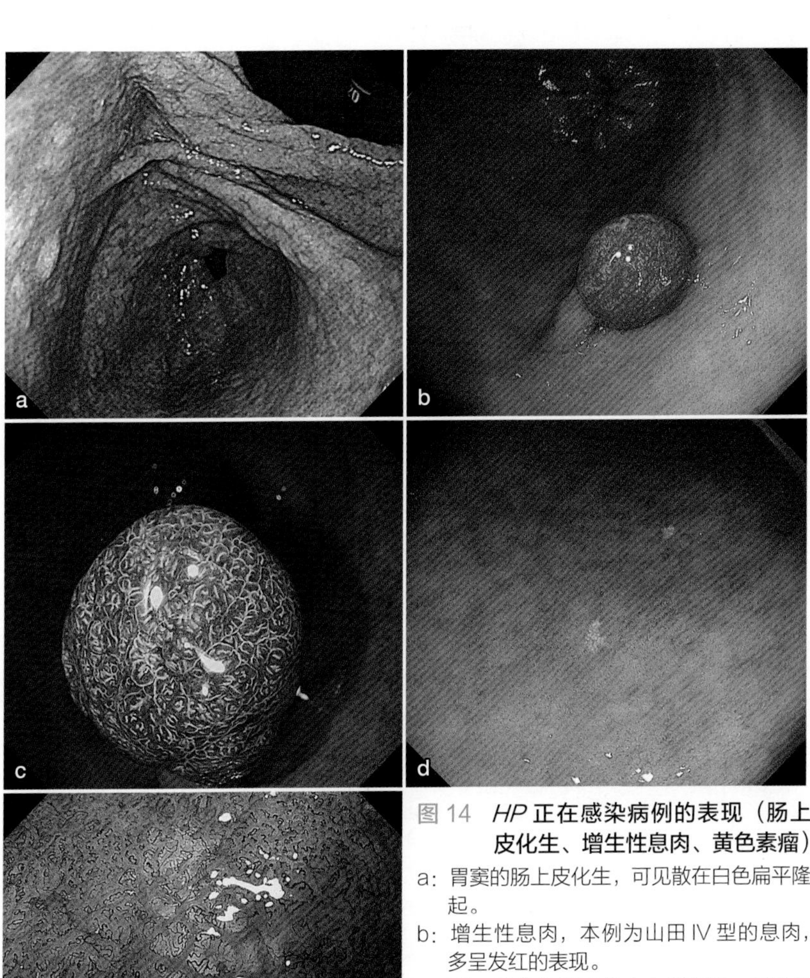

图 14 *HP* 正在感染病例的表现（肠上皮化生、增生性息肉、黄色素瘤）

a：胃窦的肠上皮化生，可见散在白色扁平隆起。

b：增生性息肉，本例为山田 IV 型的息肉，多呈发红的表现。

c：同一病变的 NBI 放大内镜观察，可见规则粗大的腺管。

d：黄色素瘤，呈黄色扁平隆起。

e：同一病变的 NBI 放大内镜观察，可见病变呈白色，边界清晰，窝间部增宽，可见小型的襻状血管，也有血管呈微细颗粒状。

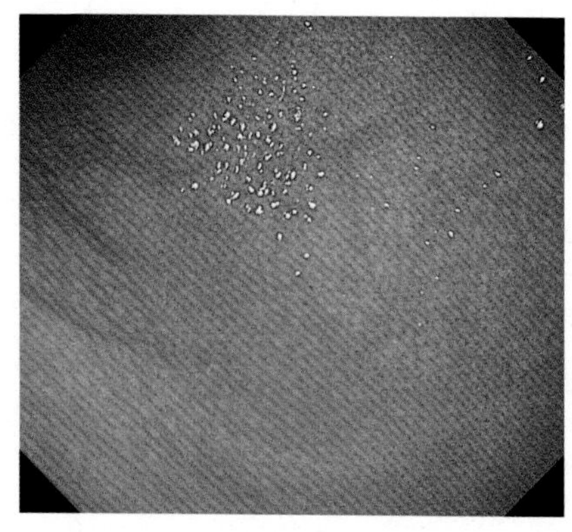

图 15 **鸡皮样胃炎**

另外，鸡皮样胃炎也是 *HP* 感染阳性的表现，它是未分化癌的高风险因素，需要大家注意。

■ 既往感染病例（图 16）

最后看看 *HP* 既往感染也就是除菌后的表现。

除菌后与正在感染很难区分，同时也经常会混有未感染的表现，所以很难判定。虽说它能和未感染病例相鉴别，但是最难的还是如何区分除菌后和正在感染。

我认为最能反映既往感染的表现还是地图样发红（map like redness）。与这个类似的表现还被称作色调逆转现象。除菌治疗后胃底腺黏膜由发红逐渐减退为发白，而肠上皮化生相对地呈现出发红的色调，这就是地图样发红。

在既往感染病例中，既可以看到 RAC、胃底腺息肉、陈旧出血斑附着、条形发红、隆起型糜烂等未感染的表现，也可以看到正在感染的表现。因此，即便一项一项对照图 9 和表 1、表 2 去判断，从镜下去区分既往感染和正在感染也是非常困难的（表 2 中也是用了疑似既往感染的说法）。

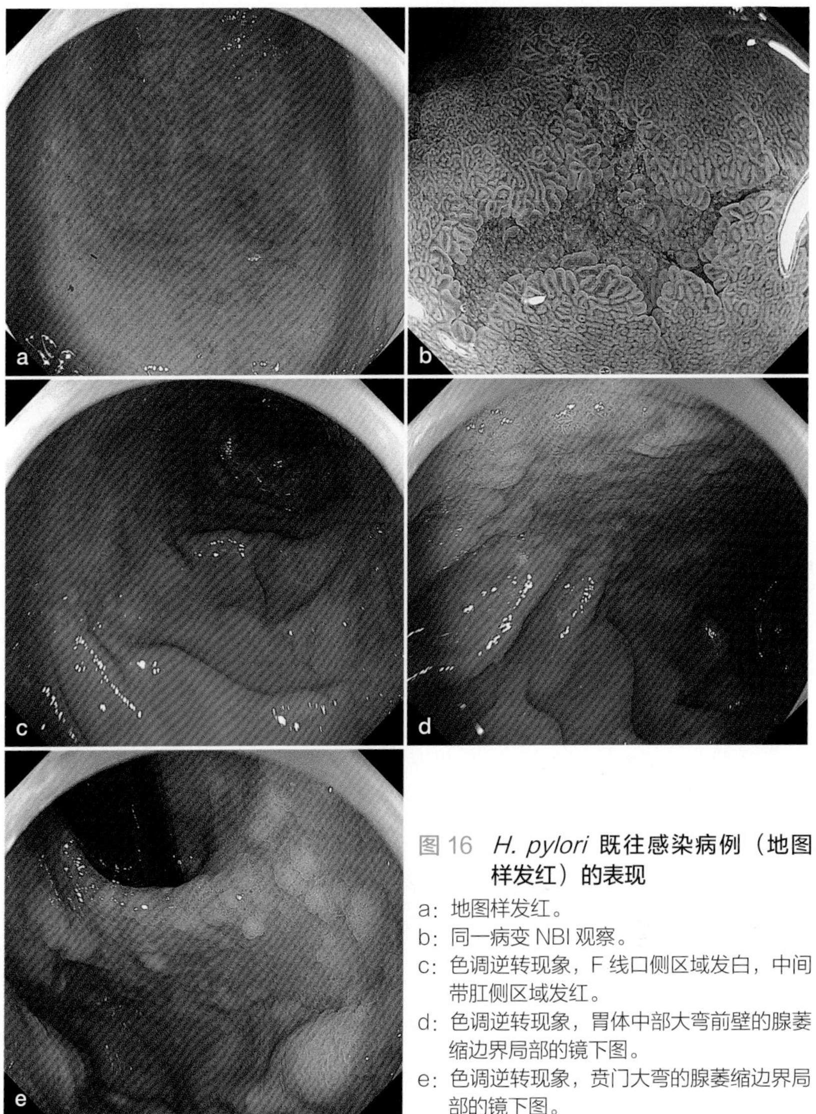

图 16　*H. pylori* 既往感染病例（地图样发红）的表现

a：地图样发红。
b：同一病变 NBI 观察。
c：色调逆转现象，F 线口侧区域发白，中间带肛侧区域发红。
d：色调逆转现象，胃体中部大弯前壁的腺萎缩边界局部的镜下图。
e：色调逆转现象，贲门大弯的腺萎缩边界局部的镜下图。

另外，在除菌治疗起效后，短期内胃体部皱襞肥厚·蛇行、弥漫性发红、白色浑浊黏液等得到改善，这些正在感染的表现的弱化也是判断既往感染的根据之一。

在怀疑既往感染时，一定注意要应用多种方式确认 *HP* 的感染状态。

但是，除菌治疗后正在感染状态转变为既往感染状态，萎缩性变化、腺上皮化生、黄色瘤等表现也依然会存在，因此严格来说，这些表现并不是区分正在感染与既往感染的要点（请参考图 9）。此外有报道称 80% 的增生性息肉会在除菌成功后 3 ~ 15 个月（平均 7.1 个月）消失，而既往感染病例中有时会长期残留，这也是需要大家注意的一点。

总结一下：

未感染和正在感染是比较容易区分的，在诊断时的难点是既往感染。需要详细地问诊，仔细地行内镜观察，重点看是否有地图样发红和色调逆转现象。难以判断的时候，通过多种检查来评价 *HP* 的感染状态非常重要。

此外，RAC 阳性、陈旧出血斑附着、胃底腺息肉、萎缩性变化、地图样发红等比表现对于预测 *HP* 的感染状态有帮助，也应该牢记。

还有就是要参照表 1 和图 9，仔细地观察每一例患者。

“酷”知识点：判断 *HP* 感染状态的要点

- 未感染和正在感染可以区分。
- 既往感染很难判断，需要参考地图样发红和色调逆转现象（仍无法区分就通过多种检查来评价）。

■ 文献

[1] 鎌田智有，井上和彦．木村·竹本分類．胃と腸 47：852, 2012.
[2] 八尾恒良(監)．胃と腸用語集．医学書院，p90, 2002.
[3] 榊信廣，加藤裕昭，荒川丈夫，他．腺領域の内視鏡診断と *Helicobacter pylori*．胃と腸 32：1571-1580, 1997.
[4] 武知桂史，宮川晴雄，奥田順一，他．胃粘膜小区の内視鏡像に関する研究—とくに幽門腺領域粘膜を中心に—．Gastroenterological Endosc 27：1580-1585, 1985.
[5] 武知桂史，宮川晴雄，尾崎正行，他．胃底腺粘膜小区に関する内視鏡的検討—とくに慢性胃炎との関連において—．Gastroenterological Endosc 26：194-200, 1984.
[6] 榊信廣(編)．ピロリ除菌治療パーフェクトガイド．日本医事新報社，p43, 2015.
[7] 鎌田智有．胃炎の内視鏡所見—総論．春間賢(監)，加藤元嗣，他(編)．胃炎の京都分類．日本メディカルセンター，p.26, 2014.

[8] 青山伸郎，繁田さとみ．胃炎の内視鏡診断．三木一正(編)．胃炎をどうする？血清ABC検診で 内視鏡で X 線で—検診から対策まで—．日本医事新報社，p49, 2015.

[9] 中島滋美，伊藤高広．背景胃粘膜 X 線診断の基礎編—背景胃粘膜診断の手引き．中島滋美，伊藤高広，九嶋亮治，他(著)．深尾彰(監)．関西消化管造影懇話会(編)．胃 X 線検査による *H. pylori* 感染診断アトラス，2 版．関西消化管造影懇話会，2014.

[10] NPO 法人日本胃がん予知·診断·治療研究機構(編)．胃がんリスク検診(ABC 検診)マニュアル—胃がん撲滅のための手引き—．南山堂，2009.

[11] NPO 法人日本胃がん予知·診断·治療研究機構(編)．胃がんリスク検診(ABC 検診)マニュアル 改訂第 2 版．南山堂，2014.

[12] 一瀬雅夫，岡政志，斎藤博(編)．胃癌リスクファクターとリスク診断．日本メディカルセンター，2014.

[13] 八木一芳．RAC(regular arrangement of collecting venules)．胃と腸 47：692, 2012.

[14] Kamada T, Haruma K, Sugiu K, et al. Case of early gastric cancer with nodular gastritis. Dig Endosc 16：39-43, 2004.

[15] Nagata N, Shimbo T, Akiyama J, et al. Predictability of Gastric Intestinal Metaplasia by Mottled Patchy Erythema Seen on Endoscopy. Gastroenterology Research 4：203-9, 2011.

[16] 名和田義高，八木一芳，田中恵，他．慢性胃炎の拡大内視鏡診断— OLGA·OLGIM 分類に基づいた胃癌リスクを含めて．胃と腸 51：52-63, 2016.

[17] 八木一芳，味岡洋一．*H. pylori* 除菌後発見胃癌の内視鏡診断．医学書院，p4-22, 2016.

[18] Kato M, Terao S, Adachi K et al. Changes in endoscopic findings of gastritis after cure of *H. pylori* infection：multicenter prospective trial. Dig Endosc 25：264-73, 2013.

[19] Ohkusa T, Takashimizu I, Fujiki K, et al. Disappearance of hyperplastic polyps in the stomach after eradication of Helicobacter pylori. A randomized, clinical trial. Ann Intern Med 129：712-5, 1998.

[20] Watanabe K, Nagata N, Nakashima R, et al. Predictive findings for *Helicobacter pylori* -uninfected, -infected and -eradicated gastric mucosa：Validation study. World J Gastroenterol 19：4374-4379, 2013.

② 早期胃癌

分化？未分化？
先把这个分清吧！

下面说说癌的分化。如果在普通白光观察、染色观察、NBI 放大观察的不同阶段都能够随时判断出病变的分化程度，那可是酷到了极致。

在我们日常的诊疗中，通常是按照 100μm 的标准去判断病变的范围和浸润深度的，现在我们进一步用更精确的 10μm 的标尺去衡量，尝试一边理解肿瘤细胞所形成的构造与分化度之间的关联一边观察相应的镜下图像吧。

大家都知道，胃癌的分化程度大体上可分为两类，即分化（tub1，tub2，pap）和未分化（主要为 sig、por）。区分这两类病变是有一定的根据的。作为训练的基础，通常需要我们想着病理学改变的同时去进行内镜下诊断。在不断地积累这样的训练后，逐渐地才会在内镜检查时直接说出“置换了表层的 tub1 为主”“混有腺管颈部浸润的 tub2”“印戒细胞在这里导致黏膜变薄，在那里少量残存于腺管颈部”等与病理检查的显微镜下表现几乎一致的诊断。

想充分理解分化与未分化的区别，重要的是要想到癌是从一个细胞逐渐地增殖发展而来的。也就是说要想象癌发生最早期时的变化。

分化癌的发生

先看看没有萎缩的胃底腺黏膜示意图（图 1）。

在表层有起防御作用的腺窝上皮。如果做个比喻，假设黏膜肌层是床，而腺管是站在床上的人，那腺窝上皮就相当于人的头部。脖子的部分就叫作腺管颈部。身体部分一直到脚的部分就是壁细胞和主细胞等产生胃酸或黏液的功能性细胞存在的场所。这些细胞好像排列在一个试管

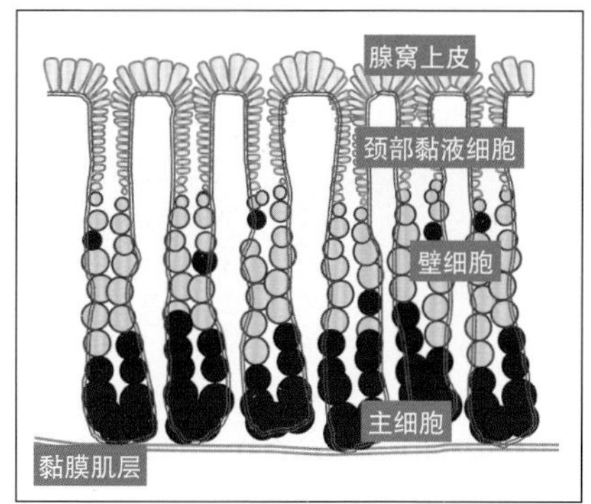

图 1 **没有萎缩的胃底腺黏膜**

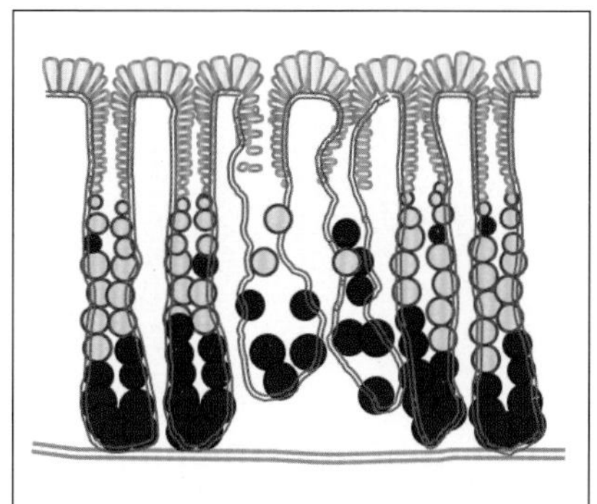

图 2 **因为炎症，稍有破损的胃底腺黏膜**

的内部一样，而这个试管壁就被称为基底膜，就好像是一个一个的细胞站立的脚手架。接下来，受 *HP* 的影响而引发炎症后就开始形成了图 2 的表现。

从脖子到身体、到脚的细胞都被破坏，脚手架（基底膜）也摇摇欲坠。炎症进一步发展后，腺管懒懒地歪斜，功能细胞丢失，小肠型细胞替代胃型上皮形成腺管（图 3)。肠上皮化生宣告完成。

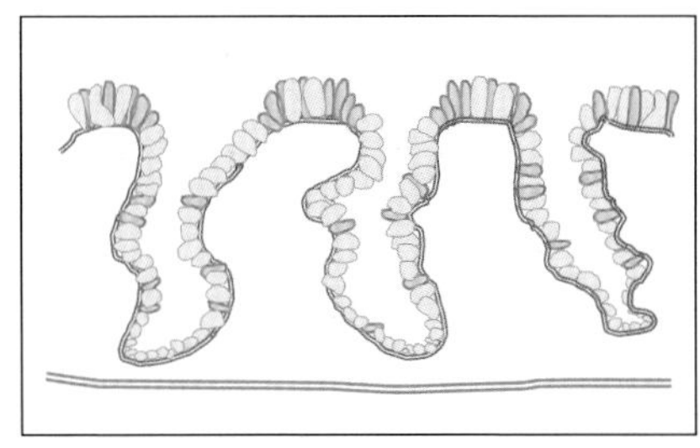

图 3 **肠上皮化生黏膜**

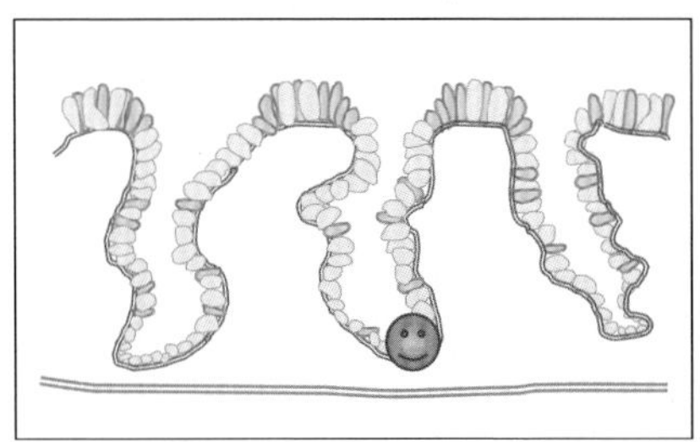

图 4 **癌刚刚发生时出现的“增殖带”(那个顽皮的小笑脸)**

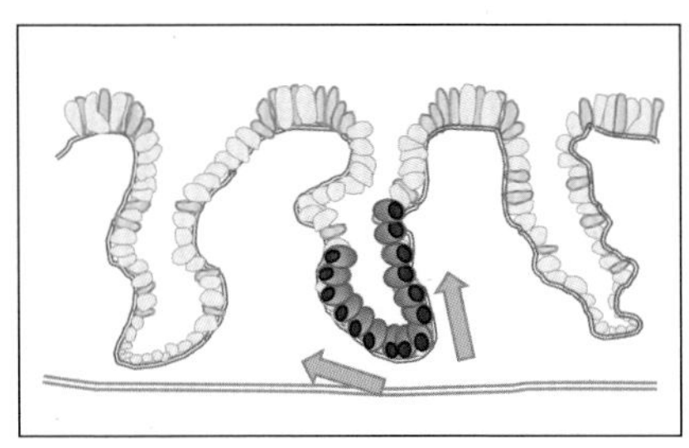

图 5 **癌细胞沿基底膜进展的示意图**

在胃底腺黏膜发生炎症或者被破坏，朝着肠上皮化生黏膜发展的过程中，多发生分化癌。癌刚刚发生时出现的细胞增殖活跃区域称为“增殖带”。

那个顽皮的小笑脸的位置就是增殖带（图 4)。

增殖带位于萎缩化生黏膜的最深部。增殖带附近发生的癌细胞如果是分化癌的性质，那么癌就会沿着基底膜的方向进展（图 5)。

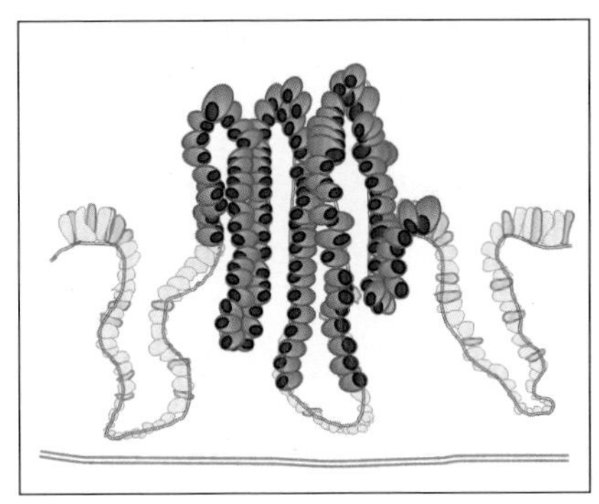

图 6 隆起型分化癌的早期图像

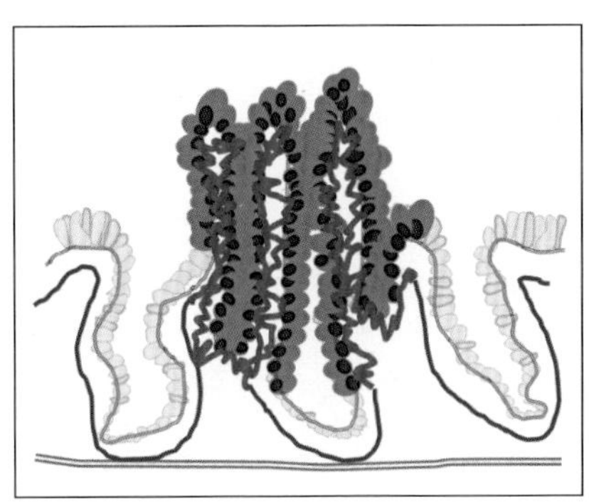

图 7 图 6 配置血管后的示意图

癌细胞利用腺管原有的框架增殖，也称为置换性增殖。因此，此时癌所形成的构造与背景的腺管极为相似。

但是，与正常的细胞相比，癌细胞的增殖速度要快很多，也不会有“差不多就行了，别增殖了”这样的“侠义”信号来阻止它。所以，无休止的增殖也就是“异常增殖”的结果，就是原有的背景腺管的框架再也无法容纳它们，导致膨出（图 6）。

这就是隆起型分化癌的形成机制。下面，我们再尝试着给图 6 配置上血管（图 7）。

为了容易理解，我们将肿瘤的黏膜黑白化处理。没有肿瘤的部分可见血管与棱状的基底膜走行一致。

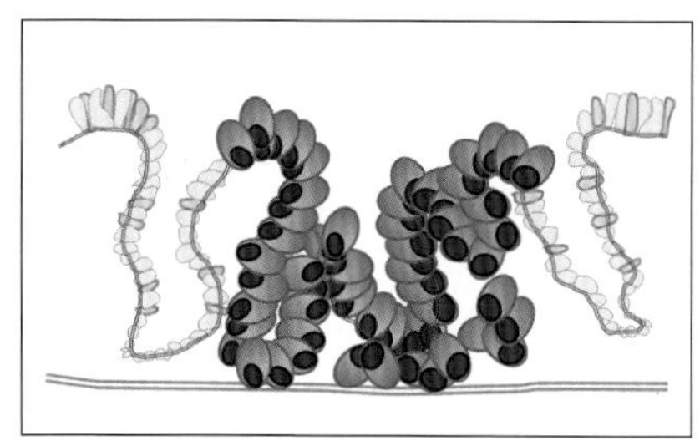

图 8　**凹陷型分化癌的早期图像**

而肿瘤的部分，虽然也有血管沿着基底膜存在，但与非肿瘤部分相比它的管径更粗，血流更丰富，所以看上去会发红。

这就是分化癌隆起和发红的原因。

然而，像低异型度的 tub1 或者腺瘤那样，表面腺管密度非常高，并且血管的增生没那么旺盛时，就会呈现出褪色隆起的表现。所以如果内镜下看到 1cm 左右的扁平褪色隆起，一般不认为是高度恶性的病变。

同样是分化癌，那凹陷的病变又如何解释呢？下面我们来看看图 8 的示意图。

跟上面一样，癌沿着正常构造（基底膜）进展。但是癌腺管并未向表面膨出。而是向深部高密度地增殖。

用一句话总结就是，分化癌有时向上方膨出形成Ⅱa 型病变，有时向深部发展形成Ⅱc 型病变，理由我们不得而知。但是比较而言，Ⅱc 型病变的腺管形状会更加不规则，会有更加明显地朝黏膜固有层间质方向不规则膨出（像微小浸润一样）的倾向。

下面再把血管也配置到凹陷型分化癌中（图 9）。

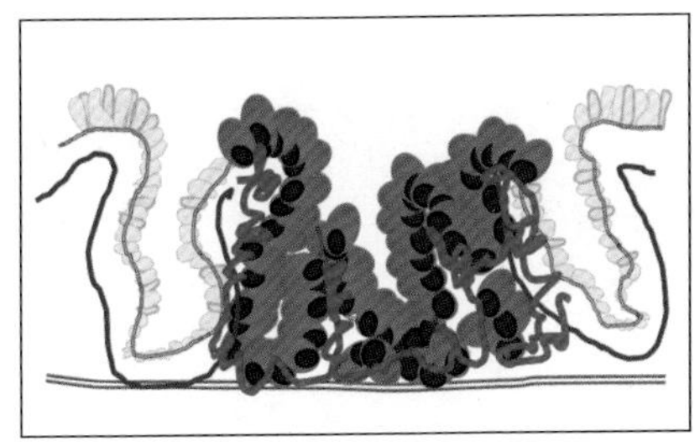

图 9 图 8 配置血管后的示意图

血管分布在杂乱的腺管周围，尤其醒目的是局部已经达到了最表层附近。分化癌之所以呈发红凹陷的表现，就是因为它容易导致血管的扩张，从而给予黏膜表面丰富的供血。

内镜下判断的一个技巧就是头脑中要时刻存有“肿瘤腺管和血管是一起增殖和增生的”这个概念。癌的部分有清晰的边界并且发红，就是因为这个“血管和腺管共同旺盛地增长”。而这种增长方式主要发生在分化癌。所以，可以说色调的变化给我们提供了相当重要的情报。

总结一下除色调变化之外的表现吧，我们看图 10，尝试一下用病理的图像去解释分化癌病变，再联想相应的内镜下表现。

肿瘤腺管以置换基底膜的方式增殖，在病变边缘会重叠于非肿瘤黏膜上方形成Ⅱa 型的表现，而病变的中心部分黏膜全层都是肿瘤，所以相对于边缘会显得局部较低，形成相对的Ⅱc 型表现。

因为分化癌的增殖是置换原本的基底膜，它的构造会一定程度上模仿非肿瘤黏膜，所以一定程度上也会再现胃黏膜原有的“胃小沟”。在图 10 中，病变内有多个切痕，这些切痕之间形成了颗粒样的隆起。

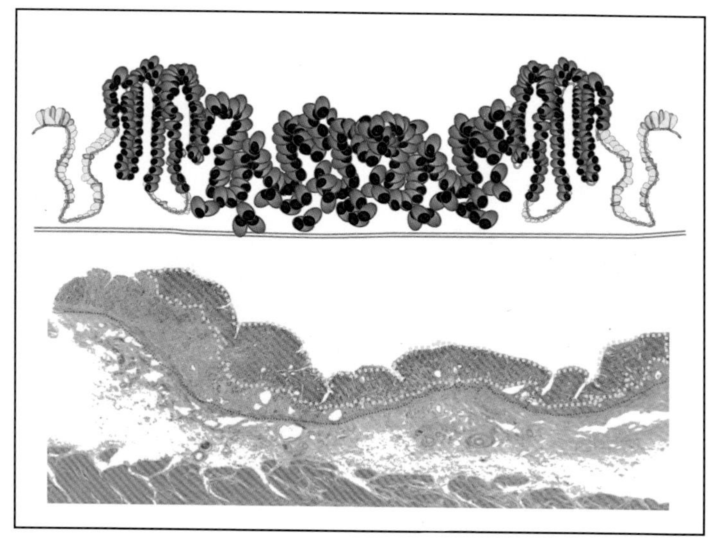

图 10 **分化癌示意图和病理图的对比**

普通内镜白光和染色观察下分化癌的病变内出现的“不规则的胃小区样结构”就是由此而来。

对于凹陷型的分化癌中出现的不规则膨出，用这种病理的切片图去理解会有一定的难度，下面我们再来进行一下简单的说明。

“不规则膨出”是指沿着基底膜进展的癌与非肿瘤上皮之间发生冲突，你推我一下我推你一下，你挤我一下我挤你一下，结果就导致肿瘤的突出部边缘凹凸不齐，也就是描述成“肿瘤与非肿瘤之间的边界不清晰”的镜下表现。然而，这种不规则膨出的发生机制却非常复杂，虽说有人提出观察到了“多沿着原有的胃小沟出现不规则膨出”的现象，但是关于为什么分化癌的边界会出现这种不规则膨出，在各种教科书上却鲜有明确的说明。

笔者在给内镜初学者和中级医生从病理学角度讲解不规则膨出这个表现时，通常先不直接说明，而是先讲解我们后面会提到的未分化癌的“断崖状凹陷边缘”。虽说这也不见得就是最正确的方法，但是“凹陷边缘凹

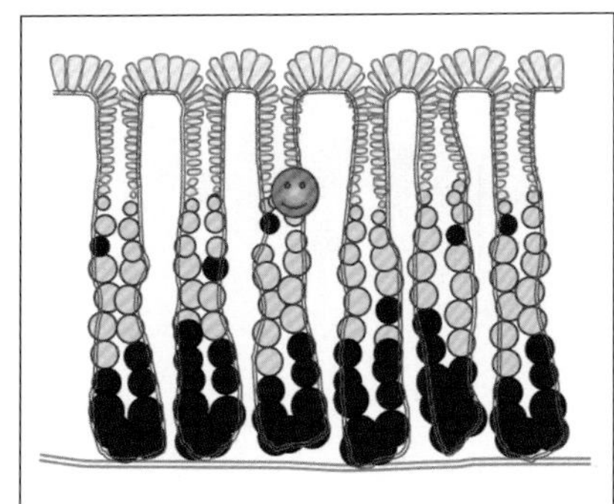

图 11 **未分化癌的出现**
没有萎缩的胃底腺黏膜的“增殖带”位于腺颈部（顽皮的小笑脸）。

凸不齐，非断崖状的表现就是不规则膨出”，这种解释可能更容易被大家理解。

未分化癌的发生

下面我们看看未分化癌的初期表现。当然，我们都知道，随着分化癌的进展，常会朝着未分化癌的方向变化（这时称为“未分化化”），但本处为了能让大家更好地理解，就假定是最开始就从未分化发展的病例吧。

假定未分化癌发生在没怎么萎缩的胃底腺黏膜，此时的增殖带位于腺颈部（顽皮小笑脸的位置）（图 11）。也就是刚好将位于黏膜表层用于防御的腺窝上皮和黏膜中层直到深部存在的功能性胃固有腺分开。增殖带位于黏膜的中层，癌也在这里出现（图 12，红圈的部分）。

这个癌有时也会像前面讲过的分化癌那样通过置换腺管的方式进展，但是也有如下所示的情况（图 13）。

看明白了吗？癌细胞非常突然地“突破基底膜”，浸润到了间质（图 14）。

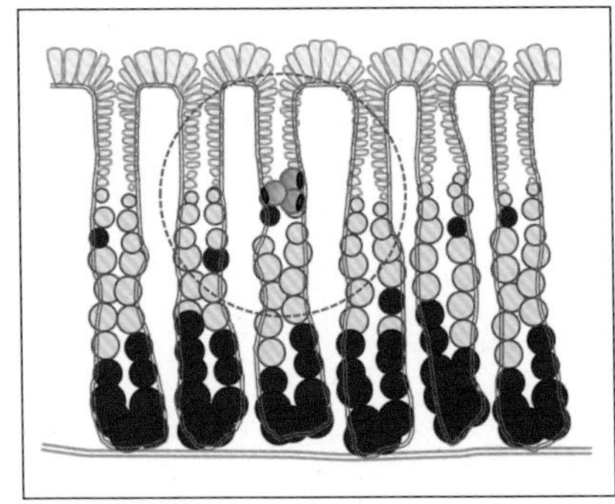

图 12 **未分化癌的出现（接图 11）**

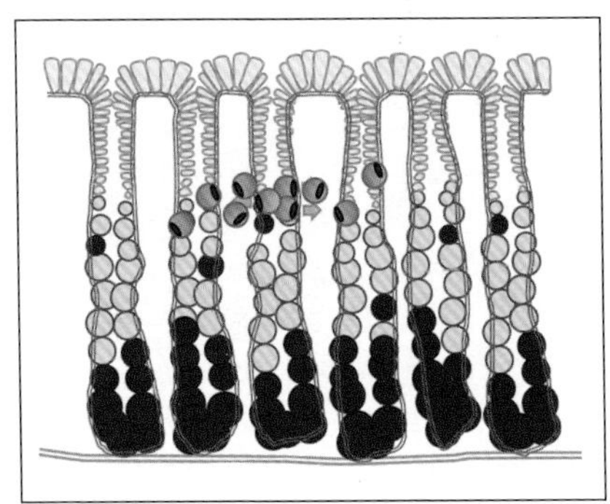

图 13 **未分化癌的进展方式（初期）**

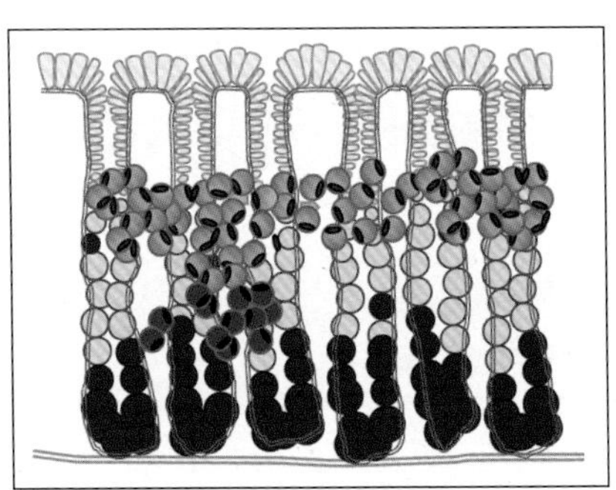

图 14 **未分化癌的进展方式（接图 13）**
是那种完全无视背景腺管构造的浸润。

在发生的最初始阶段癌的浸润就与腺管本身的构造无关。那么，这之后，它会怎么变化呢?

癌在像整齐排列的试管一样的胃黏膜腺管间隙中水平进展。

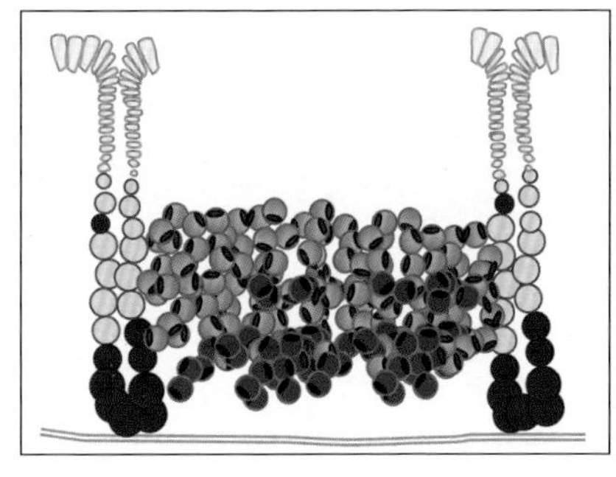

图 15　**未分化癌的进展方式（形成断崖）**

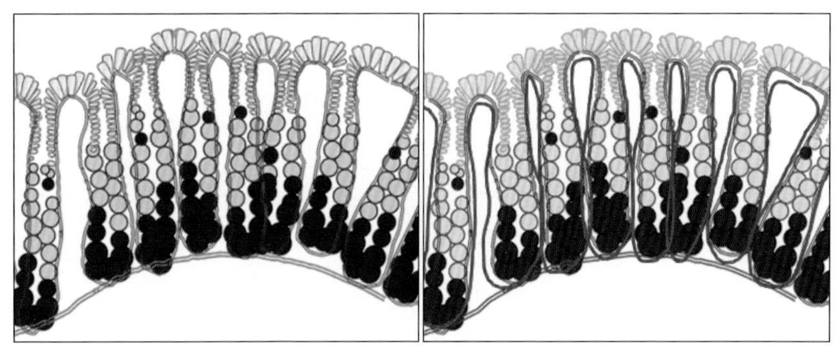

图 16　**基本没有萎缩的胃底腺黏膜和血管配置示意图**

这是未分化癌的初期也就是能看到边缘的“腺颈部Ⅱb 进展”状态。

癌继续进展会怎么样呢?

随着癌细胞量的增加，它们无法仅仅在间隙存留，而会导致背景的试管（腺管）的突然碎裂（图 15），从而在非肿瘤黏膜之间形成了“断崖”。

在普通内镜白光观察和染色观察时，未分化癌所表现的“形成断崖状的凹陷，内部胃小区消失”用以上说明就可以解释了。

我们再从色调变化的角度来理解，虽然是比较复杂的示意图，但是跟前面的程序一样，让我们仔细观察。

首先，将背景黏膜配置上血管（图 16）。

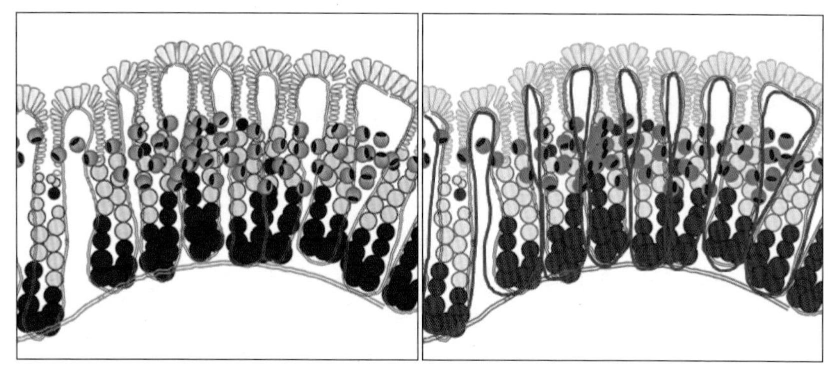

图 17 **未分化癌还没破坏背景黏膜时的血管配置示意图**

在没有萎缩的胃底腺黏膜中，血管是“伴随着基底膜”存在的，事实上，血管可不是像图中那样直的，而是在腺管周围像网状丝袜那样的包绕着，这里只是为了简单说明问题而将之省略化了。

这时，未分化癌发生了（图 17），初期时癌细胞仅存在于腺颈部。

虽然癌细胞有所增加，但是总量还相对较少，只局限于腺颈部附近，此时，背景的腺管构造以及血管的配置都不会有什么变化（试着比较一下图 16 吧）。这时用内镜观察黏膜表面，腺管的构造几乎没有什么改变，血管的样子也没有变化，癌细胞也没有在表面露出（达不到能透见的距离），是看不出有癌的表现的。因此发现 1mm 或者 2mm 大小的未分化癌极为困难。

那么当癌细胞的量稍微增加一些后……（图 18）。

注意到背景中的非肿瘤腺管有点儿向中间聚集了吗？腺管开口的位置也较前面变低了，绿色虚线的部分就是原来黏膜的最表层。肿瘤已经不仅局限于腺颈部，而是逐渐向全层浸润。

特别是黏膜的表层附近一直到血管襻的肿瘤部分有所变化（与图 17 相比较，大家观察一下血管和癌细胞的位置是如何变化的）。

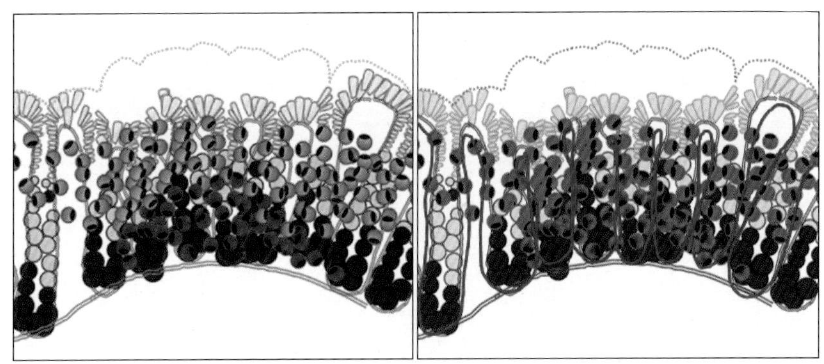

图 18 **背景中的非肿瘤腺管有点儿向中间聚集的血管配置示意图**

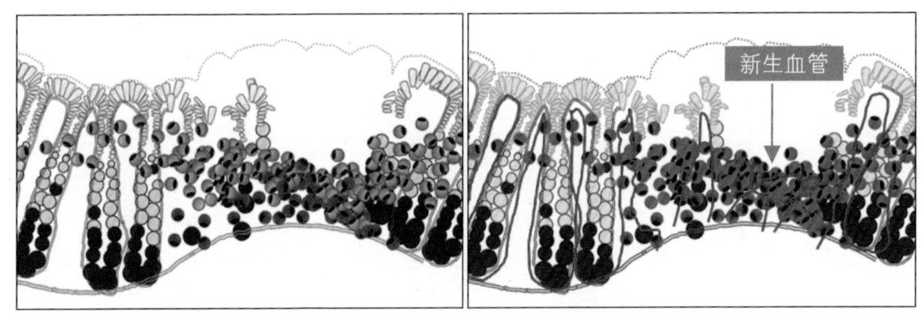

图 19 **腺管完全崩塌，形成“断崖式的边界”时的血管配置图**

癌细胞到了表面附近，血管逐渐被肿瘤掩盖，这时用内镜观察病变，就会略显褪色。但是还没有到断崖式凹陷形成的阶段，表现上仅仅是“微小的Ⅱc 型褪色病变”。

癌细胞继续增加会怎么样呢?

在癌最严重的地方，背景中原本像试管规整排列一样的腺管完全崩塌，与周围的胃黏膜之间形成“断崖式的边界”(图 19)。

需要注意的是，它的旁边有时也可以看到散在的残存背景腺管，或者混有大体腺管，仅腺颈部有癌的“残缺”腺管（癌的浸润程度不同，肉眼表现也会有差别）。

回过头咱们再看看血管。在残存的背景腺管部位，血管还是能够直达黏膜表面，但是背景腺管的高度会降低。当完全被破坏后，就无法保证完整的进出血管了（即局部血管的循环）。前面咱们提过“血管像网状丝袜一样套在腺管周围”，现在脚没有了，丝袜也就无法保持原来相对固定的形状了。

在背景腺管被癌细胞破坏的区域，会出现适应肿瘤的扭曲的“新血管”，这就是我们通常在未分化癌中见到的“非襻样血管”“断片化血管”“粗细不均不按原有构造生长的血管”。

在普通内镜白光观察中，表层的血管被未分化癌所覆盖，病变在色调上呈褪色的表现。而当背景腺管突然崩塌后，从表面看病变的颜色就是肿瘤本身的颜色，褪色的表现更加明显。应用 NBI 放大观察时，褪色的局部表面内部也可以看到波纹状微血管（wavy micro-vessels）或者螺纹状血管（corkscrew pattern）。

判断分化度是“想着病理组织图像进行内镜下诊断”的第一步。最后总结一下“酷”知识点。

“酷”知识点：要想着分化癌和未分化癌的病理组织图

- 分化癌有根据腺管构造增殖的倾向。
- 未分化癌有无视腺管构造增殖的倾向。
- 分化癌的模样一定程度上模仿背景腺管，表现为“不规整的胃小沟”。
- 因为癌完全无视背景腺管而在黏膜内增殖，导致未分化癌的表面构造失去背景腺管的支持，从而在胃酸和物理刺激的作用下被削薄。
- 未分化癌的断崖式凹陷是由于背景腺管构造的崩塌所致。
- 断崖式凹陷不明显的时候，是由于背景黏膜还保持着一定的形态（可能是分化癌，也可能是未分化癌的量还不够多）。
- 色调发白时，要考虑可能是腺管被破坏，肿瘤等细胞堆积于此所导致。
- 色调发红时，要考虑可能是与腺管共同增生到达表层的血管影响所致。

无助时的小绝招

匪夷所思的都市传说！信不信由你！

第一集

大家有没有已经给患者静脉应用了镇静剂后，一进行胃镜检查患者就开始打嗝儿的经历呢？尤其是想做放大内镜观察或者内镜治疗时，很棘手吧！

在这个时候，你要是能让患者一下子就停止打嗝儿了，是不是在周围的人眼中会变得有那么一点点“酷”了呢？

这里我教你一个只有“超级杀手”才会用的能止住打嗝儿的“必杀技”吧！

请看下面，在手的这个部位有个叫作“合谷”的穴位。

那位看官可能会说，在这个西医这么发达的时代，您竟然跟我们说老旧的“穴位”？您可别惊讶，这真有意外的效果。

我用这一招可是在周围人的眼中“酷”了差不多有 13 次呢（笑）。

还是那句话，信不信由你吧！

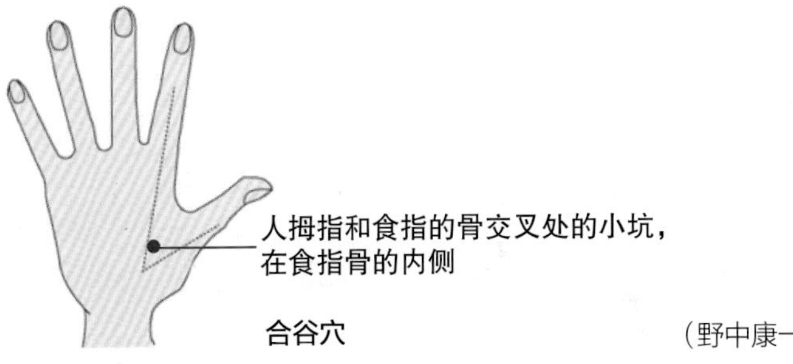

合谷穴

（野中康一）

③ 早期胃癌（分化癌）

红色明显的话就浸润更深吗？
让我来教你简单易懂的方法吧！

早期胃癌的病理分型大体上可以分为分化型和未分化型两种。当然它们的特征在其他的 X 线和内镜下研究中都有过分析。有关病理和大体标本的关联方面也在［gastropedia」の「第 2 回：胃癌の三角・F 線 ］（https：//gastro.igaku-shoin.co.jp/article/show/tgcdc24_chapter2）这个链接里有详细的说明。请大家参考。

简单来讲，分化癌在大体标本的表现上，隆起和凹陷都有可能。而未分化癌基本上都是凹陷型。换句话说，0-Ⅰ型、0-Ⅱa 型、0-Ⅱb 型、0-Ⅱc 型和 0-Ⅲ型都有可能是分化癌。

下面，我们通过各种大体分型来阐述一下相应的浸润深度诊断。首先，来说说最容易理解的 0-Ⅱb 型，接着再说 0-Ⅲ型。

平坦型：0-Ⅱb 型（图 1）

平坦型也就是 0-Ⅱb 型是指与周围无凹凸差异的癌。色调表现方面可以发红、褪色或者与周围一致。病理方面，我们曾经做过研究，分化癌占 80%，未分化癌不到 20%。浸润深度方面没什么难点，基本上都是 M 癌。

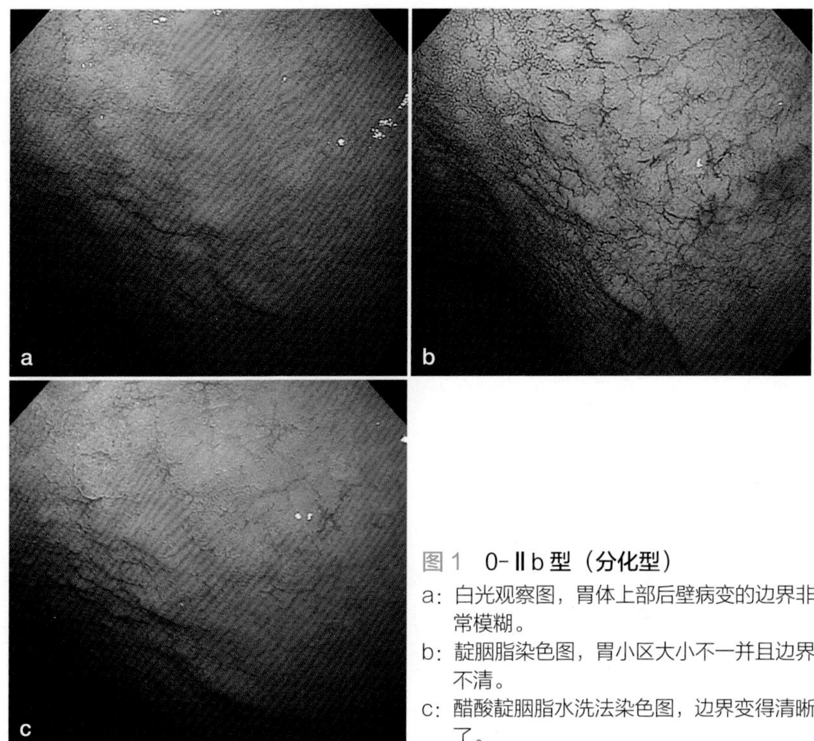

图 1　0-Ⅱb 型（分化型）

a：白光观察图，胃体上部后壁病变的边界非常模糊。

b：靛胭脂染色图，胃小区大小不一并且边界不清。

c：醋酸靛胭脂水洗法染色图，边界变得清晰了。

"酷"知识点：0-Ⅱb 型的特征

- 0-Ⅱb 型中分化癌约占 80%，未分化癌不足 20%。
- 基本上都是 M 癌。

凹陷型：0-Ⅲ型（图 2）

0-Ⅲ型病变（包括 0-Ⅱc+Ⅲ型、0-Ⅲ+Ⅱc 型）会经过与 0-Ⅲ +Ⅱc 型→ 0-Ⅱc+Ⅲ型的恶性循环，最终演变成 UL（+）0-Ⅱc 型。消化性溃疡部分（Ⅲ）比较小的 0-Ⅱc+Ⅲ型病变可以根据 UL（+）0-Ⅱc 型的标准进行定性及浸润深度诊断，但Ⅲ（溃疡）比较多的 0-Ⅲ型、0-Ⅲ+Ⅱc 型病变因为伴随溃疡的水肿和癌的浸润，有时与黏膜下肿瘤样隆起很难鉴别，

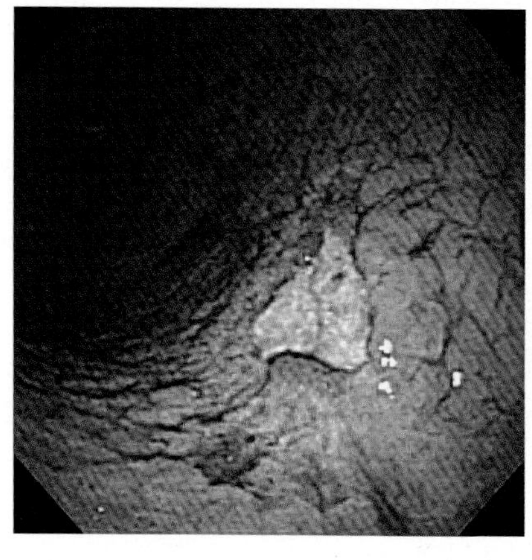

图 2 0-Ⅲ+Ⅱc 型病变的靛胭脂染色图
胃角小弯的病变，凹陷底部有白苔附着，1 点钟方向呈现出凹陷面扩大并断崖式边界。本例为 tub2>por2，sig，T1a（M），UL-Ⅱ 深部的癌。

浸润深度诊断相应地也变得非常困难。

"酷"知识点：0-Ⅲ型的特征

- 存在Ⅲ的部分（溃疡）时浸润深度诊断非常困难（很难区别是水肿还是癌浸润导致的隆起）。

隆起型：0-Ⅰ型（图 3、图 4）

《胃癌处理规范》第 14 版中的肉眼大体分类定义 0–I 型（隆起型）为明显的肿瘤样隆起。一般来说，隆起高度在 2 ~ 3mm 以内的是 0–Ⅱa 型，超过这个高度的是 0–I 型。如果对高度判断不好，可使用活检钳或钳道注水比较法辅助诊断（请参照前面"肿瘤大小的判定"部分，p4）。

0–I 型病变的组织学分型大部分为分化癌（pap，tub1 ~ 2）。与 0–Ⅱa 型相比，有 pap 较多的倾向。

0–I 型的浸润深度诊断时重点要看病变的大小，有报道称直径 20mm 以内的 0–I 型癌中的 92% 是 M 癌。所以，"小病变在 20mm 以内的都是 M 癌"这种说法基本上没错。浸润深度在 M ~ SM1 时，病变的表面多会发红，表面构造不均匀，表现为颗粒状或者粗大颗粒状，有时会伴有出血或

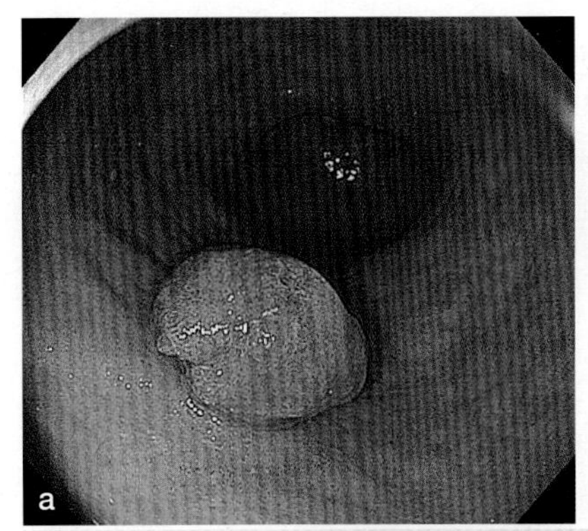

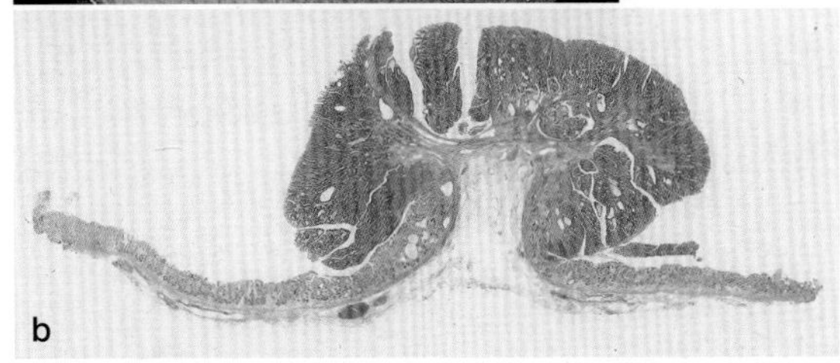

图3 **0-I 型**

a：白光观察图，胃窦前壁偏大弯的病变，直径约 19mm。
b：病理图（放大观察），组织学分型为 tub1，浸润深度是 T1a（M）。

者薄白苔附着。

但是，30mm 以上病变的话，SM 癌或者进展期癌的可能性就比较大了。浸润深度在 SM2 时会出现表面发红、明显糜烂、结节状的凹凸不平、较深的凹陷、溃疡形成。还可能见到周围皱襞的肥厚或者病变对周围皱襞的牵拉。此外，当发现病变基底部被正常黏膜覆盖，形成黏膜下肿瘤样的隆起时，一般要高度怀疑 SM 深部浸润。当胃内空气量减少时病变的整体呈抬举样隆起，这种病变整体坚硬化的表现应该高度怀疑为进展期癌。

以上观察 0–I 型病变时的要点可以总结为：

- 病变直径。
- 调整空气量后的观察。

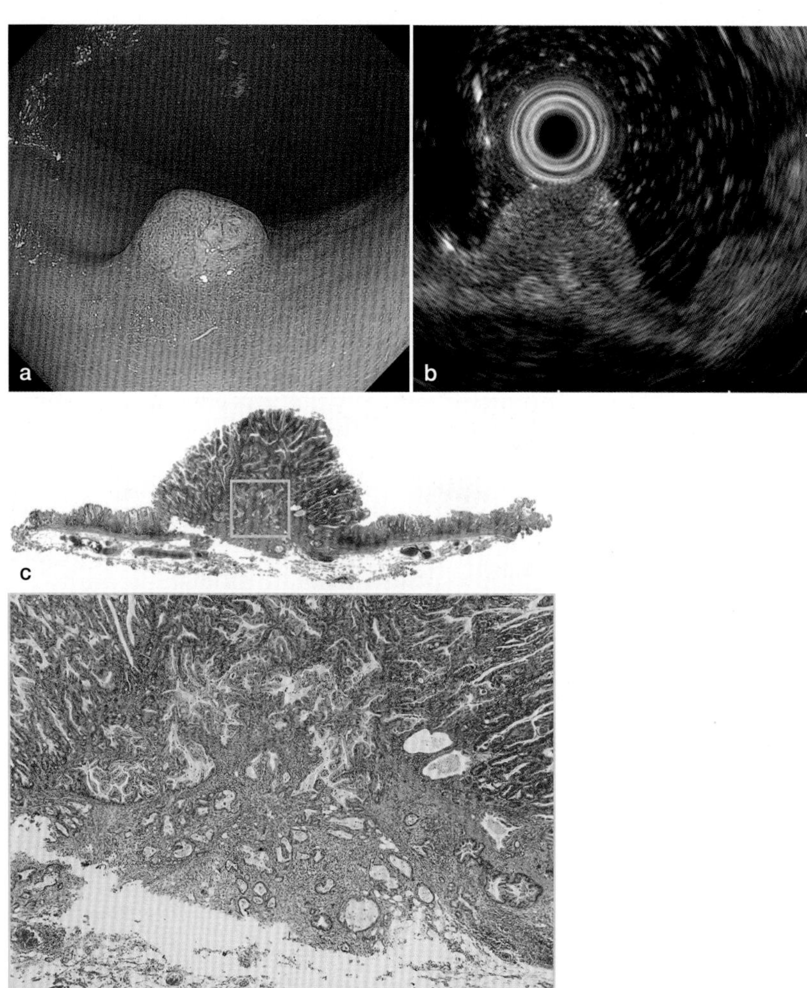

图 4　**0-Ⅰ型**

a：白光观察图，胃体上部后壁偏大弯的病变，直径约 12mm。
b：超声内镜图，第 3 层的高回声区域的上缘被肿瘤的低回声区域压迫，怀疑是 SM 浸润。
c：病理图（放大观察），组织类型为 pap+tub2>por2，浸润深度 T1b2（SM2：1 500 μm）。
d：病理图（c 中黄框部分高倍放大观察），浸润区域在隆起的中央，局部肌层被浸润破坏，像被吊起一样。

对于直径在20mm以下的病变，虽说像前面所说的那样，M癌的可能性大，但是如果出现表面明显发红，或者病变扁平伴顶端凹凸不平等SM2浸润的表现时，就要再注意观察周围黏膜皱襞是否被牵拉，以及是否有黏膜下肿瘤样的隆起了。这个时候追加做个超声内镜也是个不错的选择。

“酷”知识点：0-I型（分化癌）的特征

❶ 病变直径：
- 20 mm以内的0–I型癌中约90%是M癌。
- 30 mm以上是SM癌或者进展期癌的可能性大。

❷ 调整空气量后的观察：
- 病变的基底部呈黏膜下肿瘤样的隆起时，可疑黏膜下层深部的浸润。
- 发现表面明显发红，或者病变扁平伴顶端凹凸不平时要注意。

隆起型：0-Ⅱa型（图5、图6）

0-Ⅱa型是指隆起高度没达到2～3mm的扁平隆起，换句话说就是没达到0–I型的隆起。当然，直径20mm以下的0-Ⅱa型癌也基本都是M癌，这里的病变大小也同样重要。

而可疑SM癌的表现是：①伴有局部凹陷。②比较高的隆起。③黏膜皱襞纠集。

51mm以上的病变中半数以上是SM癌，所以应该更加仔细地观察。

还有，肿瘤内有中～低分化成分、表面存在无构造的部分、顶端圆润的凹陷、大小不等的结节、黏膜下肿瘤样的隆起、较高的隆起并中心凹陷、表面伴有糜烂和发红等也都是可疑SM浸润的表现。用一句话总结，那就是病变的色调和形态不均一。

只要发现一点点不正常的地方，就应该谨慎对待。

"酷"知识点：0-Ⅱa 型（分化癌）的特征

❶ 病变直径：

- 20 mm 以内大体都是 M 癌。
- 51 mm 以上半数是 SM 癌。

❷ 表面构造：

- 只要不均一就要怀疑是 SM 浸润。

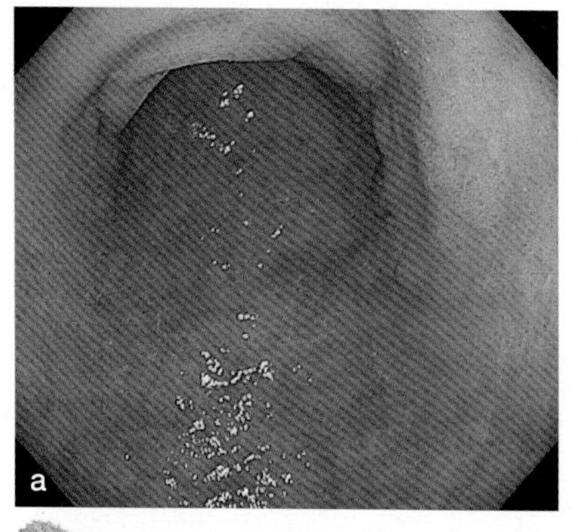

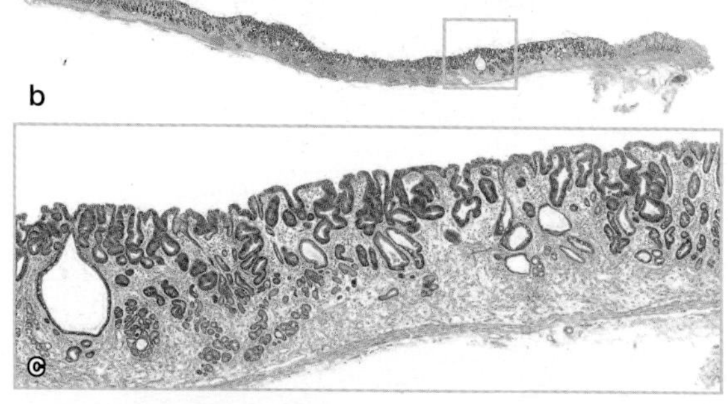

图 5 0-Ⅱa 型（分化癌）

a：白光观察，胃窦后壁白色平盘样隆起，可见边缘稍凸起。

b：病理图（放大观察），病变直径 15 mm × 12 mm。

c：病理图（b 中黄框内病变部位的高倍放大图），为 tub1，T1a（M）。

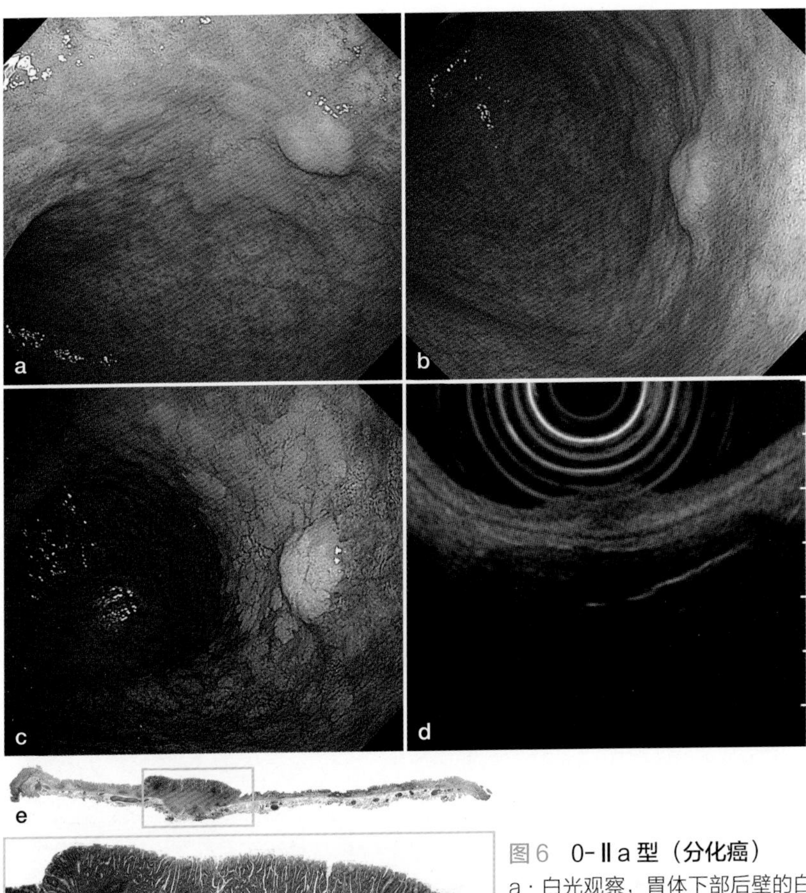

图6　0-Ⅱa 型（分化癌）

a：白光观察，胃体下部后壁的白色平盘样隆起，边缘见进一步的隆起，可以确定“大小不等的结节”和“较高的隆起”。

b：白光观察（切线方向），有“皱襞的纠集”。

c：醋酸靛胭脂染色水洗法，边界变得更加清晰，隆起部位缺乏形成胃小区的胃小沟。

d：超声内镜观察，隆起部位第三层（黏膜下层）增厚，上缘可见与低回声的肿瘤相接，局部可见羽毛样的改变，厚度也明显增加，所以可疑 SM 深部浸润。

e：病理图（放大观察），病变直径 48 mm×30 mm，病理分型 tub1+pap+tub2+por2，T1b2，（SM2：1 500 μm）。

f：病理图（e 中黄框内浸润部分的高倍放大图），肌层大体上保持完整，肿瘤浸润至黏膜下层，表面被分化癌覆盖。

凹陷型：0-Ⅱc 型

对于凹陷型胃癌的浸润深度诊断要点，下面先说说提示浸润至 SM 的 6 项表现：

①**凹陷面的色调：**显著发红。
②**皱襞表现：**周边皱襞近端融合。
③**壁增厚、硬化症：**病变浸润到 SM 时，会连同顶端的凹陷整体抬举样隆起，胃壁的弧度相应变小，通过这种直线化可判定为硬化症。当病变全体呈板状抬举样的隆起时，可以判断已经浸润到了 MP 或者更深的位置。
④**凹陷面的构造：**凹陷内的结节明显大小不一，黏膜表面无构造时提示已经浸润至 SM massive ~ MP 或更深。
⑤**边缘的隆起、膨隆征：**边缘的隆起提示病变浸润至黏膜下层，此时会呈现出黏膜下隆起样的改变。肿瘤周围被正常黏膜覆盖，会呈现出环堤样隆起（看上去比较圆润的隆起或者下方有肿块样的隆起，需要注意的是亚蒂隆起时的表现与 SMT 样的隆起不同）。
⑥**病变的大小：**超过 2cm 的病变半数浸润至 SM。

另外，发红明显的病变要疑为 SM，这是基于概率的结论。淡红或者顶端明显发红的病变浸润至 SM 的可能性大，特别是顶端明显发红的多为 SM 癌。下面我们把以上所述作为基础，分别针对 0-Ⅱc 病变是否合并 UL，继续探讨浸润深度。

■ UL（-）0-Ⅱc 型（图 7、图 8）

多与周围黏膜的构造类似。在分化癌中很少出现岛状黏膜，并且多呈发红的表现（当然也有褪色的情况存在）。典型表现是边界清晰的发红凹陷，凹陷内呈凸起的形状。凹陷底部平滑或者颗粒状，无凹凸不平、溃疡形成、结节状隆起等表现。另外在边界周围会伴有窄环样的隆起（反应

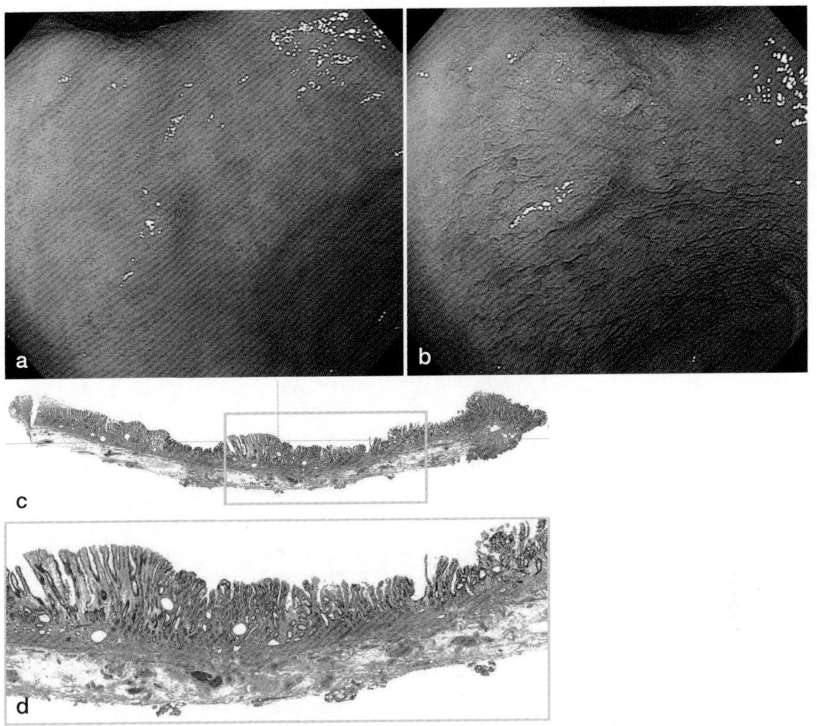

图 7 UL (-) 0-Ⅱc 型（分化型）

a：白光观察，胃窦口侧小弯偏前壁的褪色凹陷，凹陷内呈凸起的形状，伴有反应性增生性隆起。

b：醋酸靛胭脂染色水洗法观察，边界变得更清晰。

c：病理图（放大观察），病变直径约 18 mm×15 mm。

d：病理图（c 中黄框内病变的高倍放大观察），tub1，低级别，T1a（M）。

性增生性隆起）。隆起较突然使病变呈现区域化是典型的特征。

在这里多大算是微细颗粒、多大算是构成结节，是个需要明确的问题。在以往的研究中曾经比较探讨过微细颗粒与周围的胃小区之间的大小关系。由此我们将与周围胃小区大小一致或者更小的称为颗粒。

白尾等曾对 2cm 以下的凹陷型早期胃癌进行了研究，他们认为发红是推测浸润深度的独立相关因素。另外，还有显著的发红部位多为 SM 癌

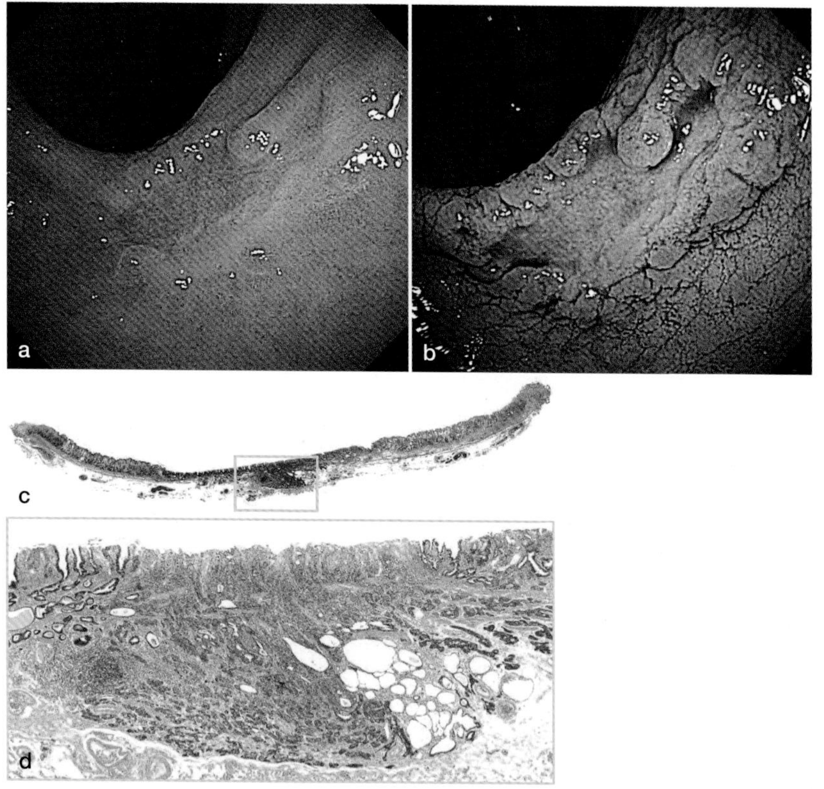

图 8　UL（-）0-Ⅱc 型（分化型）

a：白光观察，胃窦小弯近胃角偏后壁的凹陷，凹陷内可见明显的发红区域。
b：靛胭脂染色观察，边界变得更加清晰，在深凹陷的周边有浅一些的凹陷向周围延伸，伴有蚕食表现。
c：病理图（放大观察），病变直径 34 mm×15 mm。
d：病理图（c 中黄框内病变的高倍放大观察），tub1+por2+tub2，T1b2（SM2：1 500 μm）。

的说法，所以对于病变内明显发红的部分一定要谨慎对待。

此外，有报道称超过 2cm 的凹陷型病变中 46% 有 SM 浸润。而且，边缘隆起部位较宽、呈黏膜下肿瘤样改变时考虑病变已经浸润至 SM 或更深的地方。

"酷"知识点：UL (-) 0-Ⅱc 型（分化癌）的特征

- 明显发红的病变多为 SM 癌。
- 2 cm 以上的凹陷型病变约 50% 浸润至 SM。
- 边缘隆起部位较宽、呈黏膜下肿瘤样改变时考虑病变已经浸润至 SM 或更深的地方。

■ UL (+) 0-Ⅱc 型（图 9、图 10）

伴有溃疡瘢痕的癌灶，尽管会出现周围皱襞的纠集，但因为分化癌即便浸润至黏膜下层也不会有多少纤维化，所以此时的皱襞纠集也只是溃疡瘢痕的愈合。

黏膜内癌时皱襞因为瘢痕的原因纠集，皱襞汇聚的前端在凹陷的边缘处变细，呈现向一点集中的趋势，凹陷的底部趋于平坦，表现为颗粒状黏膜。而 SM 浸润时皱襞前端融合，凹陷的边缘可见黏膜下肿瘤样的缓坡，这些特征需要我们留心观察。

下面我们把皱襞前端的表现考虑进来再对 UL (-) 0-Ⅱc 型病变的浸润深度进行诊断。

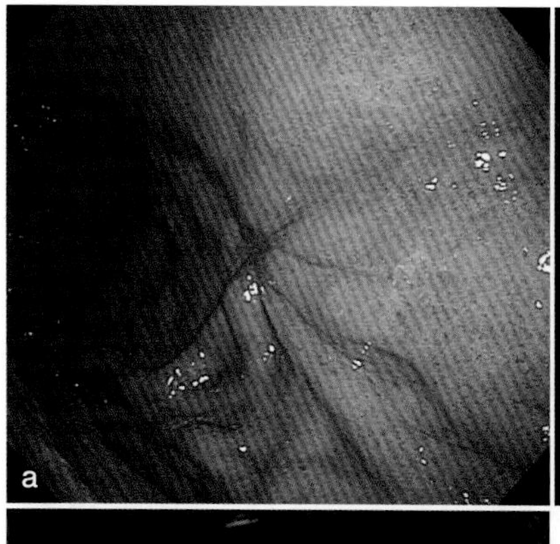
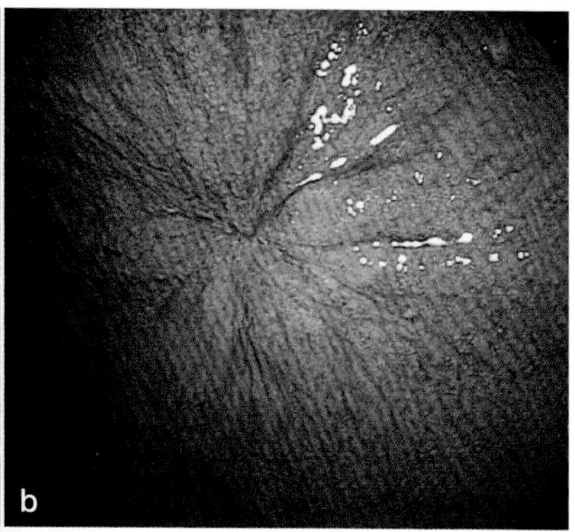
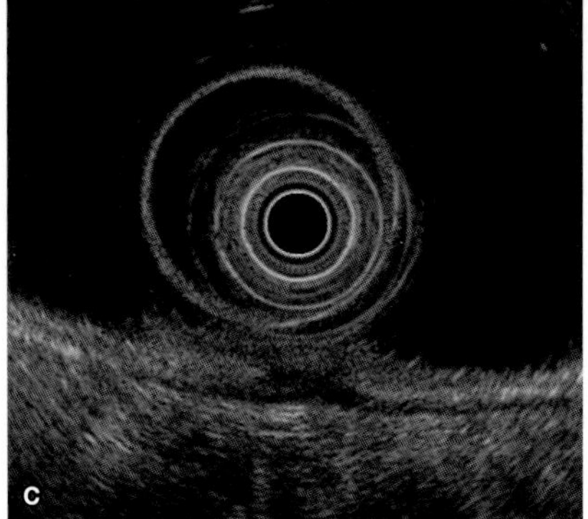
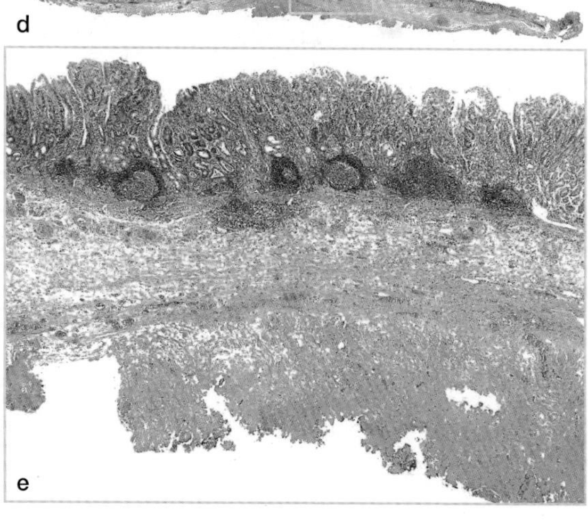

图 9 UL（+）0-Ⅱc 型（分化癌）

a：白光观察，胃体中部后壁皱襞纠集，皱襞前端变细，无明显融合。

b：醋酸靛胭脂染色水洗法观察，边界变得更清晰，从发红的中心处，稍褪色的凹陷区域向四周扩散。

c：超声内镜观察，第 3 层中断，两边的断端呈前端变细，第 4 层的上缘向腔内被牵拉，壁无明显肥厚，呈 UL-Ⅲ的表现。

d：病理图（放大观察），病变直径 15mm × 10mm。

e：病理图（d 中黄框内病变的高倍放大观察），tub1+tub2，T1a（M），UL-Ⅲ。

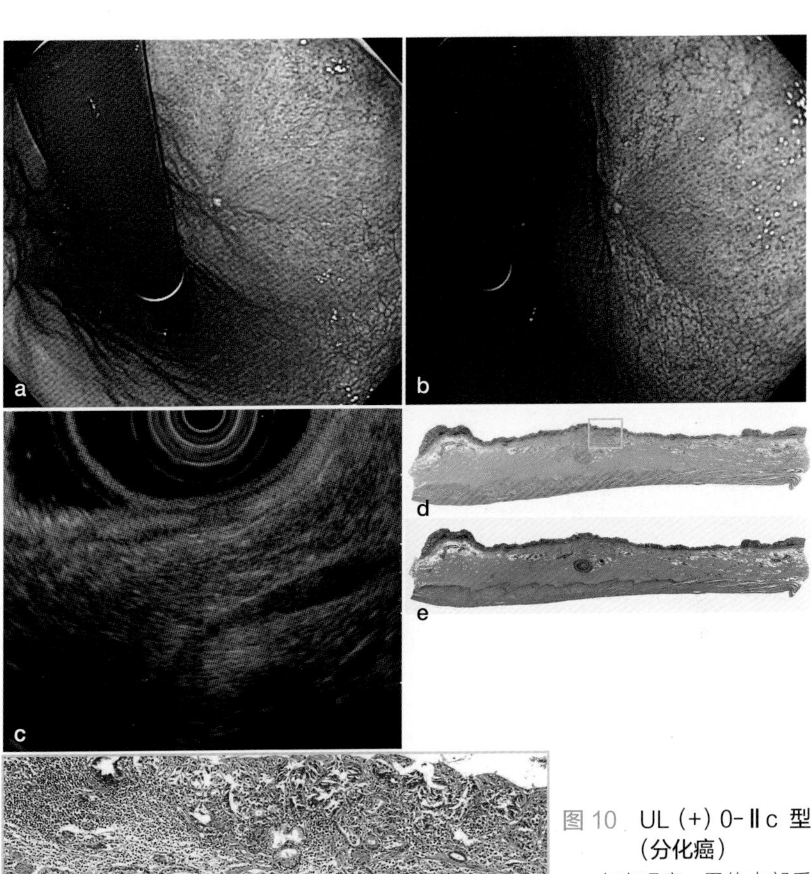

图 10 UL（+）0-Ⅱc 型（分化癌）

a：白光观察，胃体中部后壁的皱襞纠集，皱襞前端变细，病变中央部显著发红，呈缓坡样隆起。

b：白光观察（连续上图），缓坡样隆起更加清晰，凹陷的底部明显凹凸不平。

c：超声内镜观察，第 3 层中断，中断的前端变细，右端呈毛刷状；第 4 层的上缘走行正常，无明显肥厚。

d：病理图（HE 染色，放大观察），tub2>por1，T1b2（SM2），UL（+）。

e：病理图（Elastica-Goldner 染色，放大观察），黏膜下层可见广泛纤维化。

f：病理图（d 中黄框内病变的放大观察）。

"酷"知识点：UL（+）0-Ⅱc 型（分化癌）的特征

- 注意观察纠集的皱襞前端。
- 黏膜内癌时，凹陷边缘的皱襞前端变细，有向一点集中的趋势，凹陷的底部趋于平坦，表现为颗粒状黏膜。
- SM 浸润时皱襞前端可见融合，凹陷的边缘可见类似于黏膜下肿瘤的缓坡样隆起。

在本章的完结之时，特向给予我指导的仙台厚生医院临床检查中心病理诊断及临床检查科的远藤希之老师和手稻溪仁会医院病理诊断科的大森优子老师致以最深切的谢意。

■ **文献**

[1] 三島利之，濱本英剛，三宅直人，他．内視鏡による早期胃癌のⅡb 進展範囲診断—通常内視鏡の立場から．胃と腸 45：39-48, 2010.

[2] 丸山保彦，景岡正信，永田健，他．4. 早期胃癌の肉眼型—決め方·考え方とその典型像 2)0Ⅱc 型，0Ⅲ 型．胃と腸 44：522-532, 2009.

[3] 日本胃癌学会(編)．胃癌取扱い規約，14 版．金原出版，2010.

[4] 中原慶太，渡辺靖友，田宮芳孝，他．早期胃癌の肉眼型 決め方·考え方とその典型像 1)0Ⅰ型，0Ⅱa 型．胃と腸 44；507-521, 2009.

[5] 小野裕之，吉田茂昭．胃癌の深達度診断—内視鏡像からみた深達度診断．胃と腸 36：334-340, 2001.

[6] 長南明道，三島利之，石橋潤一，他．切開·剥離法(ESD)に必要な早期胃癌の術前内視鏡診断 深達度診断を中心に．胃と腸 40：769-777, 2005.

[7] 藤崎順子，吉本和仁，平澤俊明，他．5. 早期胃癌の画像診断 2)深達度診断のための精密検査 (2)内視鏡検査．胃と腸 44：608-622, 2009.

[8] 白尾国昭，斉藤大三，山口肇，他．早期胃癌における m·sm 鑑別診断の現状．胃と腸 27：1175-1184, 1992.

[9] 西元寺克禮，大井田正人，小泉和三郎，他．早期胃癌診断の基本 Ⅱc 型早期胃癌の内視鏡像．胃と腸 35：25-36, 2000.

[10] 笹川道三，光島徹，木村徹，他．X 線診断における陥凹型胃癌の深達度推定．胃と腸 12：1209-1215, 1977.

“酷”文献《胃与肠》

📖 長南明道，望月福治，池田卓，他．早期胃癌治療のための精密検査—深達度を読む．胃と腸 28(3)：57-71, 1993.

URL http：//medicalfinder.jp/doi/abs/10.11477/mf.1403106086

☞文献说明：EUS，X 线透视，普通内镜等综合判断浸润深度的概述，非常值得一读。

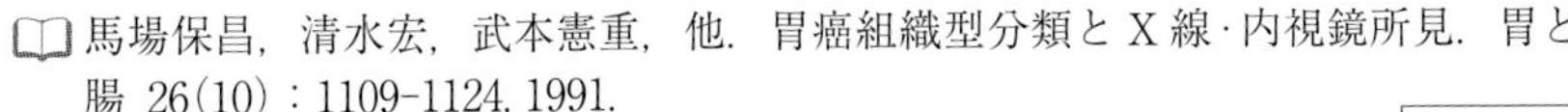

📖 馬場保昌，清水宏，武本憲重，他．胃癌組織型分類と X 線·内視鏡所見．胃と腸 26(10)：1109-1124, 1991.

URL http：//medicalfinder.jp/doi/abs/10.11477/mf.1403102660

☞文献说明：分化癌，未分化癌各种表现的总结，最好记住 p1122 的示意图，p1123 的表 3 的色调。

📖 丸山保彦，島村隆浩，甲田賢治，他．通常·色素内視鏡による早期胃癌深達度診断—大きさ·肉眼型別検討を中心に．胃と腸 49(1)：35-46, 2014.

URL http：//medicalfinder.jp/doi/abs/10.11477/mf.1403114045

☞文献说明：p44 表 5 总结了大体分型的 M、SM 癌的内镜下表现，有助于理解浸润深度诊断的现状和注意点。

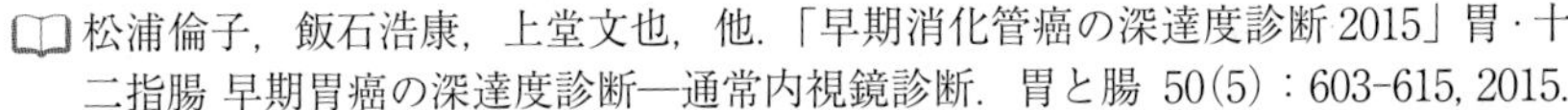

📖 松浦倫子，飯石浩康，上堂文也，他．「早期消化管癌の深達度診断 2015」胃·十二指腸 早期胃癌の深達度診断—通常内視鏡診断．胃と腸 50(5)：603-615, 2015.

URL http：//medicalfinder.jp/doi/abs/10.11477/mf.1403200287

☞文献说明：p613 的表 3 对于大体分型的 M、SM 癌特征的总结非常棒！

📖 阿部清一郎，小田一郎，眞一まこも，他．通常·色素内視鏡による早期胃癌深達度診断—組織型別検討を中心に．胃と腸 49(1)：47-54, 2014.

URL http：//medicalfinder.jp/doi/abs/10.11477/mf.1403114047

☞文献说明：分别总结了分化癌、未分化癌的浸润深度诊断（p53 的表 3）。分化癌有判断过浅的倾向，未分化癌有判断过深的倾向。为什么会这样，请大家研读。

❹ 早期胃癌（未分化癌）

“皱襞粗大”是什么？
能理解为皱襞粗大浸润就深吗？

接着上面，现在我们说说未分化癌的浸润深度诊断。如果学习了“Ⅲ－❷，早期胃癌，分化？未分化？先把这个分清吧！”（p76）中关于未分化癌的发育进展模式的部分，就很容理解了。

未分化癌一般都呈凹陷型，表现为隆起型的极为罕见，大约只占3%（186例中的6例）。

也就是说，未分化癌分别按照0-Ⅱc型病变是否合并溃疡的各种条件去判断浸润深度，在日常的临床工作中就已经足够了。

隆起型（图1）：极为罕见

尽管如此，我们还是来看一下吧！

隆起型未分化癌在隆起部通常会附着白苔，表面呈结节样凹凸不平，多为褪色改变。隆起黏膜有容易形成糜烂或者溃疡的倾向。一般来说隆起部位多有黏膜下层或更深层的浸润。

“酷”文献《胃与肠》

池田英司，大野康寛，桑田健，他．隆起型の肉眼型を呈した非充実型低分化型胃癌の1例．胃と腸 47(9)：1435-1445, 2012.
URL http：//medicalfinder.jp/doi/abs/10.11477/mf.1403113580

☞文献说明：病例非常珍贵，总结了隆起型未分化癌（印戒细胞癌、低分化癌）的临床病理学表现并提供了相关文献，请一定研读。

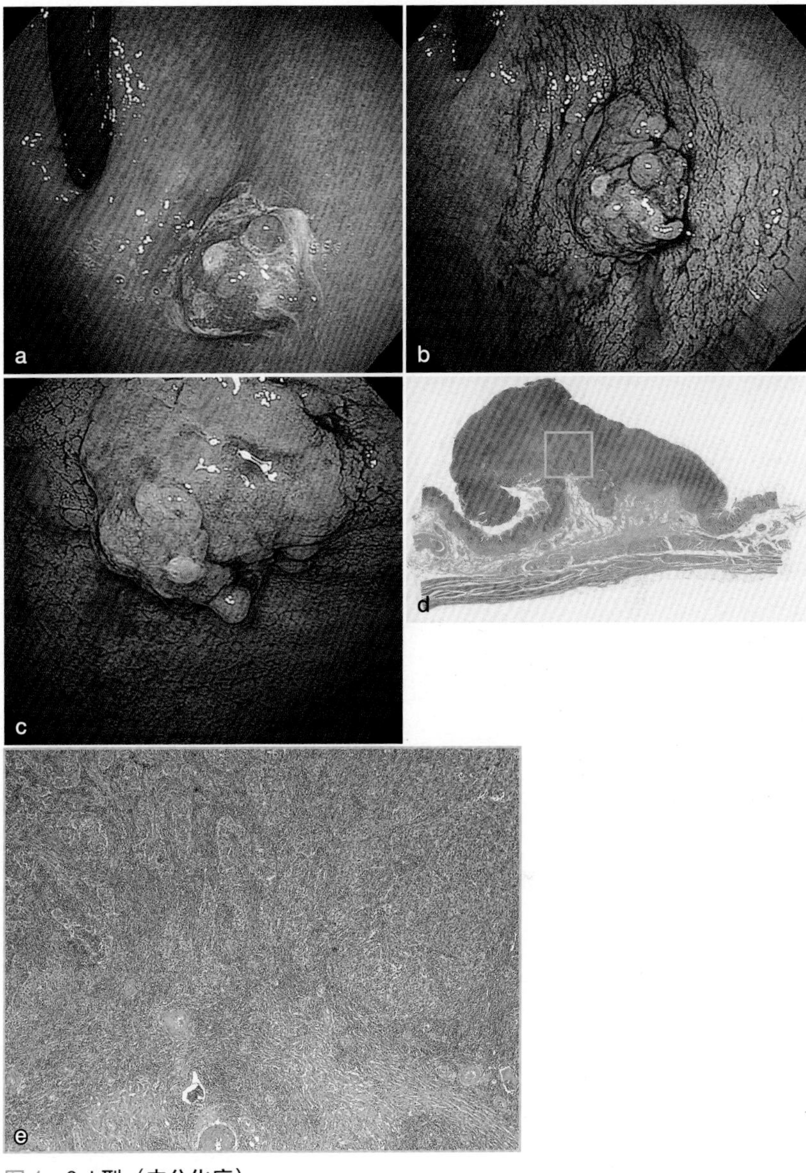

图 1　**0-I 型（未分化癌）**

a：白光观察，贲门前壁偏小弯可见明显的隆起病变，表面发红，有白苔附着。
b：靛胭脂染色观察，隆起病变表面饱满，整体有被压扁般的感觉。
c：靛胭脂染色观察（近景），表面可见无结构区域。
d：病理图（放大观察），por1>tub2，T1b2（SM2）。
e：病理图（d 中黄框内病变的高倍放大）。

凹陷型：0-Ⅱc 型

凹陷型未分化癌的内镜下表现截至目前已经有很多详细的研究，可疑SM浸润的表现与“Ⅲ－❸早期胃癌（分化癌）”（p90）中“提示凹陷型胃癌SM浸润的表现”一样。

下面，我们仍分别针对是否合并溃疡瘢痕进行讲解。

■ UL（-）0-Ⅱc型（图2、图3）

M癌的凹陷底部光滑，很少有凹凸不平，偶尔可见伴有糜烂再生的小红色颗粒。也可见色调不一的岛状黏膜，与分化癌不同，周围多无明显隆起，基本都是褪色表现，边界处可见明显的蚕食表现。虽说也会有断崖状或者小波浪状（胃小区单位突然变小或者中断）出现，但因为黏膜层中层或者更深层也会有未分化癌的存在，在向侧方进展时会使周围黏膜与病变的高低差别不明显，此时病变的范围也变得不清晰。

另外，SM深部浸润时凹陷会变得更深，凹陷的内部会出现大小不等的无构造凹凸，并且当黏膜下层的肿瘤露出时，会呈现明显的红色或者形成溃疡。

当大面积的黏膜下深部浸润发生时，包含凹陷的病变会整体被向上抬举，也会形成类似于黏膜下肿瘤的比较宽厚的环堤样隆起，在白光观察发现这种病变时一定要格外小心。

“酷”知识点：UL（-）0-Ⅱc型（未分化癌）的特征

以下的情况，应怀疑SM深部浸润：

- 凹陷较深。
- 凹陷内部的“凹凸不平”“无构造”“显著发红”“溃疡形成”。
- 凹陷病变的边缘呈黏膜下肿瘤样隆起。
- 整体被抬举。

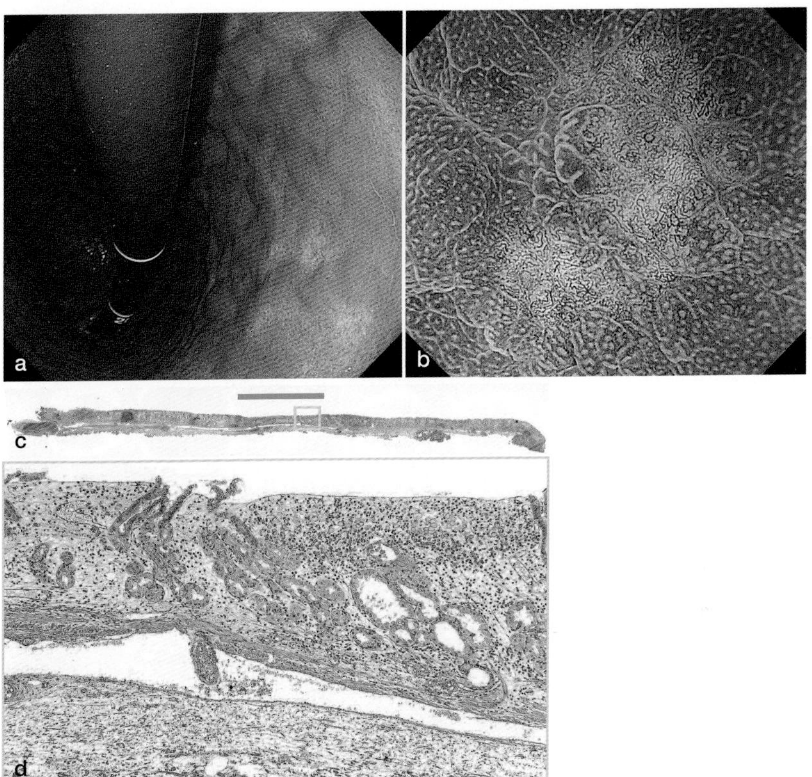

图2 UL (-) 0-Ⅱc 型（未分化癌）

a：白光观察，胃体中部小弯的白色凹陷性病变。

b：NBI 放大观察，病灶内部无白区（white zone），可见结构不规整的波状或螺旋状血管残留（wavy micro-vessels），病变边缘可见散在白区幽灵般消失（ghost-like disappearance of white zone），均为未分化癌的表现。

c：病理图（放大观察），病变直径 10 mm × 10 mm，sig，T1a（M）。

d：病理图（c 中黄框内病变的高倍放大观察）。

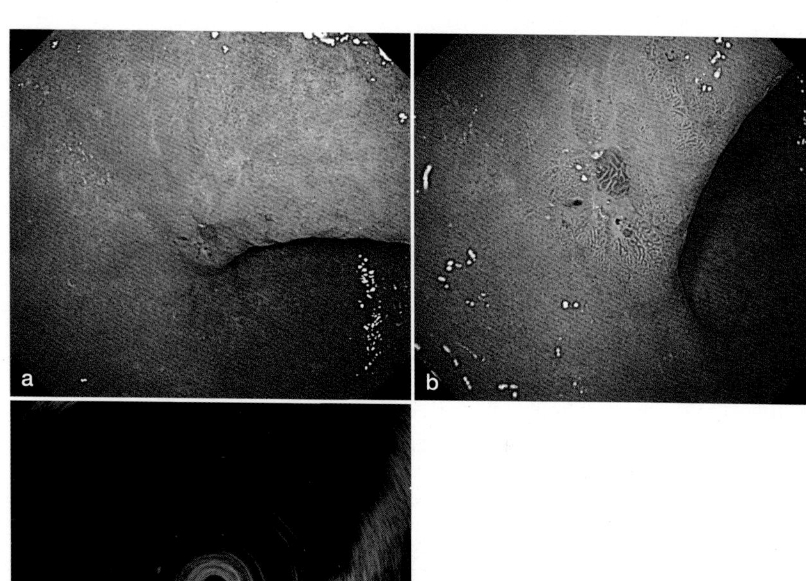

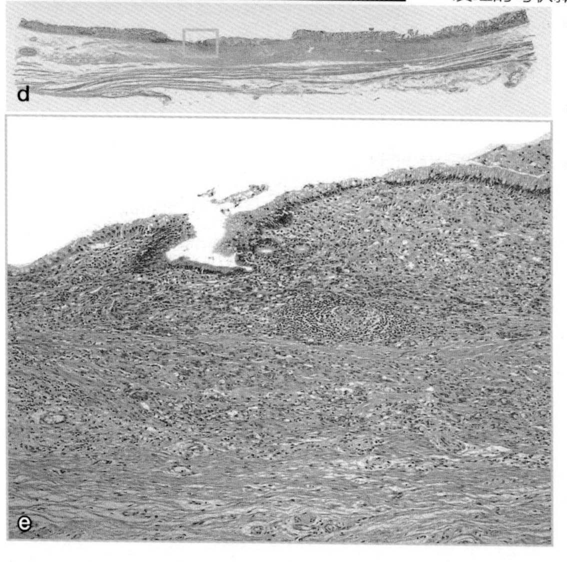

图 3 UL (-) 0-Ⅱc 型（未分化癌）

a：白光观察，胃体下部小弯偏前壁的凹陷性病变。凹陷周围有黏膜下肿瘤样的隆起。

b：近景观察，边缘呈断崖状，凹陷内可见发红的岛状黏膜隆起。

c：超声内镜观察，第 3 层可见中断，胃壁局部增厚，疑为 SM massive。

d：病理图（放大观察），sig>por2，T1b2(SM2)。

e：病理图（d 中黄框内病变的高倍放大）。

■ UL（+）0-Ⅱc 型（图 4～图 6）

与分化癌相比，未分化癌中 UL（+）病例更多。在 M 癌中多为褪色表现，纠集的皱襞在凹陷的边缘突然变细、中断或者消失。

这些皱襞的突然变细、中断或者消失虽说是癌的表现，可以对鉴别良恶性有帮助，但是并不能判断癌的浸润深度。

另外，与 UL（-）0-Ⅱc 型一样，凹陷内散在的发红的再生颗粒（岛状黏膜，也有翻译成圣域黏膜）也是 UL（+）0-Ⅱc 型的典型表现。

对于 UL（+）的未分化癌 SM 浸润的表现而言，观察纠集的黏膜皱襞前端变化和皱襞的走行非常重要。

一般来说，怀疑 SM 浸润的表现包括：

· 皱襞肿大（棍棒状、棰状）、融合。

· 周边隆起：凹陷周围有黏膜下隆起的表现。

· 凹陷周围纠集皱襞的走行变化。

· 整体被抬举：包含凹陷的病变整体隆起。

· 表面僵化：大量充气时凹陷面的形状也无变化。

此外，凹陷内附着白苔也是怀疑 SM 的一个表现。

想准确观察这些表现，需要调整空气量，分别拍摄病变的正面（为了看清凹陷内部的情况以及皱襞的情况）和侧面（观察局部僵化的情况）的图片。

"酷"知识点：UL（+）0-Ⅱc 型（未分化癌）的特征

疑似 SM 深部浸润的表现：

- 皱襞前端的肿大（棍棒状、棰状）或融合。
- 凹陷周围的黏膜下肿瘤样的隆起。
- 纠集皱襞在凹陷周围的走行变化。
- 整体被抬举。
- 表面僵化。
- 凹陷内附着白苔。

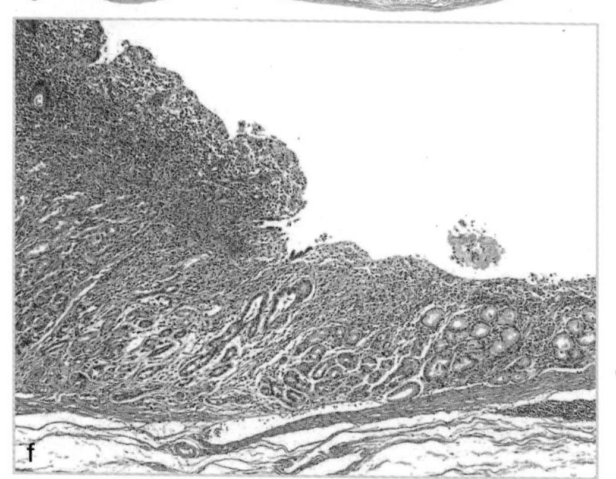

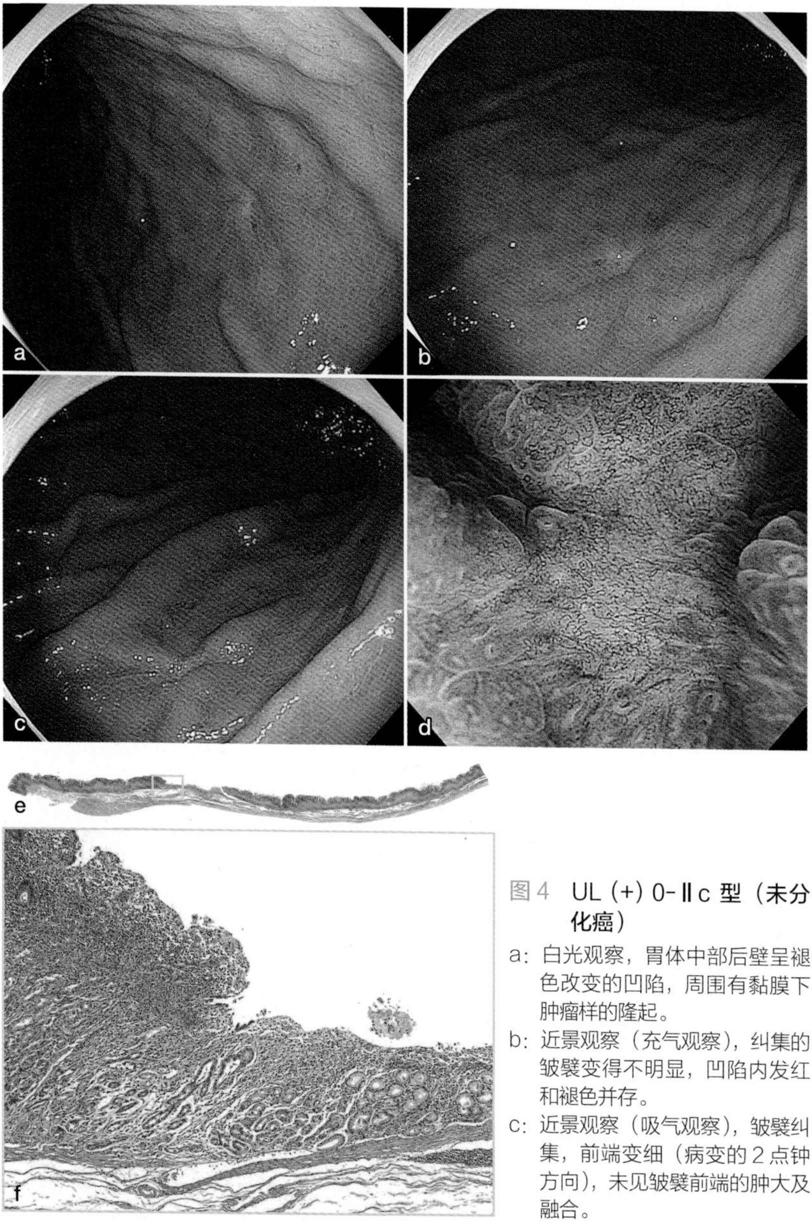

图 4 UL（+）0-Ⅱc 型（未分化癌）

a：白光观察，胃体中部后壁呈褪色改变的凹陷，周围有黏膜下肿瘤样的隆起。

b：近景观察（充气观察），纠集的皱襞变得不明显，凹陷内发红和褪色并存。

c：近景观察（吸气观察），皱襞纠集，前端变细（病变的 2 点钟方向），未见皱襞前端的肿大及融合。

d：NBI 放大观察，在病变的中央部未见白区（white zone），可见结构不规整的曲线或螺旋状微血管残留（wavy micro-vessels），病变的边缘呈现白区幽灵般消失（ghost-like disappearance of white zone），这些都是未分化癌的表现。

e：病理图（放大观察），病变直径 10 mm × 8 mm，por2+sig，T1a（M），UL-Ⅱ。

f：病理图（e 中黄框内病变部位的高倍放大观察）。

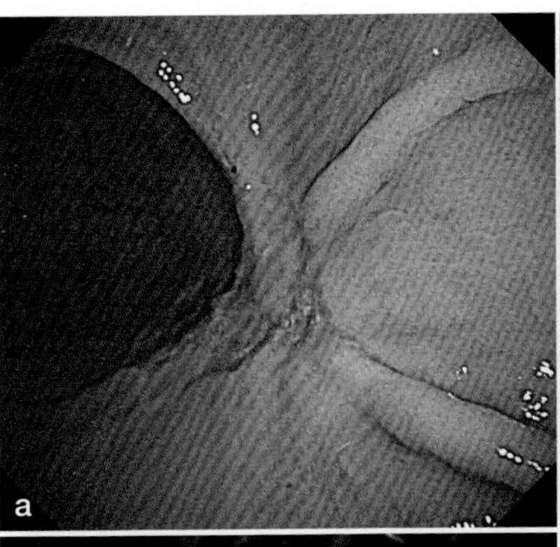
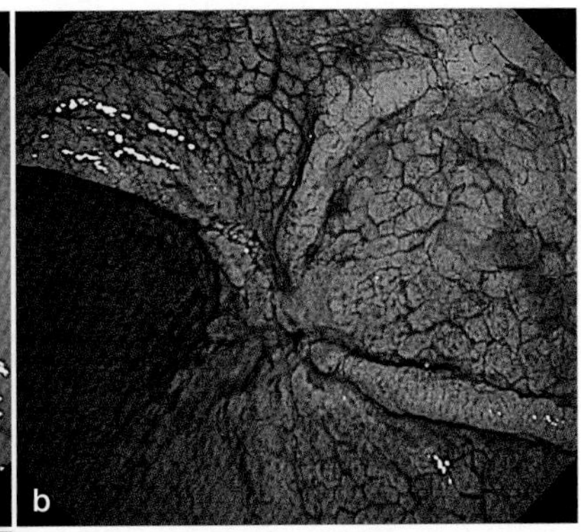
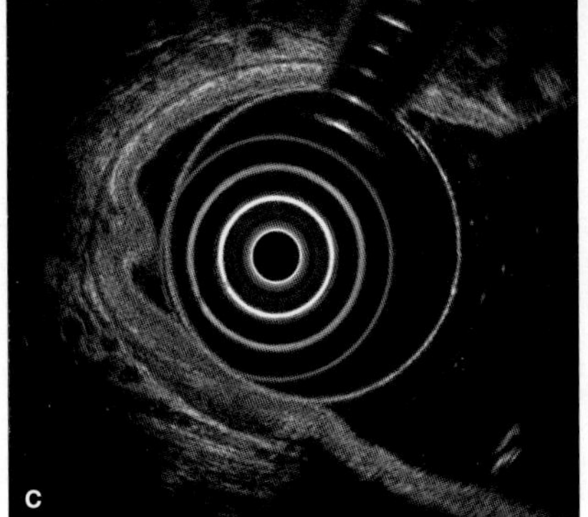
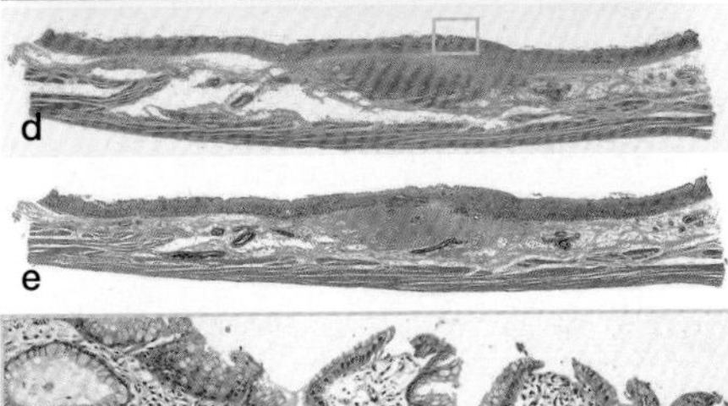
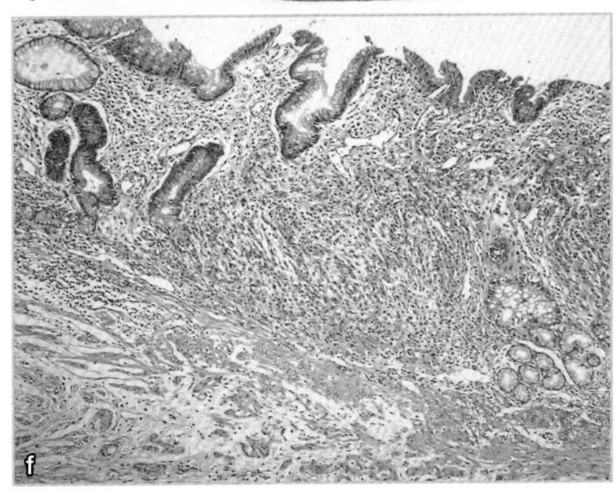

图 5　UL (+) 0-Ⅱc 型（未分化癌）

a：白光观察，胃体下部小弯偏后壁的凹陷性病变，口侧可见皱襞纠集，凹陷内见大小不一的结节，边缘呈断崖状。

b：靛胭脂染色观察，断崖状的边缘更加明显，凹陷内可见无构造的发红区域，纠集的皱襞前端变细甚至消失。

c：超声内镜观察，第 3 层中断，断端呈羽毛状，提示肿瘤的低回声区域与肌层相接，胃壁肥厚，疑为 SM 深部浸润。

d：病理图（HE 染色，放大观察），por2+sig+tub2，T1b2（SM2：500 μm），UL (+)。

e：病理图（Elastica-Goldner 染色，放大观察），黏膜下层广泛纤维化。

f：病理图（d 中黄框内病变部位的高倍放大观察）。

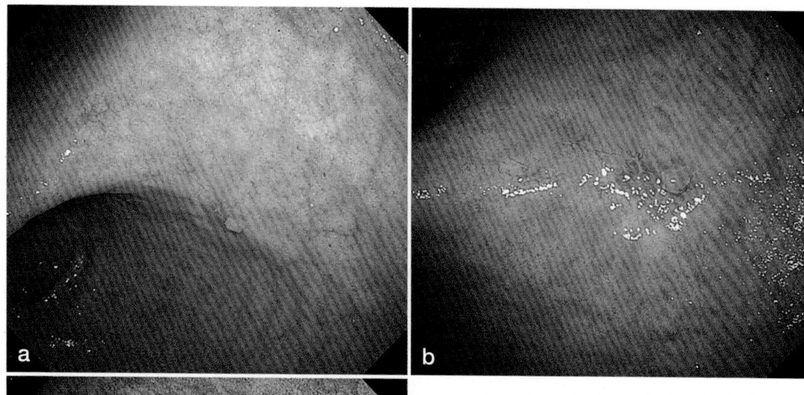

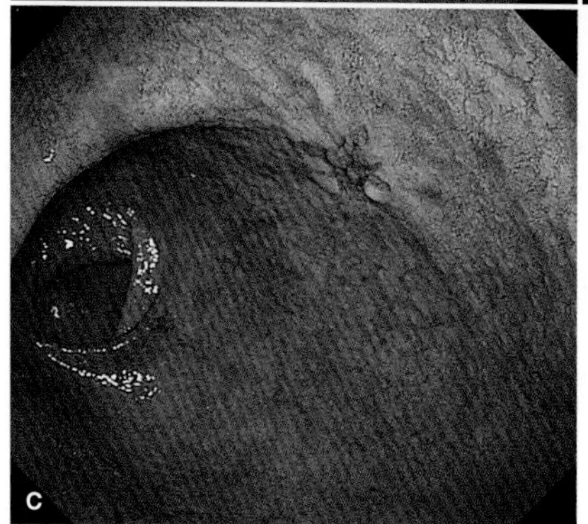

图6 UL（+）0-Ⅱc 型（未分化癌）

a：白光观察，胃角窦小弯侧偏后壁的凹陷性病变，凹陷内见发红的黏膜下肿瘤样隆起。

b：近景观察，凹陷整体增厚，呈黏膜下肿瘤样隆起。

c：靛胭脂染色观察，断崖状的边缘更加明显。

d：病理图（放大观察），por2+sig，T1b2（SM2：1500 μm）。

e：病理图（d 中黄框内病变部位的高倍放大观察）。

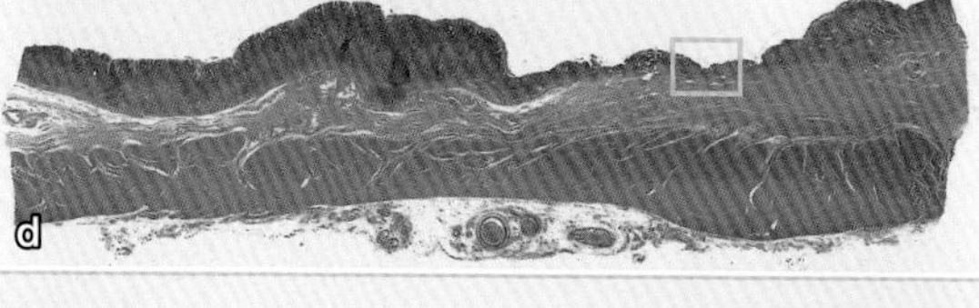

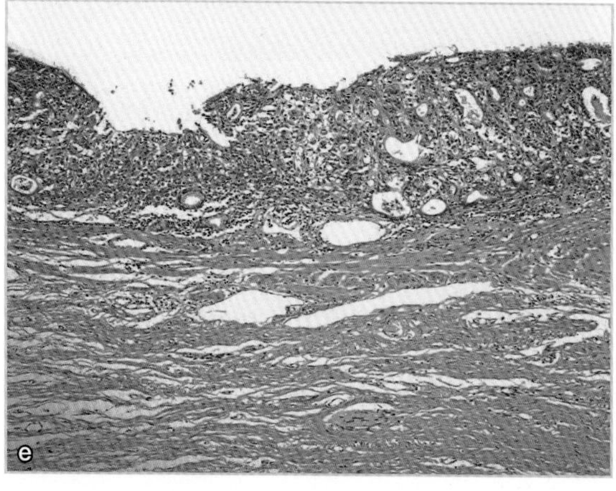

早期胃癌（分化癌、未分化癌）浸润深度诊断的总结
——SM 深部或更深浸润出现的 4 种表现

这里我们把前面讲述的分化癌和未分化癌浸润深度诊断的内容总结一下：

内镜下浸润深度的诊断通常需要普通内镜白光观察和超声内镜检查。避免过度手术的观点认为内镜下诊断过深时可以用 EUS（超声内镜）来修正诊断，所以，内镜下诊断为 SM2 的病变原则上应该进行 EUS 检查。

目前应用放大内镜的方法针对胃病变浸润深度进行诊断的系统理论尚未确立，白光观察仍处于极为重要的位置。

另外，要知道病理学上疑似 SM 浸润的表现都有什么，对比这些病理学表现去理解非常重要。

还有要重视黏膜肌层，会方便对各种表现的理解。

目前为止，我们经常会在 SM 深部或更深浸润的病例中看到以下表现：

①黏膜下肿瘤样缓坡隆起。
②黏膜皱襞的增粗 = 肿大、融合。
③弧的硬化，面的硬化。
④黏膜的无构造。

下面我们通过示意图说明。

■ ①黏膜下肿瘤样缓坡隆起

这种表现是因为黏膜下层或更深的病变把表面的黏膜层向上抬举所致。

为了更好地理解，我们基于胃壁的构造，想象一下肌层。想象伴有间质反应浸润的肿瘤块从肌层的下方向上抬举的情形。

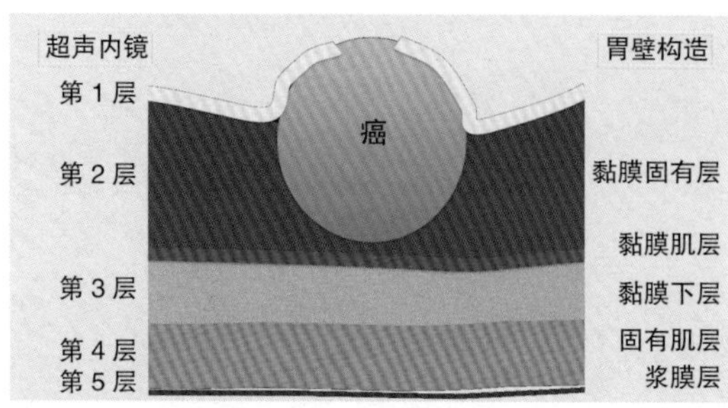

图 7　**癌的发生及胃壁构造的示意图**

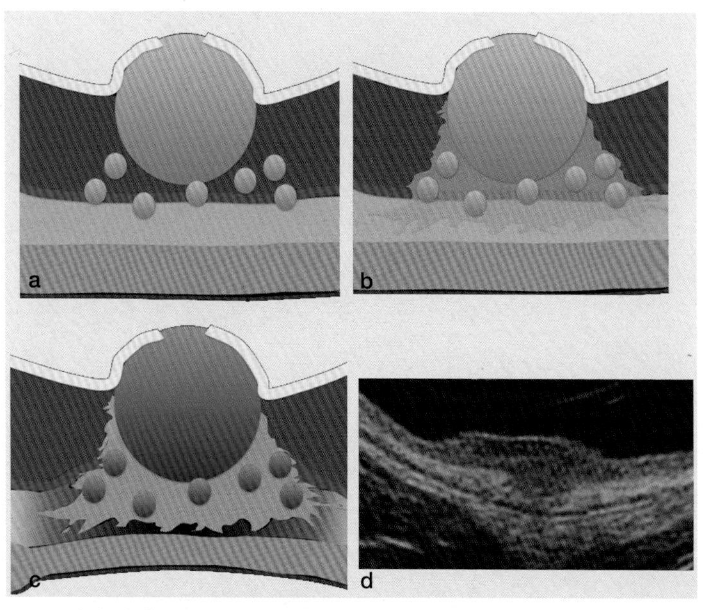

图 8　**癌向黏膜下层浸润的示意图**

像图 7 所示那样，黏膜内发生的癌突破黏膜肌层，向黏膜下层浸润时（图 8a），就开始发生间质反应了，成纤维细胞诱导纤维化（图 8b）后，纤维收缩变硬，将黏膜肌层向上牵拉，导致黏膜肌层的中断（图 8c）。

黏膜肌层和黏膜下层被破坏后，两边的断端有时会呈现出羽毛样的改

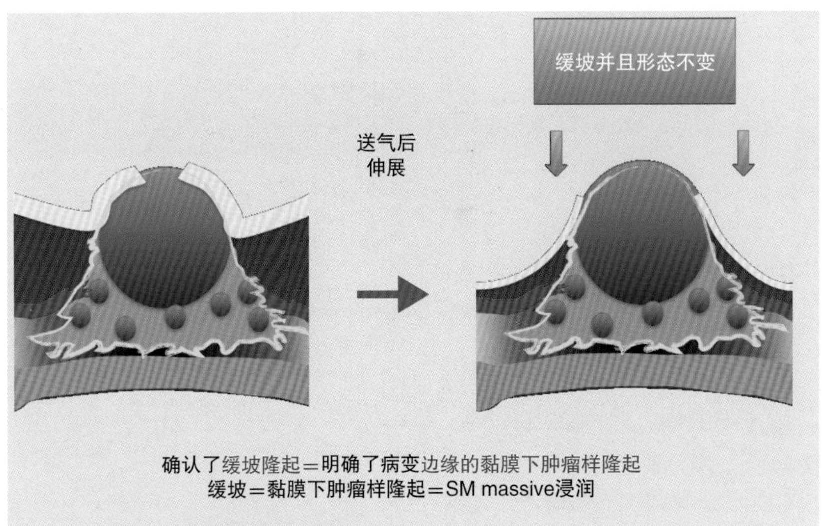

图 9 **形成隆起（缓坡隆起的示意图）**

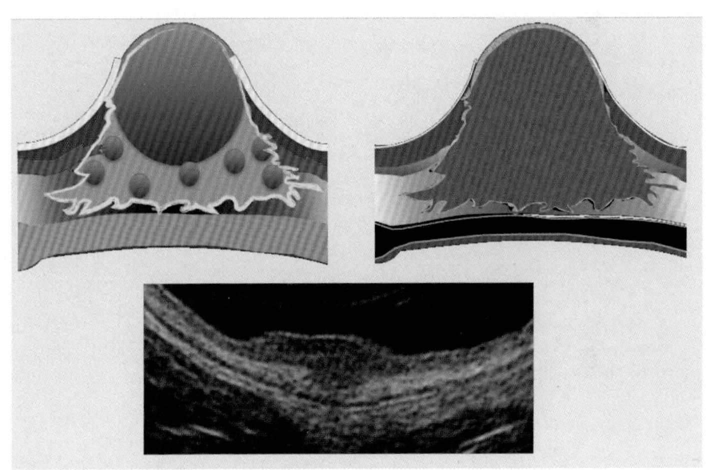

图 10 **超声内镜图和组织的对比**

变，这就是超声内镜下观察（EUS）第 3 层中断以及两侧断端的羽毛样增宽的原因（图 8d）。

这时注入空气，让胃壁充分伸展后，就会形成如图 9 所示那样的缓坡样隆起。

我们可以看看刚才所说的 EUS 图和图 10 中示意图之间的对比。

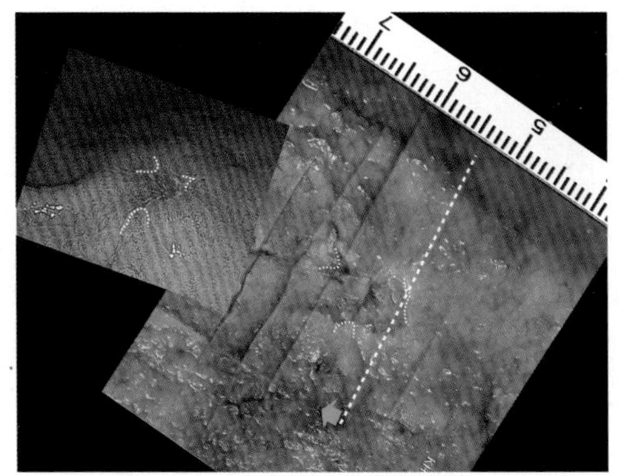

图 11　**黏膜下肿瘤样缓坡隆起病例（沿虚线切割，向箭头的方向摘出）**

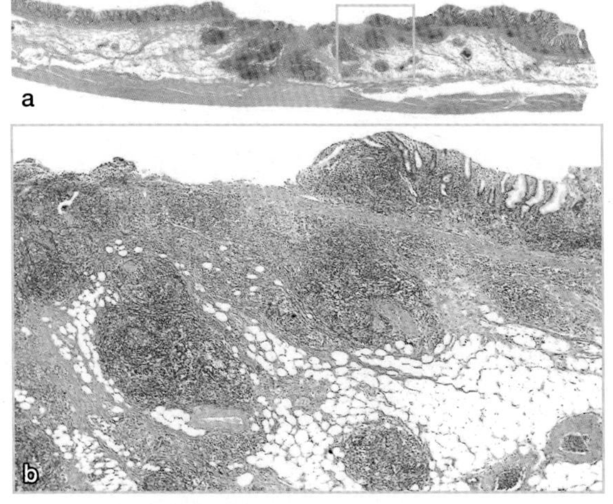

图 12　**同一病例的病理图**

a：放大观察，黏膜下层可见大范围的癌。

b：a 中黄框内高倍放大图，黏膜肌层被黏膜下的癌块抬举起来。

下面看看病例，比如呈现图 11 那样的隆起的病例。

边缘形成黏膜下肿瘤样的缓坡隆起，制成切片观察，如图 12，因为黏膜肌层被黏膜下的癌块抬举起来，从而形成了黏膜下肿瘤样的隆起。

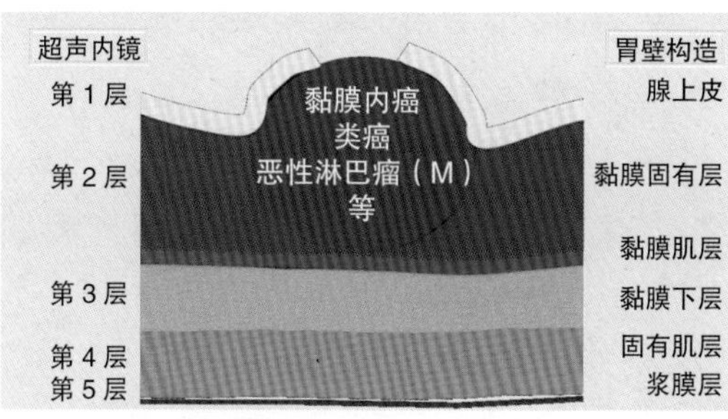

图 13　**黏膜内肿瘤的示意图**

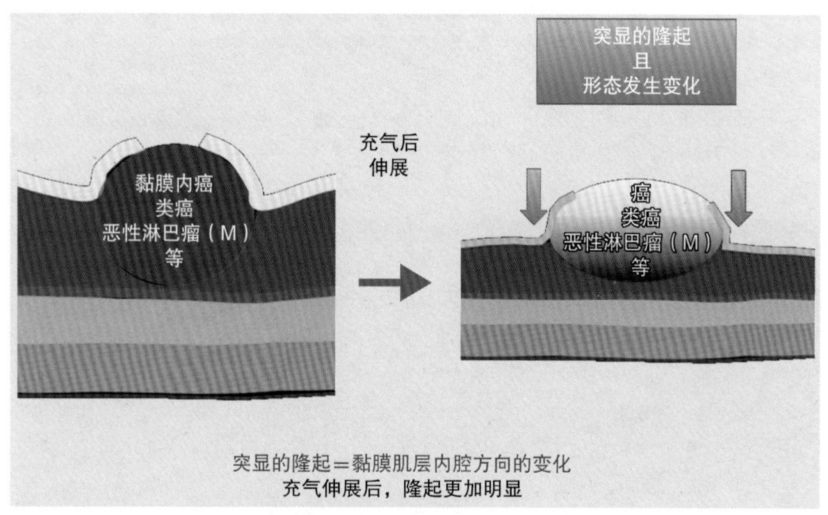

图 14　**图 13 充气后伸展状态下病变的示意图**

这就是我们所说的“缓坡样”的隆起。

下面我们再看看那些仅仅浸润到黏膜固有层深层，还没有浸润到黏膜下层的病变（图 13），当表面披覆黏膜上皮时（类癌、恶性淋巴瘤等经常出现），是突显的隆起还是缓坡样隆起。

局限于黏膜内的肿瘤如图 14 中所示，充气伸展后隆起自身受压变形。不管是吸气还是充气，都表现为“突显”的隆起。考虑这种变化的原因，可能是因为病变在黏膜肌层的内腔侧，黏膜肌层没有被破坏，相应的间质反应也就不存在或者极弱，病变柔软，所以容易变形。

因此我们对于这样的病变披覆正常上皮后，就不要轻易地做出“这是黏膜下肿瘤样的隆起，属于缓坡样隆起”之类的诊断了。

※ 黏膜固有层深层发育，局限在黏膜内的类癌一般也披覆正常上皮，因为不是黏膜下的病变，会随着空气量的改变而变形。是陡坡还是缓坡，让我们变换空气量后观察吧。

■ ②黏膜皱襞的增粗＝肿大、融合

图 15 的病变有 4 条皱襞集中，1、2皱襞融合（图 15b），有 3 条皱襞表现为肿大（图 15c）。

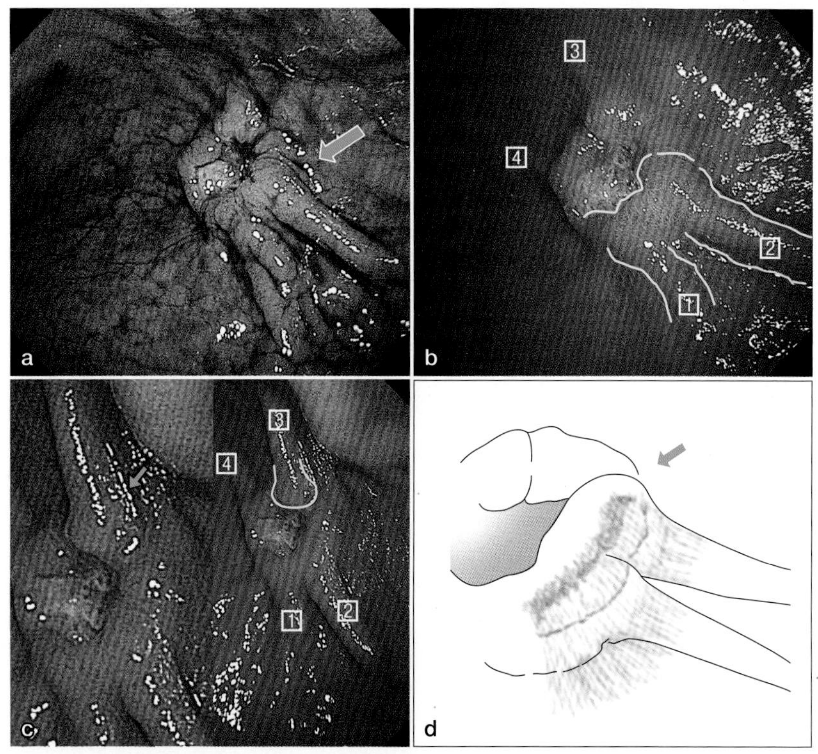

图 15 黏膜皱襞的集中、肿大、融合的病例

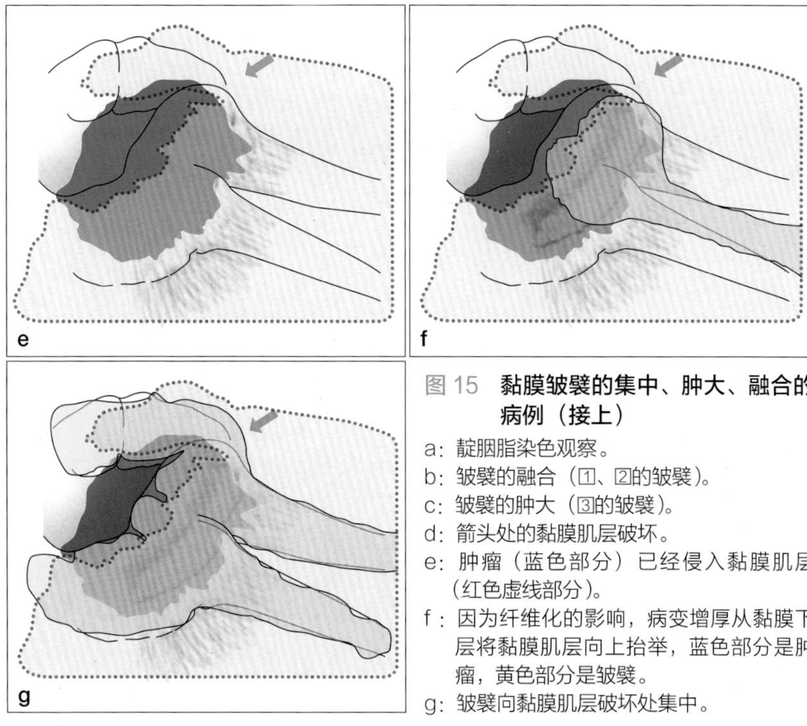

图 15 **黏膜皱襞的集中、肿大、融合的病例（接上）**

a：靛胭脂染色观察。
b：皱襞的融合（①、②的皱襞）。
c：皱襞的肿大（③的皱襞）。
d：箭头处的黏膜肌层破坏。
e：肿瘤（蓝色部分）已经侵入黏膜肌层（红色虚线部分）。
f：因为纤维化的影响，病变增厚从黏膜下层将黏膜肌层向上抬举，蓝色部分是肿瘤，黄色部分是皱襞。
g：皱襞向黏膜肌层破坏处集中。

黏膜肌层被破坏后，会导致皱襞走行的异常（可以想象溃疡发生后，导致的皱襞的集中）。

不管是肿大还是融合，实质上都是黏膜下层的肿瘤将黏膜肌层和黏膜层向上抬举的结果（与前面所说的黏膜下肿瘤样缓坡隆起相同）。

图 15a 用图 15d 的示意图表示，在箭头位置的黏膜肌层被破坏，像图 15e 所示那样，肿瘤（蓝色部分）已经侵入黏膜肌层（红色虚线部分）。

癌通过被破坏的黏膜肌层进一步浸润到黏膜下层，发生纤维化后病变会变硬变厚，从而在黏膜下层将黏膜肌层向上抬举（图 15f），黏膜皱襞也会在黏膜肌层被破坏的地方纠集（图 15g）。

纠集的皱襞碰巧集中到 1 个皱襞上时，表现为皱襞的肿大（图 15c 中③的皱襞）。

2 个皱襞交叉时，就会形成融合或者形成环堤的现象（图 15b 中①、②的皱襞）。

黏膜肌层的功能就是维持黏膜的形态，黏膜皱襞也是由黏膜肌层形成。相应地，黏膜肌层被破坏后，皱襞的走行也会发生变化。所以，这种皱襞的肿大、融合也都是黏膜下层病变把黏膜肌层向上抬举所导致。

切片观察可见如图 16 所示（黄色为肿瘤，橘黄色线是黏膜肌层）。

黏膜肌层下方伴随间质反应浸润的癌灶将黏膜肌层向上抬举，形成了边缘的缓坡，从而导致皱襞的融合。我们的头脑中一定要有这个印象。

不过只是看到皱襞的集中并不能直接判断浸润深度，因为胃还有溃疡性的变化，在溃疡破坏黏膜肌层后也可能会产生皱襞的集中。归根结底判

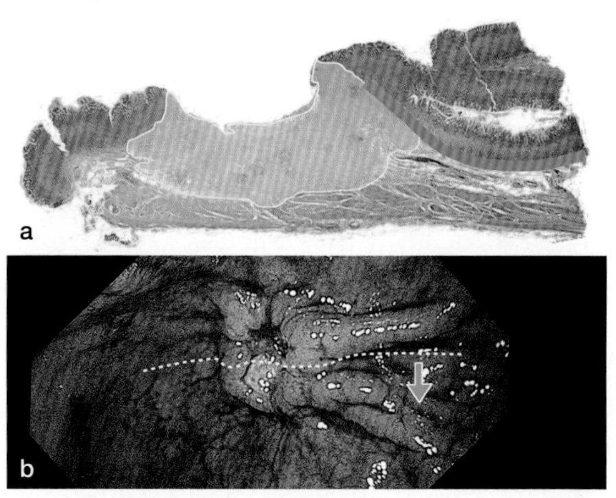

图 16　黏膜皱襞肿大、融合的病例组织对比图（沿虚线切割，向箭头方向观察）

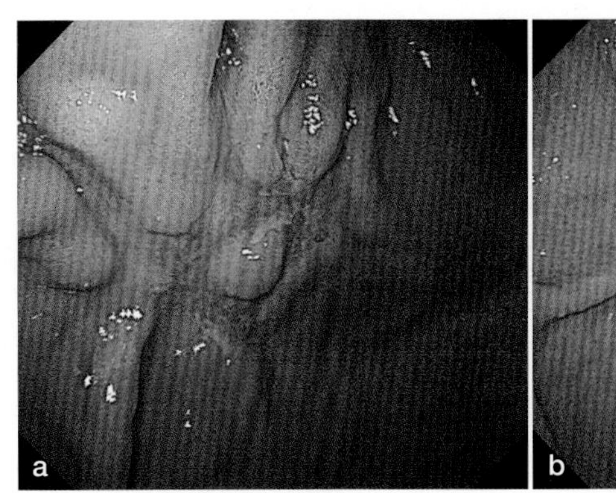

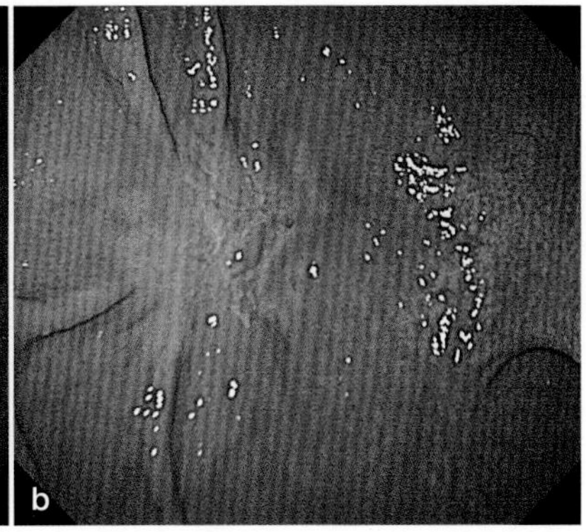

图 17 **黏膜皱襞集中的病例**
a：空气量少时可见皱襞肿大。
b：空气量多时可疑肿大的表现消失。

断是不是从黏膜肌层下方向上的抬举才是最重要的。为了能正确判断，白光下调整空气量反复观察才是重中之重。

图 17 中的病例，如图 a 所示看上去皱襞的前端肿大，但充气伸展后；如图 b，皱襞的前端变细或中断，总体上也仅仅是表现得集中而已。

有皱襞的前端变细、中断，虽说可以判断这个病变是癌，但是浸润深度却还达不到 SM。

本例最终诊断是未分化黏膜内癌，没有黏膜下层的浸润。

■ ③弧的硬化 · 面的硬化

这是癌向深部浸润，伴随黏膜肌层以下更深部的间质反应时，变得不能伸展的表现。下面我们把 p115 的“①黏膜下肿瘤样缓坡隆起”放到管腔之中来理解。

图 18 是弧的硬化示意图，这种硬化如果不是充入大量空气，胃内完全膨胀，就观察不到。图 18b 是超声内镜表现，第 4 层的固有肌层向外

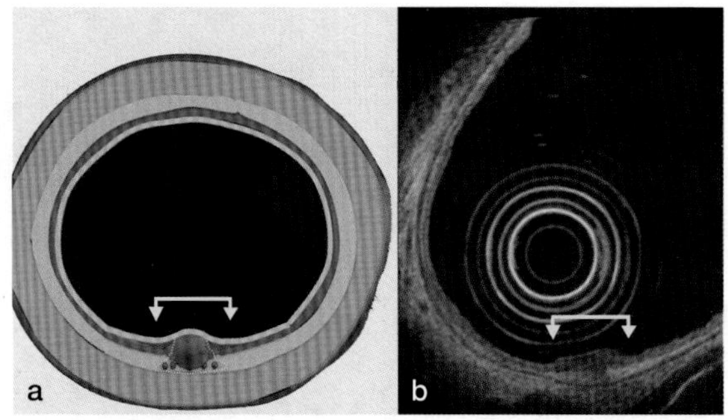

图 18 **弧的硬化**

不充入大量空气，胃内完全膨胀，就观察不到。b 是超声内镜表现，胃壁硬化失去了原有的弧度。

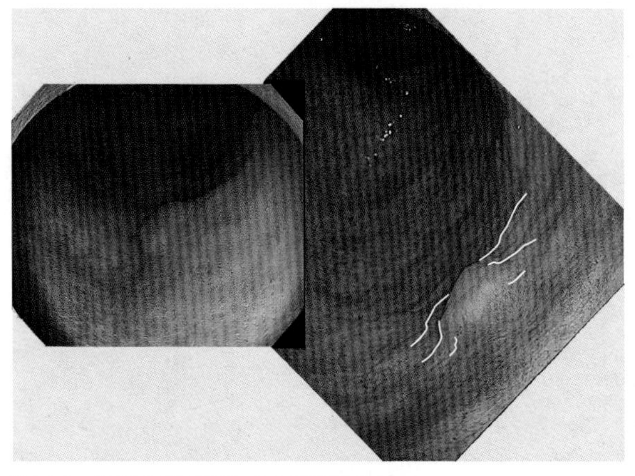

图 19 **弧的硬化表现（内镜观察）**

隆起部位略显纠集，看上去表面紧绷、硬化。

侧伸展，胃壁失去了原有的弧度。

这种病变的内镜下观察，如图 19，隆起部位略显纠集，看上去表面紧绷、硬化，这些也就是典型的弧的硬化表现。

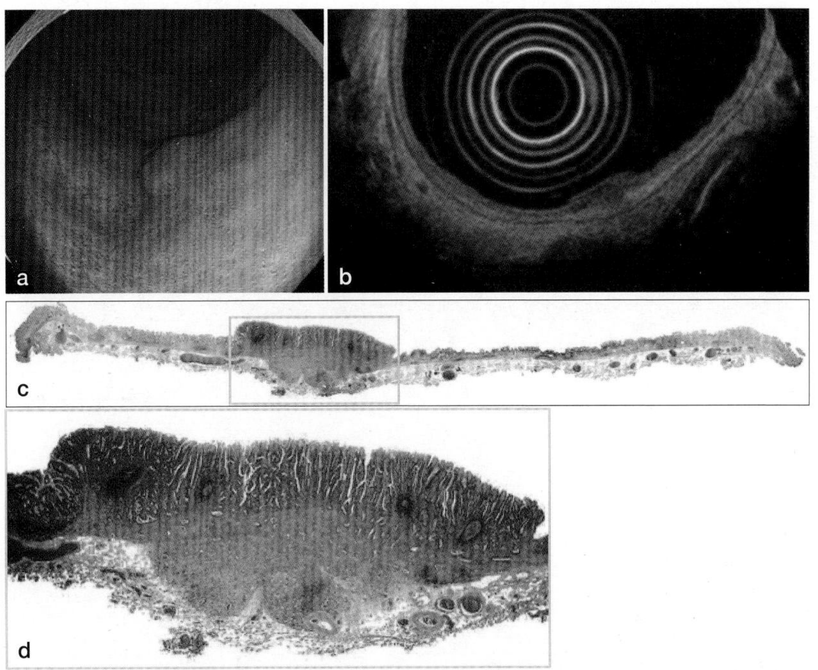

图 20 UL（+）0-Ⅱc 型（未分化癌）（与Ⅲ-❸早期胃癌（分化癌）的图 6 是同一病例）

a：白光观察。
b：超声内镜观察。
c：病理图（放大镜观察）。
d：c 中黄框内的高倍放大观察。
黏膜内 tub1+tub2+pap，黏膜肌层保持完整，朝向黏膜下层的块状浸润为 tub2+por2。

图 20 是未分化癌，与Ⅲ-❸早期胃癌（分化癌）的图 6 是同一病例。

想要捕捉到这种弧的硬化以及面的硬化，注意调整空气量并从切线方向观察非常重要。

再看一个病例。

空气量逐渐减少后，图 21 中箭头所指部分逐渐隆起，这个位置可见伸展欠佳，EUS 观察见第 3 层较广泛的低回声区域，似与黏膜肌层相接。

本例病变已经有 SM 深部浸润，切线方向观察可见局部弧的硬化很明

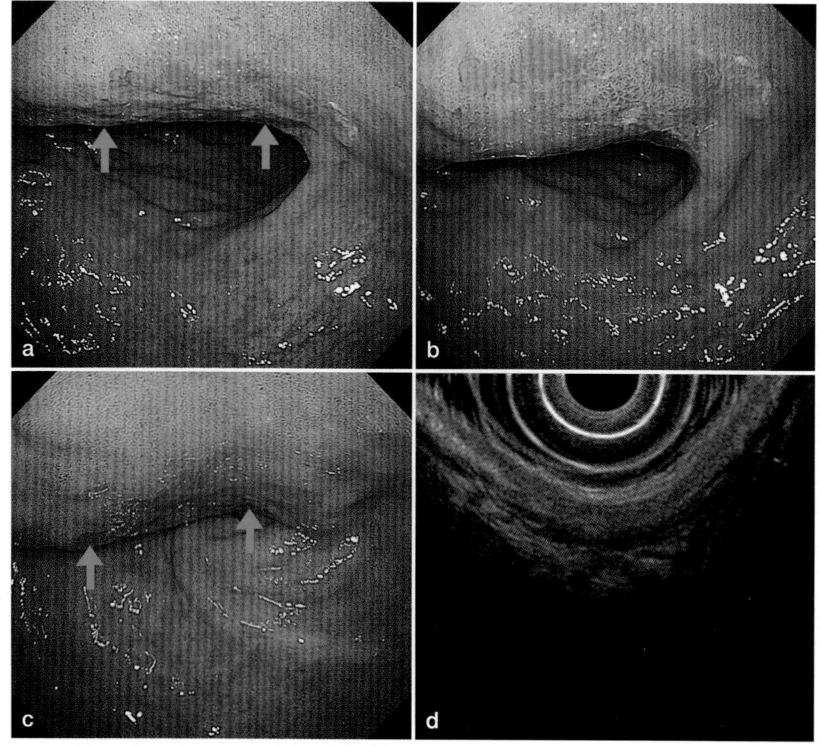

图 21 **弧的硬化表现（连续图像的观察）**
a：大量空气。
b：中等量空气。
c：少量空气。
d：同一部位的超声内镜图。
随着空气量不断减少，绿色箭头之间部分的硬化越来越明显。

显，大范围的观察可见面的硬化和平台样的抬举，这些表现都是要在变换空气量的前提下才能观察到的。

■ ④黏膜的无构造

最后说说黏膜的无构造，其实是指间质反应的显露。

为了更好地理解，我们看看进展期癌的凹陷底部。

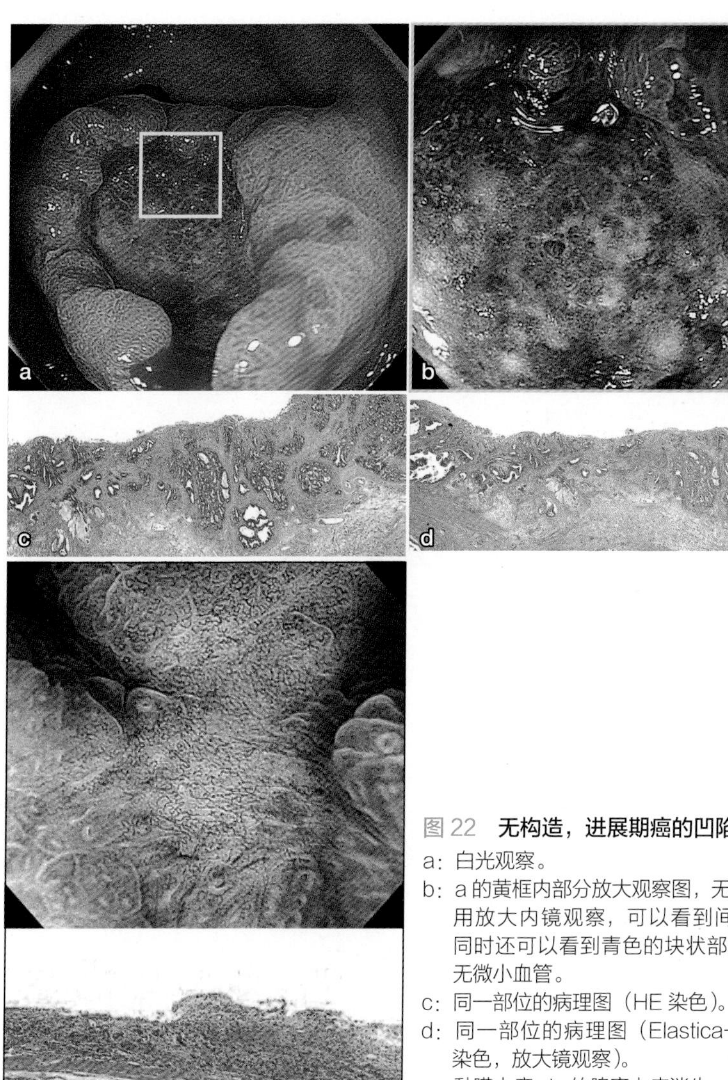

图 22 **无构造，进展期癌的凹陷底部**

a：白光观察。

b：a 的黄框内部分放大观察图，无构造部分用放大内镜观察，可以看到间质反应，同时还可以看到青色的块状部分，内部无微小血管。

c：同一部位的病理图（HE 染色）。

d：同一部位的病理图（Elastica-Goldner 染色，放大镜观察）。

e：黏膜内癌 sig 的腺窝上皮消失，虽然也是无构造，但是能看到走行不规整的微小血管（wavy micro-vessels）。

如图 22a、b 中也可以看到的那样，切片观察（图 22c、d）在表层的并不是腺管（c，HE 染色；d，Elastica-Goldner 染色），而是间质反应露出的部分，因此表现为无构造。这么说可能会更容易理解吧！

然而，在未分化胃癌中，包括黏膜内癌在内都会呈现全层置换性的生长，此时也会出现腺管口的消失（图 22e），但是需要注意的是这种未分化胃癌的无构造形成机制与上述不同，需要通过色调和血管直径来鉴别。

①黏膜下肿瘤样缓坡隆起。
②黏膜皱襞的增粗 = 肿大、融合。
③弧的硬化，面的硬化。
④黏膜的无构造。

通过以上这 4 条的病理组织学对比我们可以看出，不论病理组织分型如何，这些表现都是判断胃癌浸润深度的指标。

■ 文献

[1] 馬場保昌，清水宏，武本憲重，他．胃癌組織型分類と X 線·内視鏡所見．胃と腸 26：1109-1124, 1991.

[2] 川浦幸光，金子芳夫，岩喬．隆起性胃癌の内視鏡所見と組織型の比較．Gastroenterol Endosc 23：686-690, 1981.

[3] 小野裕之，吉田茂昭．2. 胃癌の深達度診断 2）内視鏡像からみた深達度診断．胃と腸 36：334-340, 2001.

[4] 西元寺克禮，大井田正人，小泉和三郎，他．早期胃癌診断の基本 Ⅱc 型早期胃癌の内視鏡像．胃と腸 35：25-36, 2000.

[5] 三島利之，濱本英剛，三宅直人，他．内視鏡による早期胃癌のⅡb 進展範囲診断 通常内視鏡の立場から．胃と腸 45：39-48, 2010.

[6] 三宅直人，三島利之，長南明道，他．UL 陰性未分化型胃粘膜内癌の術前診断—内視鏡診断—通常観察を中心に．胃と腸 44：42-50, 2009.

[7] 阿部清一郎，小田一郎，眞一まこも，他．通常·色素内視鏡による早期胃癌深達度診

断—組織型別検討を中心に．胃と腸 49：47-54, 2014.
[8] 光永篤，深沢容子，岸野真衣子，他．早期胃癌診断の実際—ひだ集中を伴う陥凹性病変：内視鏡所見．胃と腸 35：77-84, 2000.
[9] 八尾恒良，大串秀明．病理組織構築よりみた深達度診断の問題点．胃と腸 12：1157-1173, 1977.
[10] 三宅直人，三島利之，中堀昌人，他．早期胃癌の深達度診断—超音波内視鏡検査．胃と腸 50：619-627, 2015.
[11] 八尾建史，冨永桂，土山寿志，他．早期胃癌の深達度診断—拡大観察の現状．胃と腸 50：616-618, 2015.

⑤ 胃幽门前区 0-Ⅱc 病变的浸润深度诊断

在胃幽门前区，即便是凹陷也是有黏膜内癌可能的，可要注意啊！

早期胃癌的浸润深度诊断要比食管难，与食管相比，病理组织型多样性，随着部位不同的多样性，*HP* 感染有无等多种因素组合叠加，判断极为复杂。关于早期胃癌的浸润深度诊断的详情可参阅“Ⅲ-❸ 早期胃癌（分化癌）”（p90），“Ⅲ-❹ 早期胃癌（未分化癌）”（p106）。

我们下面要说的是不同病变部位的浸润深度诊断。

简单来说，就是食管胃结合部→即便很小也可能病变很深（注意不要判断过浅）。胃幽门前区→凹陷较深，一眼看上去觉得可能已经很深了，但实际上仅仅是 M 癌（注意不要判断过深）。

That’s all！就这么简单？

可不是这样啊！我要是不再详细说明一下，一定会遭到读者朋友们投诉吧！

关于食管胃结合部癌

“酷”文献《胃与肠》

小田丈二，入口陽介，水谷勝，他．食道胃接合部腺癌のX線診断—早期癌形態を呈した病変の臨床病理学的特徴から．胃と腸 44(7)：1128-1143, 2009.
URL http：//medicalfinder.jp/doi/abs/10.11477/mf.1403101704

下田忠和．「図説 胃と腸用語集 2012」食道胃接合部腺癌(adenocarcinoma of esophagogastric junction)．胃と腸 47(5)：729-730, 2012.
URL http：//medicalfinder.jp/doi/abs/10.11477/mf.1403113313

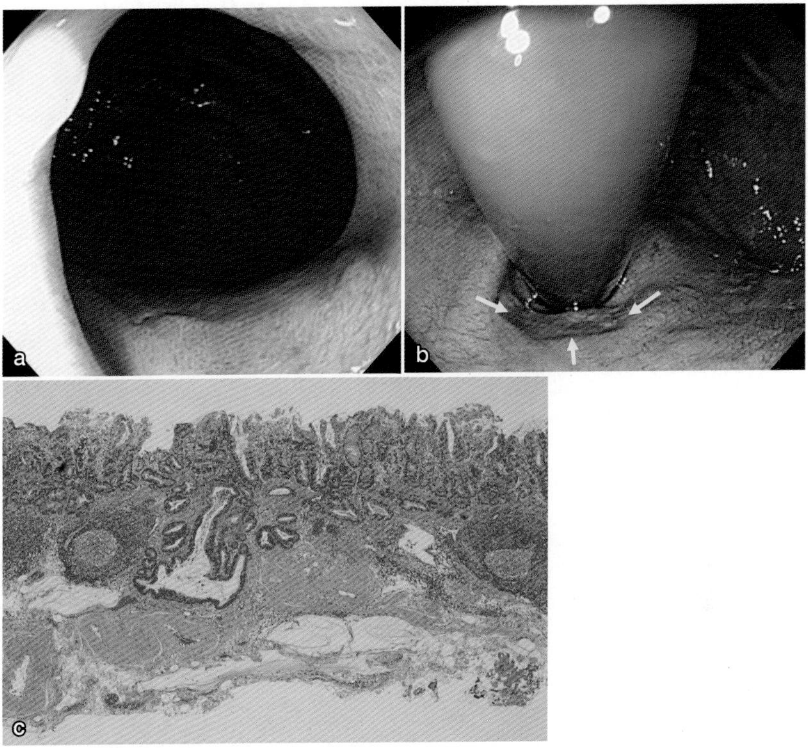

图 1　**食管胃结合部癌**

a，b：靛胭脂染色观察，食管胃结合部小弯侧可见 10mm 左右的 0- Ⅱc 型病变（黄色箭头）。
c：病理组织图，为 tub1>tub2>muc，T1b2（SM2：1 000 μ m）。

上面的“酷”文献：《胃与肠》中记载，与一般的早期胃癌相比，食管胃结合部癌中 T1b（SM）的频率较高，在临床上发现黏膜内癌（T1a）是非常困难的。

图 1 是食管胃结合部癌的病例，为直径约 10mm 的 0- Ⅱ c 病变，活检提示为分化型腺癌。

根据小胃癌（定义：10mm 以下）的“酷”知识点，分化癌的 90% 左右是黏膜内癌，如果是未分化癌，也有 70% 左右是黏膜内癌，所以，本病变考虑诊断为黏膜内癌。然而，施行 ESD 手术后，发现已经黏膜下层深层浸润（SM massive）（满眼都是悔恨的泪啊）。

当然，作为食管胃结合部癌外科手术（贲门部切除或者全切）的术前诊断手段之一，施行ESD也没什么问题。但是如果都这样的话，术前的内镜下诊断就变得没什么必要了。所以，为了更清楚地明确结合部癌的实际进展情况，积极地进行EUS检查还是值得推荐的。

下面将话题扯远一些，对于食管、结合部、吻合口、幽门等处的病变，介绍一个行EUS检查时安全有效的方法——水囊法（避孕套法）。

EUS水囊法在某些论文或者书籍中可能有记载，不是什么特别的方法。但是，对于这个方法的准备工作、操作过程以及窍门等，却没有详细的相关说明。原因嘛，描述过程不太方便，你们懂的！（坏笑）

在这本“酷”书中，我们就打开这扇被禁锢的门吧！

虽然有点儿不好意思，但是真的很厉害啊（水囊法）！

所谓的EUS水囊法，简单说其实就是用市面上的避孕套套住内镜的前端，在里面注入少量脱气水或者注射用蒸馏水，在水中调整探头安全地进行EUS检查的方法。

优点 一般来说，在难以存水的食管胃结合部、胃术后吻合口、幽门管等处行EUS检查观察病变时，能得到相对稳定的EUS图。

尤其在食道检查时优势明显，因为可有效防止误吸。

缺点 有两点

①因为水囊的压迫，在检查隆起型的病变时，肿瘤的第3层会向深部突出，容易判断过深，需要注意。

②在便利店购买避孕套时、放在内镜室时、往内镜前端安装时，可能会招来同事或者护士们异样的目光（这不是在做什么坏事儿，所以请昂首挺胸堂堂正正地做这些准备工作）。

准备的顺序请参照下面的照片（图2）。

①避孕套可在药店或者便利店大量购买（图2a）。

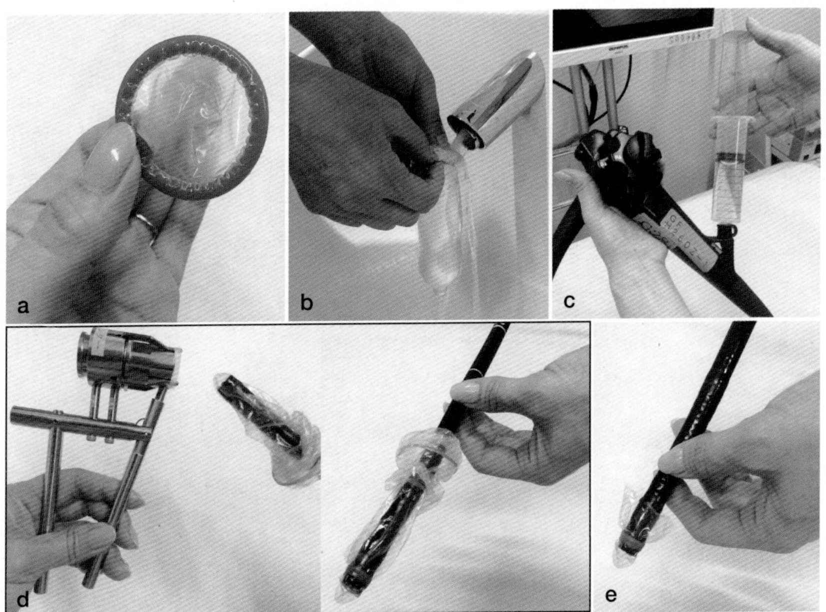

图 2　**水囊法**

以前因为大量购买避孕套会害羞，所以都是网购，现在可以理直气壮地去便利店购买了。

对于避孕套的厚度和颜色，应该尽量选择比较薄且无色的，以防在进镜时影响视野。不要用附带润滑油和香味儿的。因为安装前要把这些东西都洗去，所以越简单的越好。

品牌方面没有特殊要求，需要注意的是，要选择橡胶制品，像某著名厂家独创的聚氨酯制品就不太适合 EUS 水囊法，因为容易扭曲打折，不能像橡胶制品那样形状固定，所以在 EUS 检查时无法得到清晰的图像。这方面我比较有发言权，因为不再害羞的我已经把所有种类的避孕套都试遍了……

②在进行 EUS 检查前要把避孕套的内外两面都冲洗干净（图 2b）。

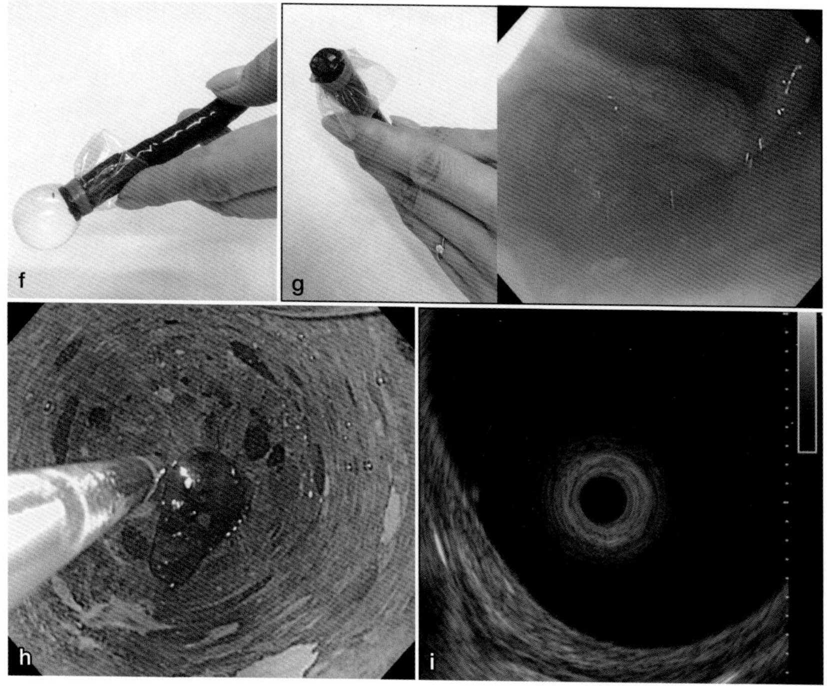

图 3 **水囊法（续）**

③将内镜吸引钳道内都要注满脱气水（图 2c），如果不这样做，里面的脏液体或者气体会在检查时进入水囊，影响观察。

④装置时在前端要稍微留有一点空间（图 2d），这时可以用线绑固定也可以用胶带，笔者的推荐，是用双气囊内镜用的辅助装置将胶带固定。

⑤剪掉多余的部分（图 2e）。

⑥反复注入脱气水，尽可能把气体都排出（图 2f）。

⑦让内镜前端和避孕套的里面充分贴合，准备进镜（图 2g）。

⑧在观察部位处用注射器注入脱气水 10～20ml，调整水囊的大小（图 2h）。

⑨插入 EUS 小探头，进行相对安全的 EUS 检查（图 2i）。

这题真是跑了好远啊！下面回头接着说胃幽门前区早期胃癌的浸润深度诊断。

酷吧！胃幽门前区早期胃癌的浸润深度诊断

看一个病例（图 3），大家觉得该如何诊断深度呢？黏膜内癌？还是更深？

凹陷面很明显，这应该是一个浸润到黏膜下层的病变吧？只有我这么认为吗？

实际上，这是个疑似 2 型进展期胃癌而转诊到我这里的病例，不仅是内镜专科医生，就连私立医院大夫做内镜时应该也会“哎呀呀……”地感叹这是个已经无回天之力的肿瘤了吧。

结果，这个病变 ESD 术后提示竟然仅仅是个黏膜内癌（T1a）。

像这样的胃幽门前区的凹陷性病变，虽然一眼看上去感觉很深，但是跟其他部位的病变不同，还是有黏膜内癌可能性的。而且从 ESD 的角度来看，也是个相对安全并且简单可行的部位，所以当对这个部位病变的浸

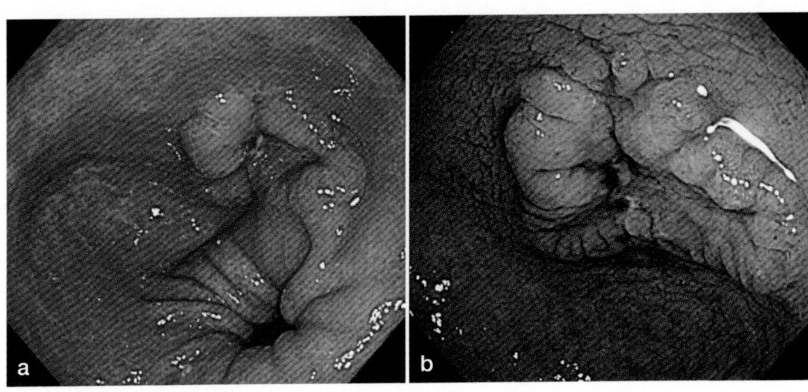

图 3　**胃幽门前部小弯侧的 0- Ⅱ c 型病变**

a：普通内镜白光观察，吸气相观察可见边缘隆起明显，凹陷面显得更深。

b：靛胭脂染色观察。

润深度诊断不确定时，积极行 ESD 治疗未尝不是个好的选择。

当然，此时术前也应该积极地进行 EUS 检查，如果 EUS 明确提示 SM 深部浸润，那也能避免行不合理的内镜下手术。这个部位的 EUS 通常很难使用一般的注水法，我的推荐还是前面提到的水囊法。

"酷" 文献《胃与肠》

光永篤，村田洋子，長廻紘，他．内視鏡による m·sm 胃癌の鑑別．胃と腸 27(10)：1151-1166, 1992.

URL http：//medicalfinder.jp/doi/abs/10.11477/mf.1403110000

☞文献说明：分析了早期胃癌的不同肉眼形态判断浸润深度的正确率。将误诊病例的特点挑出来，然后检索文献，综合进行分析。最终得出结果：M 癌判断过深（误诊为 SM 癌）的位置在胃幽门前区、胃窦小弯、胃角小弯和胃体大弯。胃幽门前区多存在伴有糜烂的黏膜肥厚，这可能是判断浸润过深的一个原因。从误诊当中能够学到很多东西，请大家在临床中加以重视。

早川和雄，橋本光代，吉田行哉，他．陥凹型早期胃癌の内視鏡的深達度診断—X 線検査との対比を含めて．胃と腸 22(2)：143-160, 1987.

URL http：//medicalfinder.jp/doi/abs/10.11477/mf.1403112204

☞文献说明：通过 X 线图、内镜图、病理图的对比分析，重新审视了在凹陷型早期胃癌和凹陷型进展期癌中判断浸润深度的可能性和局限性，在结束语的部分，分 7 项进行了总结。读读这篇文章，增强你对凹陷型早期胃癌的诊断功力吧！

在上面的文献中记载着，随着蠕动，胃幽门前区的病例多存在伴有糜烂的黏膜肥厚，这可能是判断浸润过深的一个原因。

关于这点，我们团队中的病理科医生市原老师也有话要说。

解说 为什么会对胃幽门前区的凹陷型病变判断过深

在我们的讨论会上经常会有人问我："这次的胃幽门前区病变为什么会判断过深呢，您知道是哪个环节的问题吗？"，另外我们在日常的内镜诊疗过程中也会有"胃窦和幽门前部的分化癌跟其他部位的癌相比，凹陷处总是看上去更深"的感觉。真是一个让人抓狂的问题。

这是经常被问到的问题，然而从病理组织学角度回答这个问题并不容易，我查阅了很多文献，并且仔细观察了切片，但对答案还是很苦恼。

无论怎么观察切片，都没有癌侵及黏膜深层。对于病理医生来说这个"没有必要犹豫的"诊断，为什么内镜医生就会觉得有侵及 SM 的可能性呢？

对于胃幽门前区病变判断浸润过深的情况，就我目前的经验分析，主要原因有两个，一是因为"癌周围再生隆起，形成了章鱼吸盘样的糜烂"，另一个是"癌和非癌形成了明显的二层结构"。特别是前者在胃窦经常发生，后者则更容易在大弯侧发生。下面我们讲讲前者。请看图 3 病例中的病理图（图 4）。

这是个病变的边缘比较高，凹陷看上去就相对比较深的 0-Ⅱa+Ⅱc 型病例，普通光镜观察Ⅱc 部分并不是非常深，背景黏膜并不是很厚（只是稍显凹陷），但边缘的Ⅱa 部分增厚明显，所以在内镜下观察时Ⅱc 部分就显得很深了。

本病例Ⅱa 部分的隆起是因为在肿瘤自身增厚的基础上，还加上了"从黏膜肌层伸展过来的柱型肌纤维组织"。这实际上就是胃窦常见的"章鱼吸盘样隆起型糜烂"的原因。

如果对野中康一老师所写的"伴有糜烂的黏膜肥厚"，通过病理组织学表现进行补充说明的话，应该是"伴有章鱼吸盘样隆起的黏膜肥厚"，加上了"章鱼吸盘样隆起"这个关键词，就马上能够理解这种现象了。

在胃幽门前区好发的章鱼吸盘样隆起中，黏膜固有层（腺管与腺管之间的间隙，也就是间质）中有源自黏膜肌层的肌纤维纵行走行，这些肌纤维在正常的胃黏膜中并不存在，它起了"龙骨"的作用，支撑着黏膜沿着纵行方向增厚，是形成章鱼吸盘样隆起的原因。胃窦以外的部位发生糜烂和再生时，肌纤维一般不会在间质内增生，所以这种表现是只有在胃窦特别是胃幽门前区才容易出现的现象。

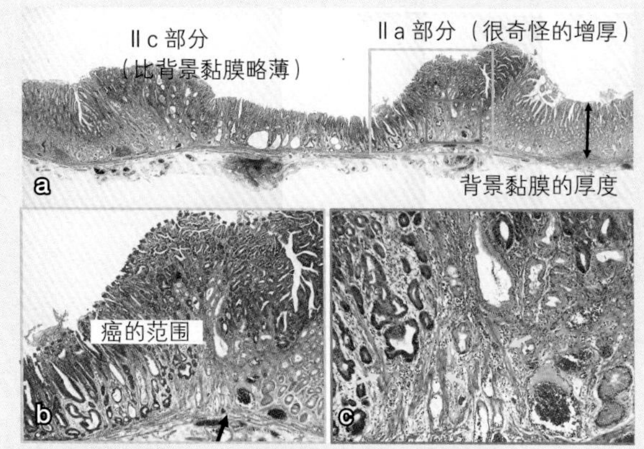

图 4 **幽门前部小弯侧的 0-Ⅱc 型病变（图 3 的病理图）**

a：图 3 的病理图（普通光镜图）。

b：a 中黄框内的放大观察图，边缘的隆起部分比肿瘤部分和背景黏膜部分都要厚（黑色箭头），红色虚线标记的是癌的范围。

c：a 中蓝色栏内的放大观察图，肌纤维组织在黏膜固有层内呈纵行走行，有 MPS 样的变化，这样一来黏膜的厚度增加（黄色箭头），与章鱼吸盘样隆起糜烂的间质表现近似。

与这种类似的现象也可以在意外的部位观察到，那就是直肠。在直肠黏膜脱垂综合征（mucosal prolapse syndrome，MPS）中，黏膜固有层内的纤维肌性闭锁（fibromuscular obliteration）就是肌纤维沿纵行方向增生，从而形成隆起或者凹陷等多种多样的表现。这种变化一般是继发于屏气等物理性刺激，随着管腔内压力的变化，黏膜被上下拉扯，黏膜固有层内的“龙骨”增生就是针对这种拉扯的防御反应。在胃内发生的类似于直肠内“龙骨”增生（MPS 的 fibromuscular obliteration）这样的现象，就是前面我们说的章鱼吸盘样隆起型糜烂。

胃的幽门前区是通过蠕动将食物运送到十二指肠，这个地方因为胃激烈的蠕动，在 X 线下有时也能观察到假幽门（即因为蠕动呈幽门样的变化）。这种激烈的蠕动可能就是呈 MPS 样变化形成的原因。从功能角度考虑，直肠将大便排出和幽门前部将食物排到十二指肠非常相似，都需要激烈的蠕动（物理的刺激），所以黏膜肌层纵行方向的肌纤维就增生明显，更何况在胃内还有 *HP* 等原因导致的糜烂和修复的影响。

在我们观察胃幽门前区判断过深病例（把 M 癌看成了 SM 癌）的切片时，包括我在内的多数病理医生都能看到癌，但是癌的部分没有多大，不管是谁都会认定是 M 癌。但是，内镜医生却认为这个凹陷看上去很深，其实也不用觉得不可思议，只要你仔细观察一下 HE 染色的切片，就能马上理解为什么凹陷看起来很深。你看，癌边缘的再生隆起部分，在黏膜固有层有纵行的肌纤维吧，就是这个龙骨（肌纤维）的原因。因为是胃幽门前区，还有像章鱼吸盘样隆起等变化的影响，Ⅱc 病变周围黏膜的厚度增加，所以相对的就会显得更深。

（市原　真）

哎呀呀，这下完全明白了！

"酷"知识点：食管胃结合部、胃幽门前区早期胃癌浸润深度诊断追加要点

- 小胃癌（定义：10mm 以下）。
  分化癌：约 90% 是黏膜内癌。
  未分化癌：约 70% 是黏膜内癌。
- 在使用水囊法进行 EUS 检查时，宜选用无色无润滑剂的橡胶制品。
- 食管胃结合部的早期胃癌浸润深度诊断时容易判断过浅。
- 胃幽门前区的早期胃癌浸润深度诊断时容易判断过深。

6 鉴别诊断（胃腺瘤和高分化腺癌）

胃腺瘤和高分化腺癌大家都是怎么诊断的呢？
让我来教你吧！

胃腺瘤和高分化腺癌都是根据什么诊断的呢？

“褪色的扁平隆起性病变”，这是我们的叫法。

例如，在确认胃体下部前壁 10mm 大小的褪色扁平隆起性病变后，下一步就应该鉴别到底是腺瘤还是高分化腺癌，那么，在下面图 1 的 8 个病变中，有几个是腺瘤呢？

我这么问其实有点“坏心眼儿”，因为这根本就没有正确答案，为什么这么说呢？因为病理科大夫对腺瘤和高分化腺癌的判断十个人十个样，我要是这么问，一定会被读片的病理医生训斥。虽然有些无奈，但是因为内镜医生都是在病理医生所下诊断的基础上开展临床工作的，所以这个判断的标准也相应地会有细微的不同。

我也有过这样的经历，在原单位内镜下诊断为高分化腺癌，内镜切除后病理也是同样诊断的类似病变。变更工作单位后，与新医院的病理科诊断就无法保持一致。

当然，因为病理科医生的诊断才是最终诊断，所以，换了病理科医生后，内镜医生其实是应该努力跟病理科医生保持一致才对。

然而，我们内镜医生也是需要下“内镜下诊断”的，即便病理科医生认为这个病变的最终诊断是高分化腺癌，作为有着内镜医生尊严的我们如果诊断为腺瘤，那也是要能说出充分的诊断依据的。

不管是腺瘤还是癌，言中或者猜错其实都没什么，因为是二选一，不管怎么琢磨，也是 50% 的概率。抛硬币决定也可以，转铅笔也可以（我的朋友木村晴医生就是转铅笔的高手，他的这个神秘技能命中率能达到

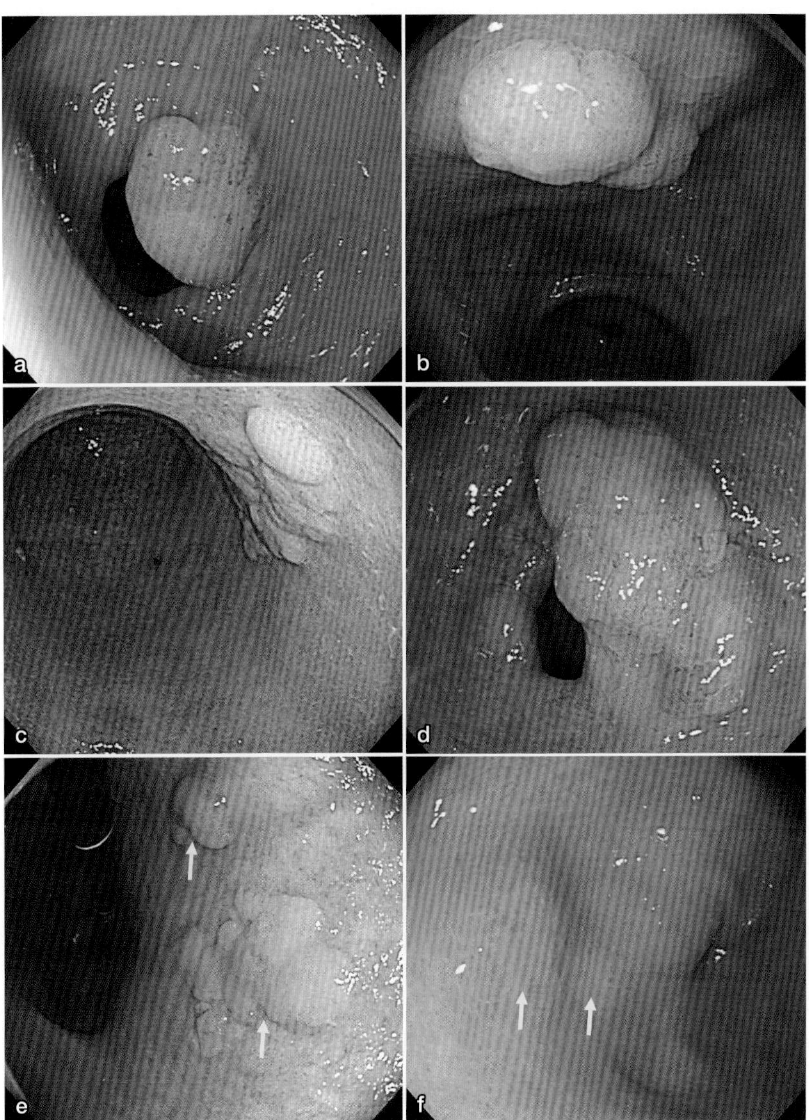

图 1　褪色扁平隆起性病变

70%，当然他平时也是严格按照诊断学来操作的，我这只是说笑调剂一下，各位不要见怪）。

最重要的是，你要有自己分别对腺瘤和高分化腺癌诊断的依据。

以下内容，送给已经被吊足了胃口的你：

"酷"知识点：胃腺瘤的特征

- 纺锤形的细胞核沿基底侧排列。
- 肠型腺瘤中 10% ~ 30% 是可能癌变的癌前病变。
- 20% ~ 30% 会随着时间的变化而逐渐增大。
- 关于治疗方针，并没有相关指南。
- 如果有危险因子，宜行镜下治疗。
- 活检诊断率为 50% ~ 70%。

这些都是需要掌握的。

向患者或者低年资医生说明时如果连以上内容都不能解释的话，那你这个内镜医生是绝对"酷"不起来的。

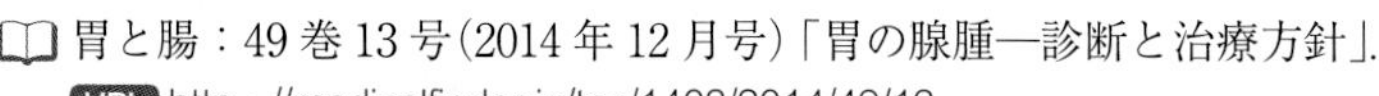

胃と腸：38 巻 10 号(2003 年 9 月号)「胃腺腫の診断と治療方針」.
URL http：//medicalfinder.jp/toc/1403/2003/38/10

胃と腸：49 巻 13 号(2014 年 12 月号)「胃の腺腫—診断と治療方針」.
URL http：//medicalfinder.jp/toc/1403/2014/49/13

☞文献说明：针对胃腺瘤的治疗，有两种意见，一种是积极的内镜治疗派，另一种是保守观察派。隆起型的胃腺瘤和高分化腺癌的内镜下表现相似，病理方面的诊断标准也因医生而异。从临床的角度，针对活检诊断为胃腺瘤的病变，是应该积极治疗还是应该保守观察，在该书中都能找到答案。

那么，现在是用什么样的标准确定这个是腺瘤。那个是癌呢？仅仅是那个的个头儿有点儿大？

已经做了 10 年以上内镜的你，现在也不好问别人了吧！

在我们的讨论会上一般先让大家举出癌和腺瘤的鉴别点，如下所记：

"酷"知识点：癌和腺瘤的鉴别点

- 大小在 2cm 以上。
- 增大倾向。
- 较高的结节。
- 表面发红。
- 顶端有凹陷。
- 活检存在重度异型部分。
- 活检出现绒毛状构造。
- 活检出现胃型性状。

以上每一项的详细说明都在前面所说的"酷"文献中，请仔细研读，另外，要养成在诊断时将以上各项分别带入，看能够满足几项的好习惯。

在反反复复地进行比较以上的项目后，遇到褪色扁平隆起时自然而然地就能说出是腺瘤还是癌了。

我也不知道具体满足几项能够诊断，当然是满足越多诊断的把握就越大，但是请大家想想，即便这样，跟病理医生的诊断符合率也只能达到 50%～70%。这不就是跟抛硬币差不多的概率吗？

于是，NBI 放大内镜闪亮登场了，应用这个后，符合率增加到了 80%～90%，使得鉴别成为可能。我可不是宣传我自己创造的分型（笑）。只不过这是个非常简单易于掌握的分型（图 2），请大家一定试用一下。

腺管构造的模样（marginal crypt epithelium，MCE 或者 white zone）比较均匀、看不到微小血管时为 Type Ⅰ；腺体构造比较均匀，微小血管与周围黏膜相同为 Type Ⅱ；诊断为胃腺瘤，血管比周围浓密、明显，超过白色的线与邻近的血管相接时为 Type Ⅲ；腺体构造有消失的倾向，能见到

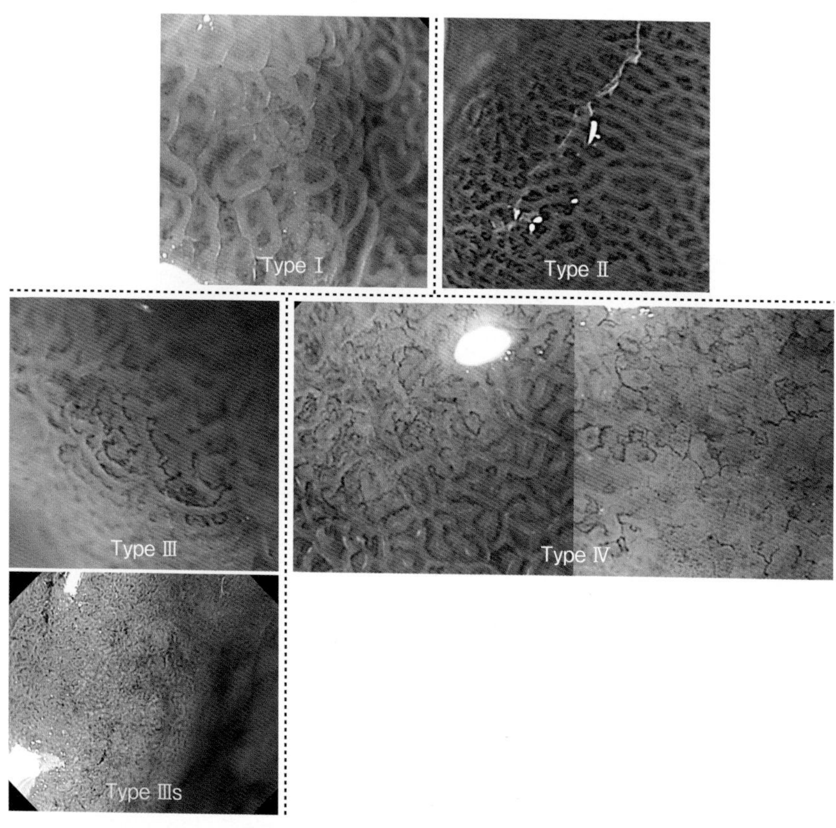

图 2 NBI 观察下胃腺瘤和高分化腺癌的鉴别（NBI type 分型）

异常血管时为 Type Ⅳ，此时可诊断为癌。

就是这些，我自信这个绝对能够胜过抛硬币。

长滨、八尾等所说的“VS discordance 阳性就应该怀疑是癌”跟以上我们的说法其实是一致的。

“酷”文献《胃与肠》

長浜孝，小島俊樹，八尾建史，他．胃扁平隆起型腺腫と 0-Ⅱa 型病変の鑑別診断における非熟練者に対する狭帯域光観察併用拡大内視鏡の有用性と問題点．胃と腸 49(13)：1815-1826, 2014.
URL http：//medicalfinder.jp/doi/abs/10.11477/mf.1403200106

针对胃窦的凹陷性病变（需要鉴别腺瘤和高分化腺癌），在我们的论文中也证实了那些有小型密集的腺管构造，并且在相同部位可以看到点状血管的病例，也能够看到 ultra-fine network pattern 的异常血管。我们把这种情况作为 Type Ⅲs，也就是 Type Ⅲ的亚型。此时最好也诊断为高分化腺癌。

对于 NBI 放大内镜观察时都要观察什么，请参考Ⅲ-❼胃 NBI（1）（p146）和Ⅲ-❽胃 NBI（2）（p159）中田沼老师所讲的那部分。请一定从明天开始就把“褪色扁平性隆起病变”这个词写到你的报告里。

“酷”知识点：NBI Type 分型（胃腺瘤和高分化腺癌的鉴别）

- 腺瘤
  - Type Ⅰ：腺管构造的模样比较均匀、看不到微小血管。
  - Type Ⅱ：腺体构造比较均匀，微小血管与周围黏膜相同。
- 癌
  - Type Ⅲ：血管比周围浓密、明显，超过白色的线与邻近的血管相接。
  - Type Ⅳ：腺体构造有消失的倾向，能见到异常血管。
- Type Ⅲ的亚型 Type Ⅲs 是高分化腺癌。

■ **文献**

[1] Nonaka K, Arai S, Ban S, et al. Prospective study of the evaluation of the usefulness of tumor typing by narrow band imaging for the differential diagnosis of gastric adenoma and well-differentiated adenocarcinoma. Digestive Endoscopy 23：146-152, 2011.

[2] 野中康一，新井晋，伴慎一，他．胃褪色調陥凹性病変に対する NBI 併用拡大観察所見の検討．日消誌 54：11-18, 2012.

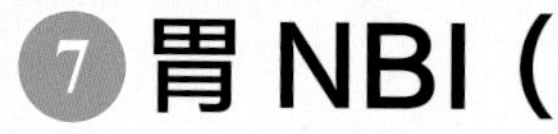

⑦ 胃 NBI (1)

NBI 放大观察所见的模样都是什么？
让我来教你简单易懂的方法吧！

放大观察都要看什么，能看到什么？

在说 NBI 之前，我们先预习一下放大内镜都要看什么，能看到什么。现实环境中为了达到放大观察的目的，有很多工具，比如望远镜或者显微镜，都能让微小事物的局部细节变得更加清晰，从而易于观察。

那么，对于胃黏膜，我们用放大内镜都能看到什么微小事物呢？根据以往的文献，放大内镜下能观察到的胃黏膜要点包括腺窝上皮和它覆盖的间质形成的微小突起（papilla）、胃小凹（gastric pit）、毛细血管和集合细静脉、腺窝上皮细胞层等。

"酷"文献《胃与肠》

中村哲也，山岸秀嗣，福井広一，他．「消化管の拡大内視鏡観察 2007」3. 拡大観察と組織構築の関連 2）胃．胃と腸 42（5）：549-556，2007.

URL http：//medicalfinder.jp/doi/abs/10.11477/mf.1403101046

☞文献说明：揭示了放大内镜观察和组织结构之间的关系，包括胃的微小血管结构和胃黏膜放大内镜观察的关联等。

大体上讲，放大内镜能看到的就是表面构造和血管构造。这里我们也是想主要介绍一下针对表面构造和血管构造的观察方法。

NBI 是什么?

大家应该都知道，NBI（narrow band imaging）是由波长 415nm 和 540nm 构成的窄带光，这种光原本是会被血红蛋白吸收的特定波长光，因此能够使得血管显现。

另外，因为是短波光，有不易扩散的特点，所以能够使得表面构造更清晰地显现。换句话说，通过 NBI，前面我们提到的表面构造和血管构造都可以更加容易地被观察。

用 NBI 观察胃黏膜时，能看到由白色的边缘构成的表面构造和茶色线状的血管构造，以这些为基础的综合诊断就是 NBI 放大内镜诊断。

通过表面构造能知道什么?

白色的边缘构成的模样就是表面构造，这个白色的边缘是腺窝边缘上皮的体现。NBI 光对腺窝边缘上皮投射时，上皮细胞使光变得散乱，当上皮细胞垂直排列时，表面的细胞会将后方散乱的光聚集，从而呈现出白色，这就是 NBI 下表现出白色边缘的原因。在观察表面构造时，最重要的一点就是要考虑“要想形成白色的边缘，就一定要能将后方散乱光聚集”。

那么回过头来看，要想把后方散乱光聚集，就必须有某种程度上规则排列的细胞。所以，这个白色的边缘，其实就是反映了腺窝边缘上皮细胞的排列状态。

通过血管构造能知道什么?

NBI 是被血红蛋白充分吸收的特定波长光，因此，血管的对比度增强，从而可以被观察到。血管是沿着基底膜存在的，请参照“Ⅲ－❷ 早期胃癌 分化？未分化？先把这个分清吧！”（p76）。在正常的胃底腺黏膜区域，因为血管包围腺管开口而呈现出网眼状，而发生萎缩化生的黏膜因为腺管已经扭曲，走行于窝间部的血管就呈现出襻样或者树枝样。换句话说，也就是通过血管走行可以推测出它所伴行的“龙骨”（腺管）的排列状态。

怎样判断非癌黏膜?

在胃体部，萎缩与否，非癌黏膜的表现会有很大变化。

没有萎缩的胃底腺黏膜，腺管构造整齐排列，呈现出漂亮的 round pit（圆坑）（图 1）。

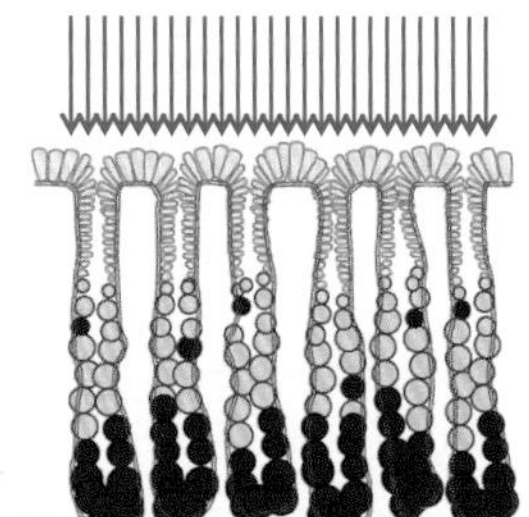

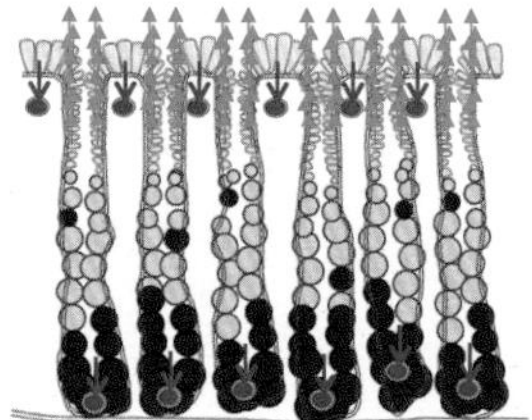

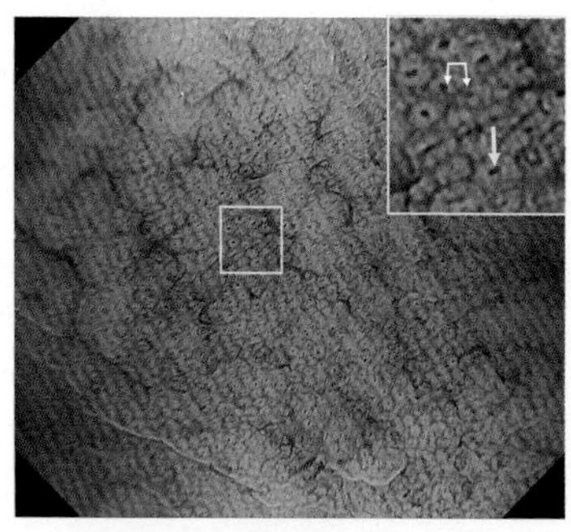

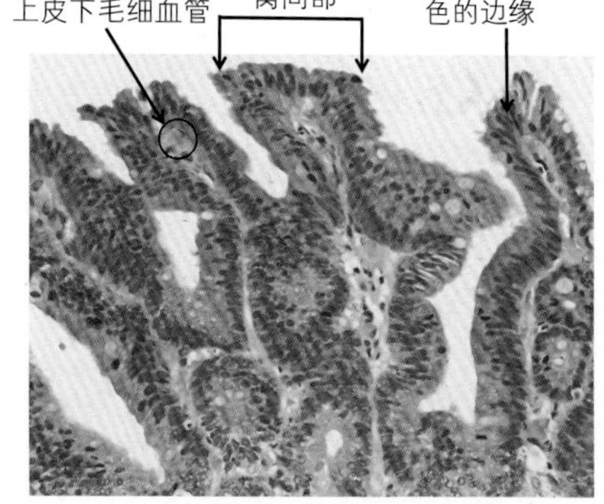

图 1　**胃体的非癌黏膜**

胃底腺黏膜时，在 NBI 光的垂直投射下，腺窝边缘上皮因为聚集了后方散乱的反射光而呈现出白色的边缘。窝间部和腺窝则因为吸收了光而呈现出茶色〔茶色的小点（黄色箭头）是腺管开口（腺窝），白色箭头之间是窝间部〕。

"酷"知识点：非癌黏膜

- round pit（圆坑）的中心点不是血管，而是腺管开口（腺窝）。

而对于萎缩化生黏膜，腺管构造歪斜弯曲，腺窝就难以观察了，取而代之的是呈沟状或者管状的构造（图 2）。

换句话说就是萎缩化生的黏膜中，像图示中那样，胃底腺的开口失去了支撑，发生了蒙克的名画《呐喊》那样的扭曲。就变成了类似于幽门腺的那种沟状或者管状的构造（图 3）。因此，萎缩化生黏膜的 NBI 放大内镜表现与胃窦的幽门腺区域放大内镜表现非常接近（图 4）。

目前为止观察过很多次的萎缩黏膜，从表面构造角度想象萎缩的成因，很有意思吧！在使用 NBI 放大内镜筛查时，自然而然地能够想到蒙克的《呐喊》的那种扭曲，是不是很酷的事情呢？

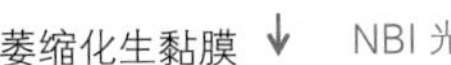

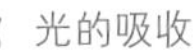

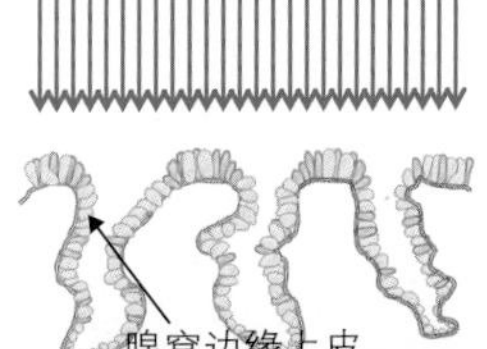
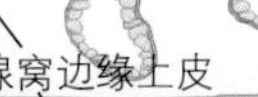

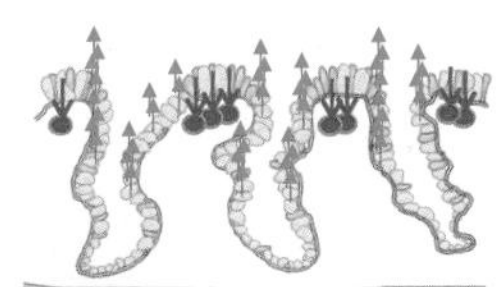
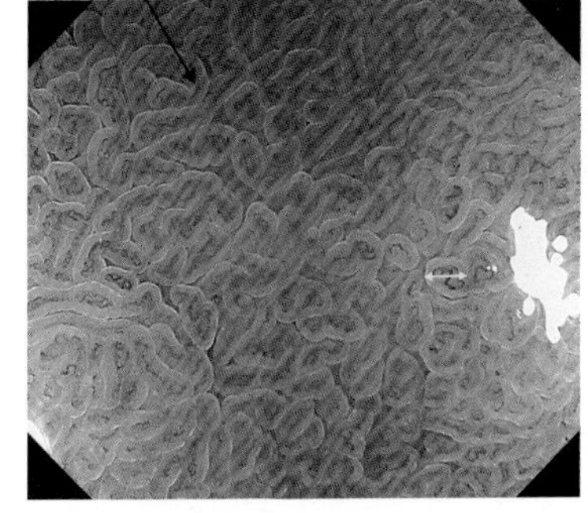

图 2　萎缩化生黏膜

萎缩化生黏膜时，胃底腺失去了支撑，腺窝也就是腺管开口变得扭曲，腺窝因为吸收了光而无法观察到，腺窝边缘上皮相对规则排列的部分呈现出白色的边缘，而增宽的窝间部的血管也可以观察到。
（黑色箭头：腺窝边缘上皮，黄色箭头：窝间部）

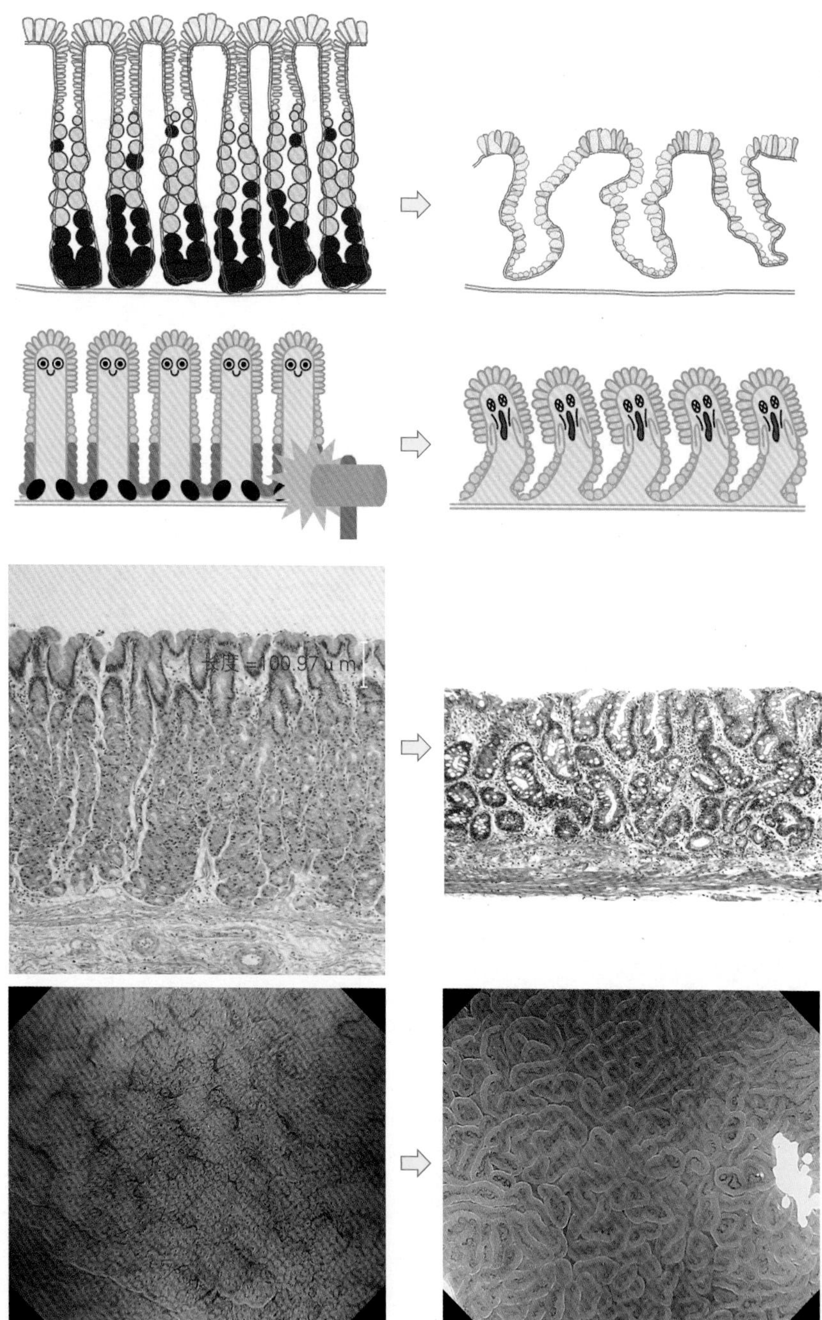

图 3 **正常胃底腺黏膜和萎缩化生黏膜**

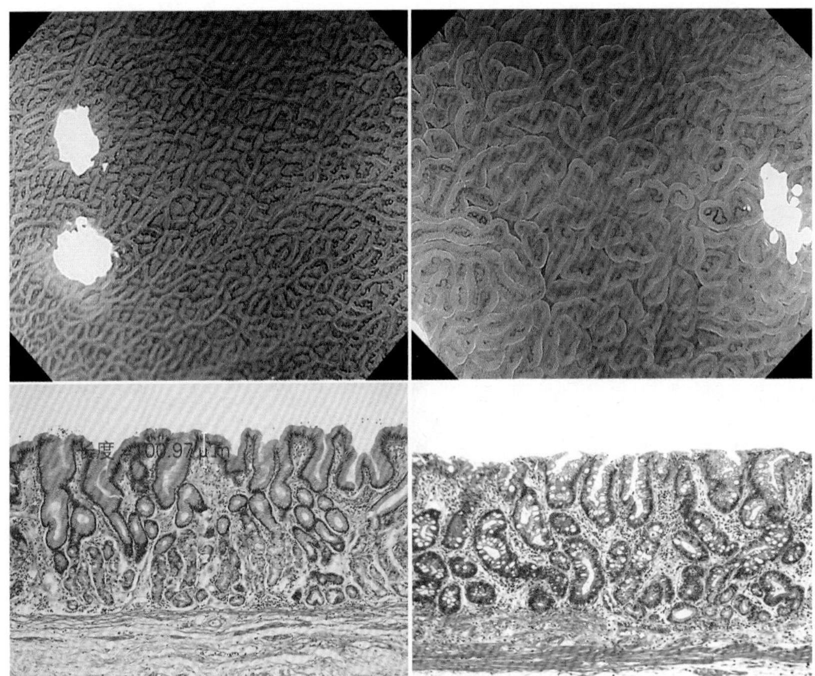

正常幽门腺黏膜　　萎缩化生黏膜

图 4　**正常幽门腺黏膜和萎缩化生黏膜**

对于这种伴有胃底腺萎缩黏膜上皮观察方法的不同，有相关的论文报道。想补充这种“酷”知识，那就参考下面的文献吧！

“酷”文献《胃与肠》

榊信廣.「消化管の拡大内視鏡観察 2007」4. 拡大内視鏡による分類 2)胃(1)pit pattern 分類. 胃と腸 42(5)：597-603, 2007.

URL http：//medicalfinder.jp/doi/abs/10.11477/mf.1403101052

☞文献说明：应用放大内镜观察胃黏膜表面，可以看到胃小凹和批覆上皮形成的 pit pattern（小坑样构造）。笔者创立的 ABCD 分型可以简单地概括胃小凹的表现，是所有胃黏膜 pit pattern 分型的根本。

📖 八木一芳，渡辺順，中村厚夫，他. 「消化管の拡大内視鏡観察 2007」2. 胃 1) *Helicobacter pylori* 感染胃粘膜の拡大内視鏡観察—正常粘膜の観察所見も含めて— A-B 分類. 胃と腸 42(5)：697-704, 2007.
URL http：//medicalfinder.jp/doi/abs/10.11477/mf.1403101068

☞文献说明：详细介绍了伴有 *HP* 感染的胃底腺黏膜的构造变化如何表现为腺管开口（pit）的变化。炎症发生时，小圆形的腺管开口扩大变形，趋于胃小沟样的改变，当萎缩明显时，胃小沟相互连通，形成管状或者鳞片状的黏膜。当进一步合并肠上皮化生后，胃小沟进一步加深，形成绒毛状或者颗粒状。

📖 金坂卓，上堂文也. 「消化管拡大内視鏡診断 2016」胃：正常胃粘膜・慢性胃炎の拡大内視鏡像. 胃と腸 51(5)：588-593, 2016.
URL http：//medicalfinder.jp/doi/abs/10.11477/mf.1403200619

☞文献说明：讲解了正常的胃底腺黏膜中可以看到网格状的上皮下毛细血管包绕圆形的腺管开口的模样（小凹型，foveolar type），正常幽门腺黏膜则可以看到被沟状的腺管开口部分割的田垄样或者乳头状上皮包绕着线圈儿样上皮下毛细血管的模样（沟槽型，groove type）。当 *HP* 感染伴有萎缩或者高度的肠上皮化生时，胃黏膜呈 groove type（沟槽型）的变化。另外，还提示在肠上皮化生中可以看到 LBC（light blue crest，亮蓝嵴）或者 WOS（white opaque substance，白色不透明物质）。

应用 NBI 观察萎缩的边界，可以看出构造明显不同（图 5）。

另外，也不是一定要有明确的边界，特别是在中间带，胃底腺黏膜区域中也可能观察到混有萎缩的黏膜（图 6），萎缩就像斑点样一般，推测如图 7。

"酷"知识点：NBI 放大内镜诊断的基础知识

- 白色边缘是指腺窝边缘上皮，只有细胞一定程度上相对比较规则地排列时才能观察到。
- 白色边缘的模样可以反映出腺窝边缘上皮的排列状态。
- 通过血管的走行情况，可以推测它包绕的腺管（相当于骨架）排列的状态。

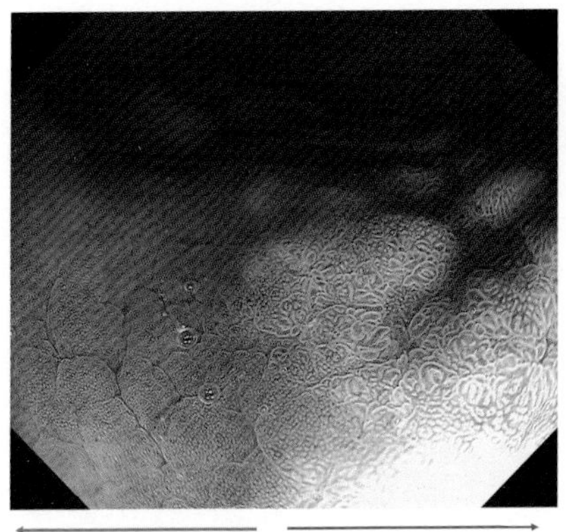

图 5　**萎缩边界的 NBI 图**

无萎缩的部分，可以看到清晰的小圆坑(round pit)。有萎缩的部分可以看到沟状或者管状的构造。

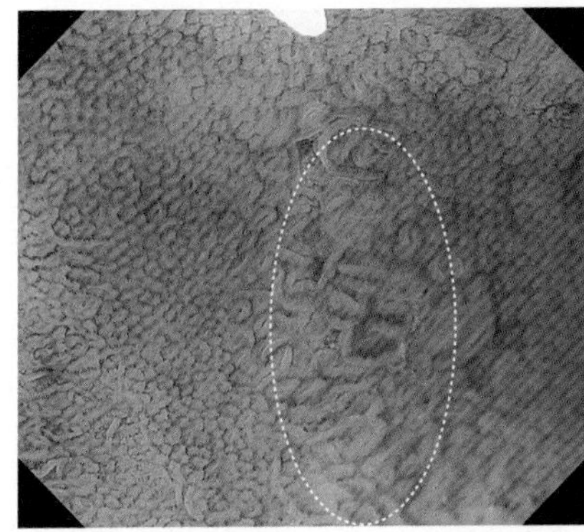

图 6　**混有萎缩（高倍放大观察）**

白色虚线围成的区域内呈现出沟状或者管状的构造，被称为胃底腺萎缩（换句话说就是胃底腺无根导致腺窝扭曲的状态），周围可见网眼状的血管构造，推测是没有萎缩的胃底腺整齐地排列的表现。

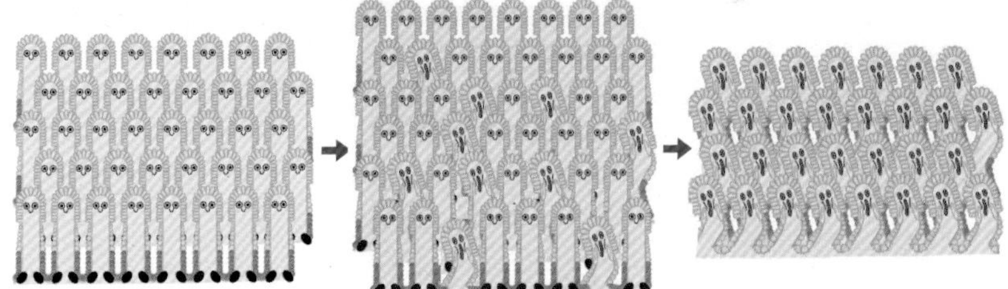

图 7　**萎缩呈斑片样的示意图**

癌和非癌的区分方法

放大内镜下早期胃癌的诊断主要依据以下程序：

①观察有无边界（demarcation line，DL)。

如果有 DL，请继续向下进行。

②观察有无不规整的微血管结构（irregular microvascular pattern，IMVP）和不规整的微表面结构（irregular microsurface pattern，IMSP)。

DL 阳性加上 IMVP / IMSP 任意一种或者全部阳性，即可诊断为癌。

"酷" 文献《胃与肠》

加藤元嗣，武藤学，上堂文也，他.「消化管拡大内視鏡診断 2016」胃：胃の拡大内視鏡による 3 学会合同診断体系. 胃と腸 51(5)：582-586, 2016.

URL http://medicalfinder.jp/doi/abs/10.11477/mf.1403200618

☞文献说明：讲述了日本消化学会、日本消化内镜学会、日本胃癌学会 3 大学会应用放大内镜对早期胃癌的诊断体系。

当然，按着上面所说的程序去诊断是必要的，但是，也有应用以上程序也无法诊断的病变。

"DL 阳性"是说两种形态变化区分明显，交界像一条线一样，这个"区分明显"非常重要，应该是不管谁来看都一样能够区分。当你感觉"好像是有边界吧，有点儿说不准啊……"的时候，一定要看作"区分不明显"，也就是无边界。

那么，"不规整"这个词又是怎样判断的呢？详细的定义请参考相关的书籍，我在这里简单地归纳，就是与周围的正常黏膜相比较，能看到明显的不规则的形态时，就判断为"不规整"。此时，"与周围相比较"非常重要。

仔细观察病变内的表现，然后考虑跟教科书里的哪一张图片接近，这样的方法当然也可以，但还是感觉会不自信吧！这个时候，看看病变的周

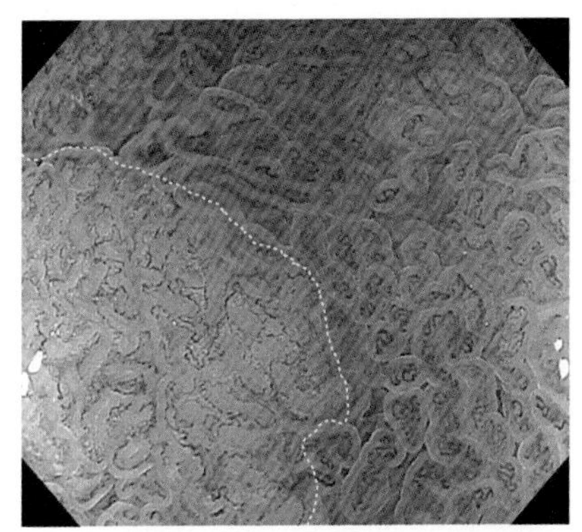

	癌	非癌
表面结构	不太清晰	清晰
白色边缘宽度	不均匀	均匀
血管的形状和方向	不均匀	均匀

图 8　**胃癌病例 1（高分化腺癌）**
黄色虚线是边界，左侧是癌，右侧是非癌。

围，因为非癌的上皮相对分布更广，所以跟它相比较就可以了。就像是我们小的时候玩儿的找碴儿游戏，要看与周围是不是一样，仅此而已。

作为以上内容的总结，不管是谁都能看出有边界且与周围的结构相比出现了不规则的形态时，是可以诊断为癌的（图 8）。

然而，在胃癌的背景黏膜中以炎性居多，因为炎症的影响，会有边界不能区分或者腺管排列不规整的情况，这是鉴别胃癌与否时最让人头痛的地方。当犹豫是炎症还是癌的时候，如果出现以下的情况，就应该高度怀疑为癌。

· 表面结构与周围相比较，密度增高或者模糊不清

分化癌的腺管增生时，除特殊情况外都是密度增高，另外，白色边缘排列混乱达到无法确认的程度（包括腺管过小、腺窝过浅、未形成腺管等）时也视为模糊不清。

· 白色边缘的宽度不均匀

在癌中，白色边缘能反映腺管的结构异型，表现为变宽或者变窄，有时会出现模糊几近消失（ghost-like disappearance）（图 9）。如果是炎症，白色边缘的宽度应该基本一致。

· 血管的走行不规则和粗细不等

血管的蛇行，方向和分布不均一（走行不规则）能反映出癌的不规则结构。另外，血管管径不自然地变粗、变细，或者呈现出有点有线的样子（粗细不等），也是血管的支柱也就是腺管结构发生改变导致的结果，当然，与血流的局部淤滞或者增生因子也可能有关联，但我想前者应该是主要原因。如果是炎症（即便是走行可能各种各样），则都会看到像树枝分叉那样从粗大血管逐渐分支到细小血管（树枝状）的表现（图 10）。

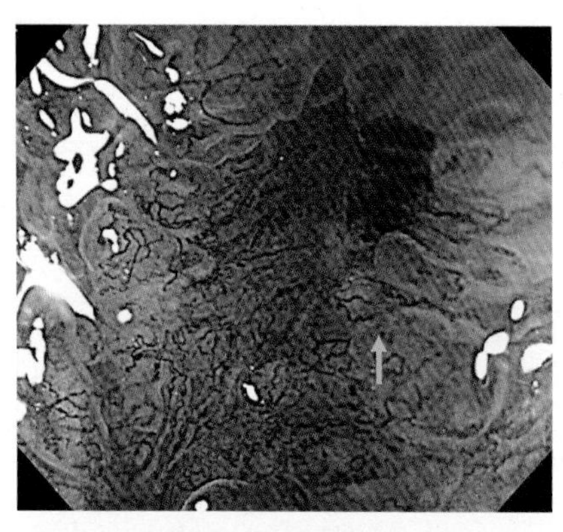

图 9 **胃癌病例 2（低分化腺癌）**
表面构造模糊不清，蛇行血管的方向性和分布不均一。
蓝色箭头所指处的白色边缘有逐渐消失的倾向，提示腺管构造逐渐消失。

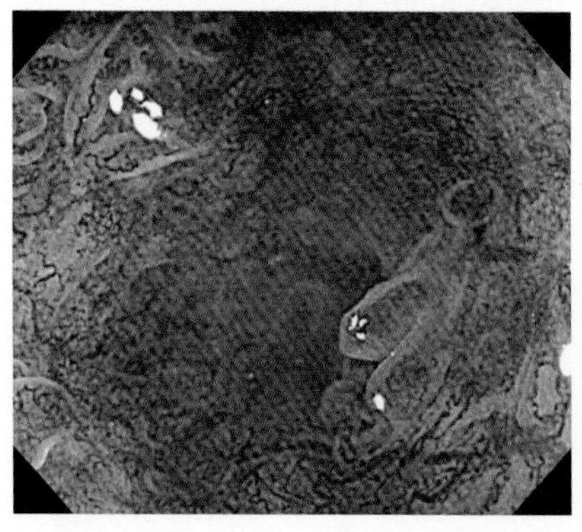

图 10 **胃炎病例**
虽然看到了多种多样的血管，但是都是从粗大的血管逐渐分支为细小的血管。

“酷”知识点：胃癌的 NBI 放大内镜观察——不规整

❶ NBI 放大内镜观察下胃癌的诊断：

- 看到与周围相比较有明确的不规则表面构造和血管构造时可以诊断为不规整。
- 具有明确的分界线，可以观察到两侧明显的形态变化，在病变侧内部可以看到不规整时，可以诊断为癌。

❷ 判断“不规整”的窍门：

- 表面构造密度增高，或者模糊不清。
- 白色边缘的宽度不均匀，或者一部分变得模糊。
- 血管的方向性和分布不均一。
- 血管呈点线状，像被切细了一样。

正常黏膜

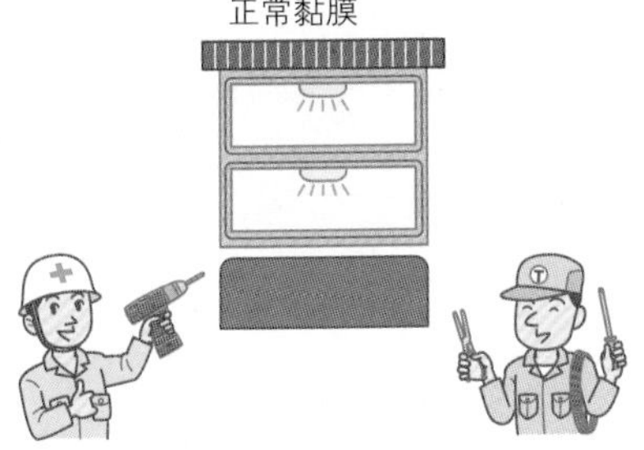

地基很坚固，框架很稳定，配线（血管）也很整齐。

萎缩黏膜

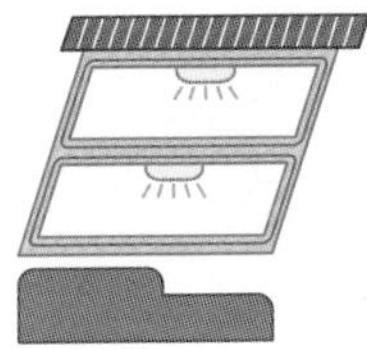

地基（胃底腺）被蚕食，建筑变倾斜的示意图。

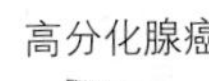

高分化腺癌

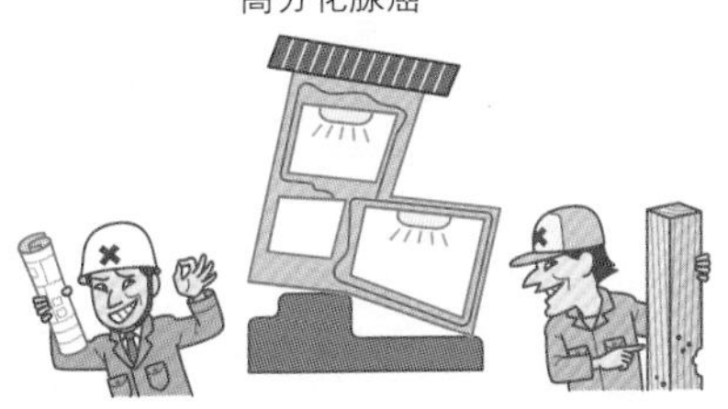

缺德的建筑公司建造豆腐渣工程的示意图，地基东倒西歪（萎缩为背景），框架也东倒西歪，配线也乱七八糟。

低分化腺癌

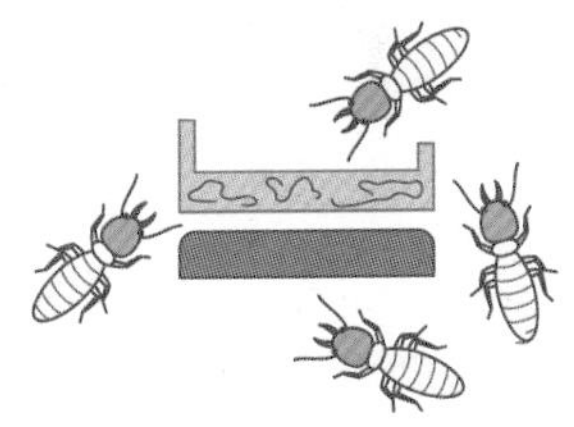

被白蚁破坏殆尽的示意图，已经看不出家的结构了，框架也已经被破坏，配线也乱糟糟地绞在一起。

正常黏膜、萎缩黏膜、高分化腺癌、低分化腺癌的示意图

■ **文献**

[1] 八木一芳，味岡洋一．胃の拡大内視鏡診断，2版．医学書院，2014.
[2] 小山恒男．ESDのための胃癌術前診断．南江堂，2010.
[3] 八尾建史，松井敏幸，岩下明德．胃拡大内視鏡．日本メディカルセンター，2009.

无助时的小绝招

匪夷所思的都市传说，信不信由你！第二集

大家在读“Dieulafoy 溃疡”时，是读“丢拉佛依溃疡”吗？对于Dieulafoy 溃疡的读音，如果在网上查一下的话，有99%以上的网上新闻或者专业书籍上都是按照“丢拉佛依溃疡”来记载。那么，真的应该这样读吗？

Dieulafoy 溃疡最初是1898年由法国外科医生Dieulafoy（发音：丢拉佛阿）报道的疾病，所以，大概不只我自己会认为这个疾病的命名应该是Dieulafoy 溃疡（发音：丢拉佛阿溃疡）吧！再多说一句，那就是Dieulafoy 医生并不是外科医生，而是内科医生。关于这些事情，请参考

●並木正義，Dieulafoy 潰瘍の概念と病態をめぐって．胃と腸 22(10)：1109-1112，1987.

这篇文章，里面的内容非常有意思。

比如我最初发现并报道的胃MALT淋巴瘤特征表现tree like appearance（TLA），到了40年之后，被网上某文章写成了“TLA是呼吸内科医生野中康一郎发现的”，也是很悲哀的事情吧！（笑）。

以后你在某些学会上发表关于“Dieulafoy 溃疡”的病例时，是读成“丢拉佛依溃疡”，还是“丢拉佛阿溃疡”，就由你自己决定吧！（笑）。

（野中康一）

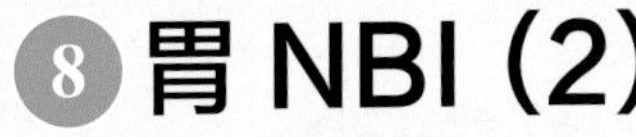

8 胃 NBI (2)

NBI 放大观察能判断组织学分型吗?
让我来教你要点吧!

正如前面所述，NBI 放大内镜观察下的表现能够反映腺管的构造，也就是说可以在一定程度上推测早期胃癌的组织学类型。关于组织学方面的内容请参照本书的“Ⅲ-❷ 早期胃癌，分化？未分化？先把这个分清吧！”(p76)，在这里我们只探讨 NBI 放大内镜观察的图像和观察要点。

鉴别组织学类型的关键在于“网”

在对早期胃癌的组织学类型进行诊断时，应该看“网”。

有的读者可能会奇怪，是要上网查吗？不是的，虽说上网检索也能找到诊断相关的内容提示，但是我说的这个“网”是指血管网。

关于组织学类型的诊断，最初是 Nakayoshi 等报道了“高分化癌能看到 fine network pattern（网格式)”，未分化癌能看到“corkscrew pattern（螺旋式)”。其后有几篇相关的报道，也都是基于通过血管网的有无来判断分化程度，这个原则从未改变。

“酷”文献《胃与肠》

吉田幸永，貝瀬満，米澤仁，他.「消化器の拡大内視鏡観察 2007」4. 拡大内視鏡による分類　2）胃　(2) 血管パターン分類．胃と腸 42(5)：604-612, 2007.

URL http：//medicalfinder.jp/doi/abs/10.11477/mf.1403101053

☞文献说明：描述了表面凹陷型胃癌的微小血管分别呈网格状模式或者螺旋状模式，而不同模式分别对应高分化腺癌和低分化腺癌，所以在诊断为癌的同时，也可以预测组织学分型。

📖 竹内洋司，飯石浩康，上堂文也，他．胃癌組織型診断— VS classification system に沿った形態所見分類(案)．胃と腸 46(6)：943-955, 2011.
URL http：//medicalfinder.jp/doi/abs/10.11477/mf.1403102260

☞文献说明：针对不同早期胃癌的组织学诊断所关联的 NBI 放大内镜下表现，参考 VS 分类系统的形态分型进行对比分析，提示凹陷性病变中有无形成网格样、微表面结构是否规整等组合条件下有鉴别分化癌和未分化癌的可能性。

那么，网格样血管到底是什么样的呢？

血管一般都是沿着基底膜分布，在正常的胃底腺黏膜区域呈现出包绕腺管开口部的网格样表现，参考“Ⅲ-❼ 胃 NBI（1）”（p146）。即便是癌，血管也应该同样沿着基底膜分布。

为了能形成这种网格样的表现，它的骨架，也就是腺管一定要具有一定程度的规整性。

换句话说，网格样血管就是“腺管维持一定程度上的规整性”的体现，而腺管能维持一定程度上规整性的癌就是高分化腺癌。

高分化腺癌的要点是什么？

高分化腺癌的诊断要点是“病变内形成网格样的血管”，向前面所述那样，要想形成那样的网格样，作为血管分布支柱的腺管构造也一定要存在才行（图 1）。

这种网格样的图案被称为 mesh pattern（图 2）。

此外，高分化腺癌的黏膜还呈现鳞片状或者绒毛状的模样，而它内部的血管则呈现出 loop pattern（图 3）。

这是由于腺管结构的差异决定的，简单地说，腺管比较直立存在的时候呈现出 mesh，而稍微倾斜一些存在时就呈现出 loop 了。

从 mesh pattern 可以推测它的支柱也就是腺管的结构，根据 loop

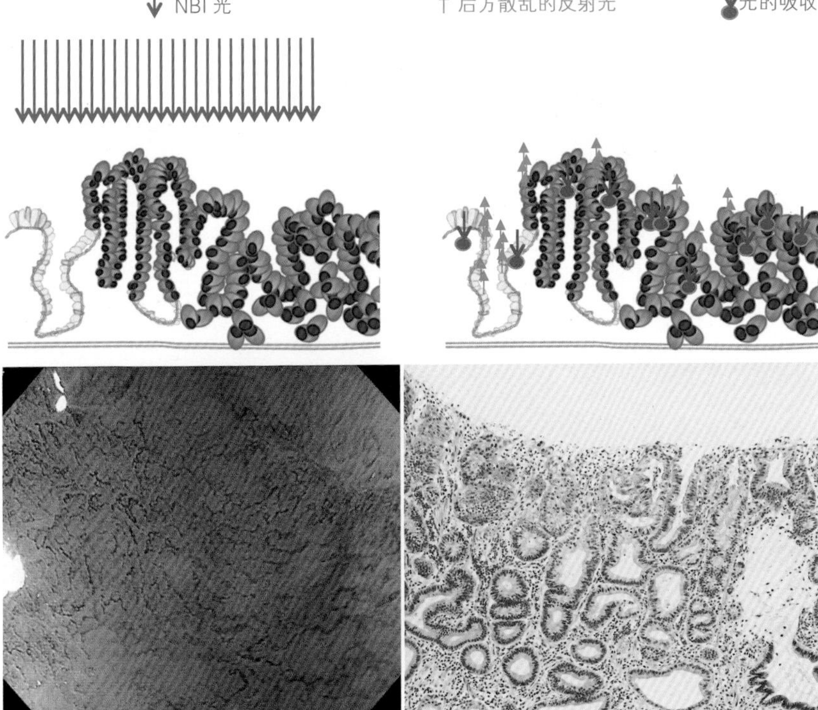

图 1　**腺管结构**

在癌区域因为腺窝的结构不规整，光的反射和吸收也变得参差不齐，导致白色边缘的大小不同和模糊不清。这也是癌区域看上去表面结构和血管结构都不规整的原因。虽然表面结构不清楚，但因为高分化腺癌的血管分布比较均匀，所以可以推测出作为支柱的腺管结构也一定存在。

pattern 的模样（白色边缘＝腺窝边缘上皮）也同样能够推测腺管的结构。能观察到像这样反映腺管结构的特征表现，就可以诊断为高分化癌了。

但是，需要注意的是白色边缘在腺管密度高或者腺窝变浅的时候会表现得很模糊。

另外，即使能观察到白色边缘，但随着组织异型程度的不同，观察到

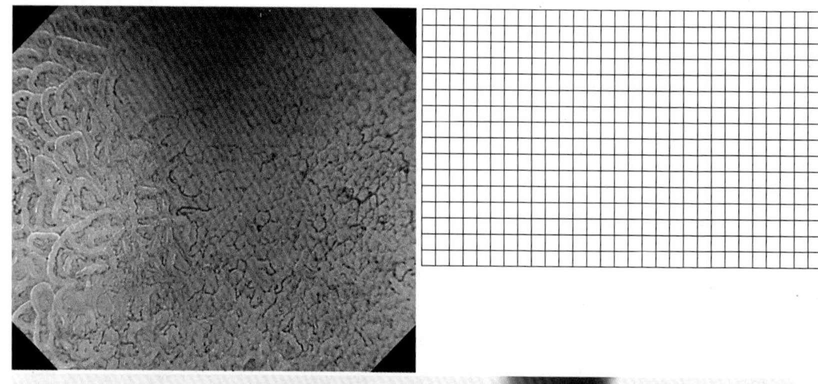

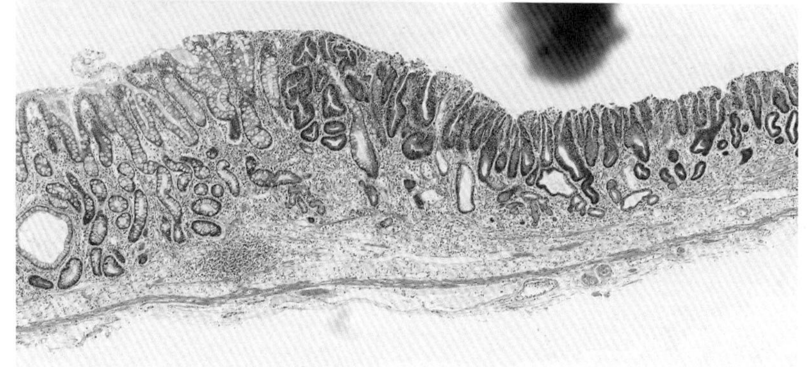

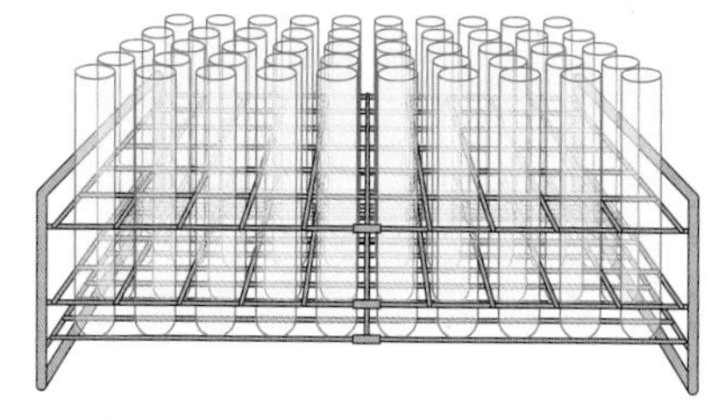

可以想象成排列整齐的试管

图 2 mesh pattern

的表现也会不一样。总之，当看到病变全体呈现出比较均匀的白色边缘，还能观察到网格样的血管时，首先考虑为高分化腺癌还是要好一些。

不过，要是就这么简单，那一听到 NBI 放大内镜就起过敏反应的人就不会那么多了吧！

实际上，能形成完美网格样血管的高分化腺癌并不是大多数，有报

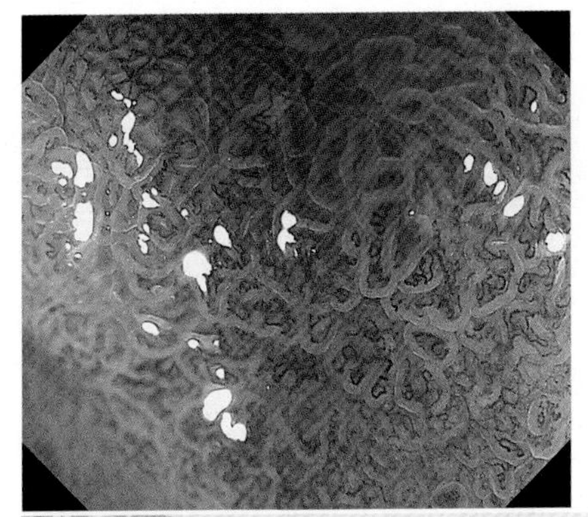

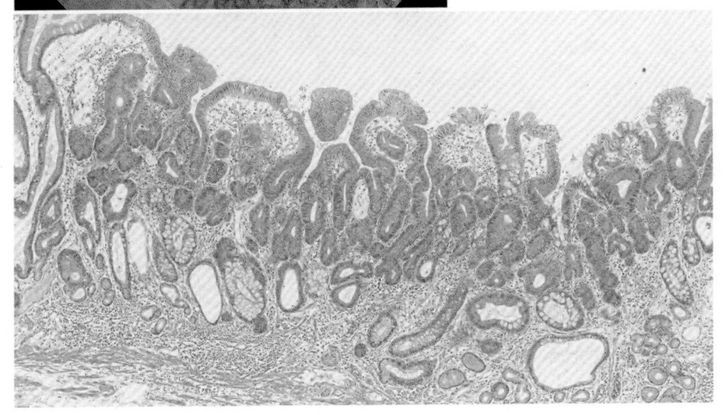

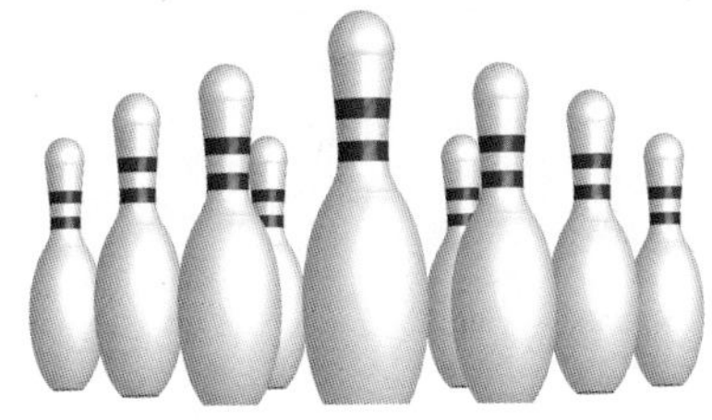

可以想象成保龄球的球瓶

图 3　loop pattern

道称大约只占半数左右。如果把那些不太完美的网格样，或者不太完整的网状都算作原本正常的胃底腺黏膜应该出现的网格状血管的话，那在癌中也看到这样的表现也就不会觉得奇怪了。

相反，要是出现太漂亮的网状也很麻烦，比如那种异型度极低的超高分化癌等，从开始很难一下子就诊断为癌。

"酷" 文献《胃与肠》

八尾建史，長浜孝，田邊寛，他．胃腫瘍性病変の拡大内視鏡診断—拡大内視鏡診断の限界．胃と腸 46(6)：903-914, 2011.

URL http：//medicalfinder.jp/doi/abs/10.11477/mf.1403102256

☞文献说明：VS classification 中诊断为癌时必须要有边界（DL）。这篇论文列举讨论了很难判断边界的病变，其中也包括异型度很低的超高分化癌和未分化癌。

"酷" 知识点：NBI 放大内镜下高分化腺癌的诊断

- 高分化腺癌中能够观察到反映腺管结构的白色边缘。
- 表面构造模糊时，从血管的分布情况可以推测腺管的有无。
- 血管的分布比较均匀，形成网格样的表现时，作为支柱的腺管结构应该存在。

网格的形状坍塌殆尽，或者说已经构不成网状了，就是后面我们要讨论的 irregular mesh pattern，是怀疑中分化腺癌的根据之一。

"无法推测骨架"或者"感觉像是有骨架，想在视觉上进一步确认"时，可以应用 1.5% 醋酸局部喷洒，使得表面结构更加立体化之后便于观察（图 4）。

当然，通过改变光的照射方式、角度或者调整放大倍数也可以获得更好的效果，比如看不清构造的部位应用弱放大倾斜角度观察后，有时就可以看清楚，大家试试看吧！

中分化腺癌的要点是什么？

中分化腺癌虽说也有腺管构造，可是与高分化腺癌相比较，腺管构造的异型性相对更加明显，癌腺管相互愈合或者变小，因此在 NBI 放大内镜观察下，白色边缘呈融合或者模糊等多种表现。血管构造也在粗细和长

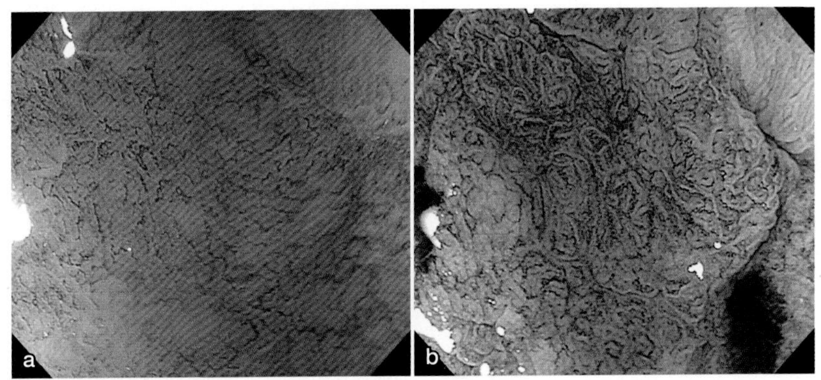

图 4　**醋酸喷洒后的 NBI 放大观察（高分化腺癌）**
a:（此处原书为 NBI，错误！）放大观察下表面结构模糊。
b：喷洒醋酸后表面结构变得更加立体，能够被清晰地观察。

短方面呈现出多种变化。

前面所说的 mesh pattern 之中，当血管粗细不等、走行不规整、出现断裂时，称作 irregular mesh pattern，是怀疑中分化腺癌的主要依据（图5）。

我觉得可能还有一个特征就是与高分化腺癌相比，更容易出现小螺旋襻样的血管。

在明确分化癌的前提下，“感觉只是稍微有点儿漂亮”“不管怎么靠都觉得够不上网状结构”时，就应该怀疑是中分化腺癌（图 6）。

当然，中分化腺癌和高分化腺癌多混在一起，并没有明确的界限划分。

“酷”文献《胃与肠》

八木一芳，佐藤聡史，中村厚夫，他．5. 早期胃癌の画像診断 3)範囲診断のための精密検査(3)拡大内視鏡検査— NBI 併用拡大内視鏡と“化学的”内視鏡診断．胃と腸 44(4)：663-674, 2009.
URL http：//medicalfinder.jp/doi/abs/10.11477/mf.1403101637

☞文献说明：详细说明了分化癌中能观察到的 mesh pattern 和 loop pattern 。并且提及了并用醋酸喷洒后 NBI 放大内镜观察的表现。

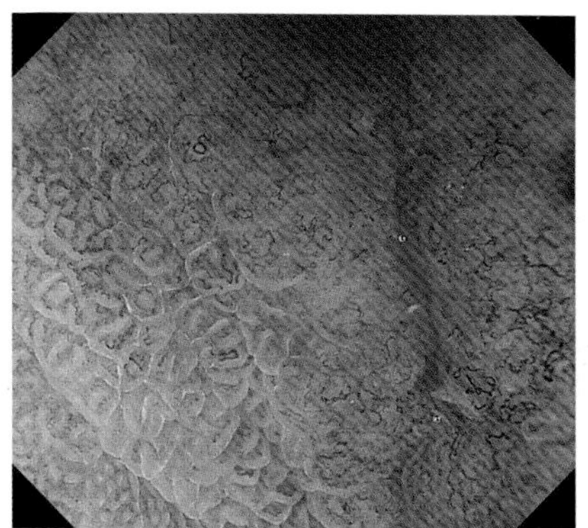

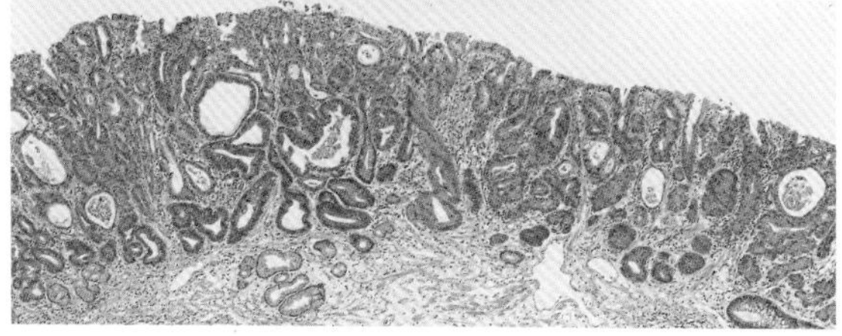

图 5 irregular mesh pattern

在 mesh pattern 之中，当血管粗细不等、走行不规整、出现断裂时，称作 irregular mesh pattern，是怀疑中分化腺癌的主要依据。

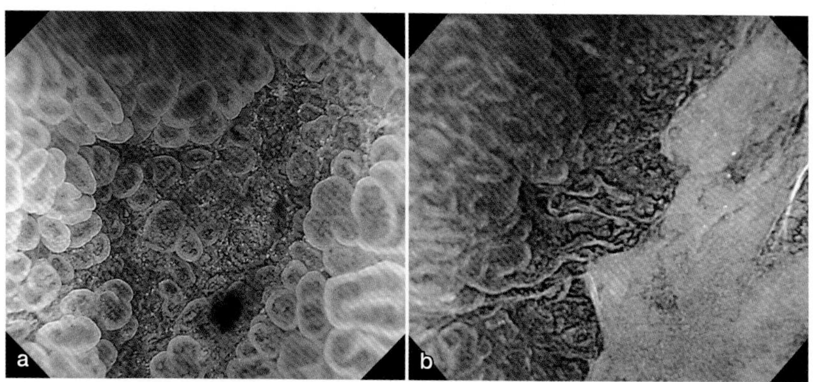

图 6 **中分化腺癌的变化**

a：可见表现结构的融合、模糊，血管也呈小襻样。

b：可见表面结构模糊，血管结构多种多样，还能看到横行的粗血管。

"酷"知识点：NBI 放大内镜下中分化腺癌的诊断

- 中分化腺癌的癌腺管相互愈合或者变小，因此白色边缘容易呈融合或者模糊等表现。
- 血管明显粗细不等、可出现走行不规整、出现断裂等 irregular mesh pattern。

低分化腺癌的要点是什么?

低分化腺癌中，因为腺管结构已经被破坏，基本上观察不到白色边缘，而内部的血管因为没有了腺管这个脚手架支撑，也会变成小的碎片（图 7）。

另外，即便喷洒 1.5% 的醋酸也无法观察到表面结构。

低分化腺癌的血管特点是无法形成网状结构。典型的表现是前面提过的 corkscrew pattern，还有 wavy micro- vessels（不规整地分支、蛇行并且逐渐变细）。此外，还有被各种各样命名的血管，总体特征都是小的碎片样。

典型的低分化腺癌一般可见血管密度减少及表面微结构的模糊，但是早期癌刚刚侵及腺颈部，腺管结构还基本存在时，可能也仅仅能看到窝间部的增宽（图 8）。

在这个时候，也许只有在白光观察下留意色调变化才有可能发现。

低分化腺癌时，随着腺管被破坏的程度不同，观察方法也会有变化，大家应该注意（图 9）。

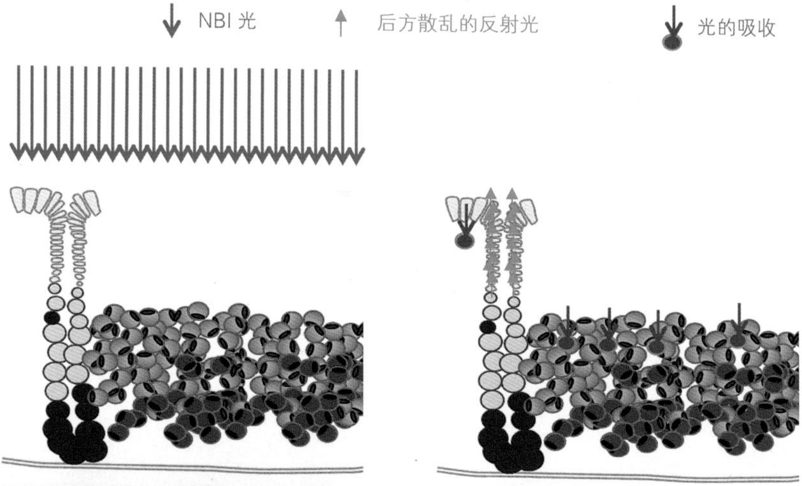

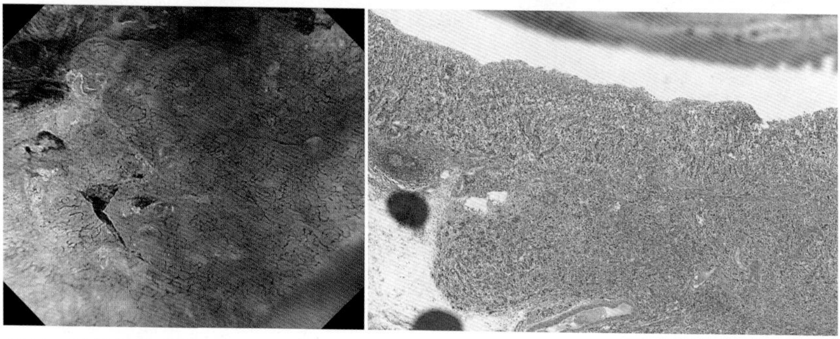

图 7 **低分化腺癌①**

非癌区域因为腺窝边缘上皮的后方散乱反射光而被观察到白色边缘，癌区域因为已经没有腺管结构，无法观察到白色边缘，在区域内部可见散乱的不规整的血管。

"酷"文献《胃与肠》

小林正明，佐藤裕樹，橋本哲，他.「消化管拡大内視鏡診断 2016」拡大内視鏡による胃癌の組織型の診断—未分化型癌. 胃と腸 51(5)：622-633, 2016.

URL http：//medicalfinder.jp/doi/abs/10.11477/mf.1403200623

☞文献说明：未分化腺癌的表现是：①窝间部增宽。② wavy micro-vessels。③ corkscrew pattern。本文对此进行了详细的阐述。此外，提出也有仅仅能观察到窝间部增宽的病例，重点强调了在应用放大内镜观察未分化癌时，不要仅盯着癌自身的表现，而要综合对比观察癌和非癌区域的不同表现。

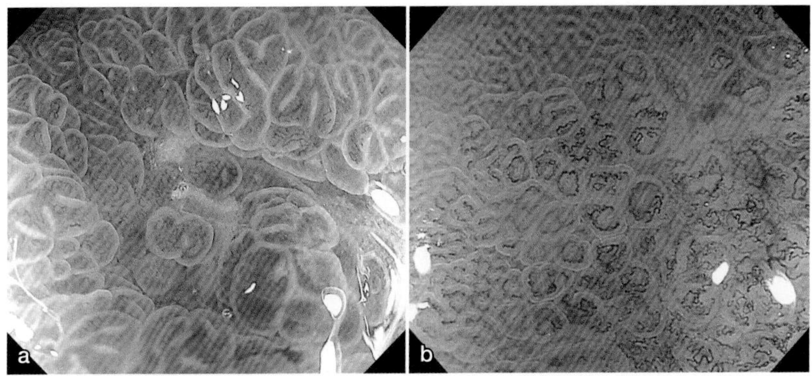

图 8 **低分化腺癌②**

a，b：从窝间部增宽的表现，推测出低分化腺癌的可能。

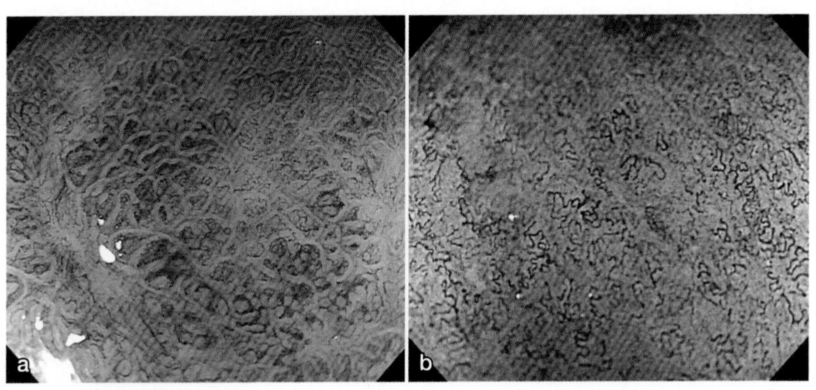

图 9 **低分化腺癌的变化**

a：可见窝间部增宽，有的地方可见微结构的模糊，从而推测是大体局限于腺颈部的正在破坏腺管的阶段。

b：微结构已经消失，可观察到 wavy micro-vessels（相互无关联、曲线或者螺旋状、逐渐变细消失的血管）。

"酷"知识点：NBI 放大内镜观察下低分化腺癌的诊断

- 低分化腺癌的腺管结构被破坏，无法观察到白色边缘，内部的血管因为没有了支柱，变成细小的碎片。
- 血管的特征是细小散乱，无法形成网状结构。
- 局限于腺颈部的早期癌阶段，因为腺管结构仍存在，所以有时候仅仅能从窝间部增宽这一点来推测。

以上就是 NBI 放大内镜下推测组织学分型的要点。

不过，应用 NBI 放大内镜来进行组织型诊断可不是件容易的事儿，下面的小山等的“酷”文献提示，正确诊断率仅仅能达到约 66%。另外，加用醋酸喷洒配合 NBI 放大观察后，正确诊断率可以提升到约 91%，所以在难以诊断的时候请一定要联合应用。

“酷”文献《胃与肠》

小山恒男，友利彰寿，岸埜高明，他．拡大内視鏡による胃癌組織型診断．胃と腸 46(6)：933-942, 2011.

URL http：//medicalfinder.jp/doi/abs/10.11477/mf.1403102259

☞文献说明：设定 3mm 左右的核心区域进行 NBI 放大内镜观察，针对其正确诊断率进行详细分析。放大内镜下表现分为微表面结构和微血管结构，当微表面结构模糊时，一般基于微血管结构来判断组织学类型，此时的正确诊断率分别为：高分化癌 69%、中分化癌 58%、低分化癌 50%，总体约 66%。当加用醋酸喷洒后再行 NBI 放大内镜观察时，正确诊断率分别为：高分化癌 90%、中分化癌 92%、低分化癌 100%，从而得出结论，醋酸喷洒后 NBI 放大内镜检查在胃癌组织学类型判断时非常有用，想做组织学诊断时请一定参考这篇论文。

另外，还要注意胃癌中是有很多混合型存在的。

在这些混合型中，分化癌的 pap+tub 混合癌诊断起来非常困难。此外，虽说当看到表面结构模糊、non-network 血管、wavy micro-vessels 时，是可以判断有未分化癌成分存在，但是当黏膜中层或者更深的区域有 por 成分存在的时候，诊断上还是非常困难的。

“酷”文献《胃与肠》

八木一芳，坂暁子，野澤優次郎，他．組織混在型早期胃癌の内視鏡的特徴—拡大内視鏡．胃と腸 48(11)：1609-1618, 2013.

URL http：//medicalfinder.jp/doi/abs/10.11477/mf.1403113970

☞文献说明：详细地阐述了 NBI 放大内镜观察下混合型早期胃癌的特点。pap 成分的典型放大观察图是球状黏膜模样的中心区域有襻样的血管，这与呈现乳头状结构的 tub 之间鉴别非常困难，所以 pap + tub 混合癌的诊断是很难的。此外，还提示了在黏膜中层或者更深区域从 tub 到 por 移行的病变中，诊断 por 成分也是非常困难的。

📖 小山恒男，高橋亜紀子，友利彰寿，他．組織混在型早期胃癌の内視鏡的特徴—拡大内視鏡．胃と腸 48(11)：1619-1628, 2013.

URL http：//medicalfinder.jp/doi/abs/10.11477/mf.1403113971

☞文献说明：通过施行了 ESD 手术的早期胃癌病例，对比大体标本、病理分型、内镜表现，讨论了它们之间的关联性。提示了有 pap 成分的 0-Ⅰ型癌可能混有未分化，肿瘤直径超过 30mm 时混合型分化癌和混合型未分化癌的可能性都会增加，放大内镜观察下表面结构模糊或者能看到 non-network 血管时术前诊断要考虑混合型未分化癌的可能等。

◆更“酷”一点儿◆

那么，pap 这个词出现了。这个 pap（乳头状癌）虽然也属于分化癌，但是与管状腺癌相比恶性度更高。在 NBI 放大观察下它的特征表现是 VEC pattern。这是圆形上皮内血管模样（vessels within epithelial circle）的缩写，是圆形的腺窝边缘上皮（本书中命名为白色边缘）围绕窝间部区域上皮下血管形成的表现。VEC pattern 阳性的胃癌，组织学上通常会有乳头状结构，需要注意的是常会混有未分化癌的成分并且有较高黏膜下浸润的可能性。

更多 VEC pattern 相关图像请参考专栏 1“要‘酷’必知的胃 NBI 名词”（p173）。

“酷”文献《胃与肠》

📖 金光高雄，八尾建史，長濱孝，他．「消化管拡大内視鏡診断 2016」胃：拡大内視鏡による胃癌の組織型の診断—分化型癌．胃と腸 51(5)：615-620, 2016.

URL http：//medicalfinder.jp/doi/abs/10.11477/mf.1403200622

☞文献说明：提示在 NBI 放大内镜观察下发现的 VEC pattern，在组织学上与乳头状结构密切相关。另外，与 VEC pattern 阴性组相比，阳性组中混有未分化癌及黏膜下浸润的频率都明显增高。

NBI 放大内镜观察时，无论如何都无法诊断的时候，要想到应用靛胭脂染色、醋酸喷洒或者反复观察白光下的色调变化等手段进行综合的判断。

■ 文献

[1] Nakayoshi T, Tajiri H, Matsuda K, et al. Magnifying endoscopy combined with narrow band imaging system for early gastric cancer：correlation of vascular pattern with histopathology(including video). Endoscopy 36：1080-1084, 2004.
[2] 竹内洋司，飯石浩康，上堂文也，他．胃癌組織診断― VS classification system に沿った形態所見分類(案)．胃と腸 46(6)：943-955, 2011.

专栏 1 耍"酷"必知的胃 NBI 名词

在 LECS，WOS，DL，LBC，MJK，POEM，ESD，WGA，VEC，WZ，MCE，TLA，VSCS 中，到底有哪些是用于胃 NBI 诊断的名词呢?

绝对没有笑话别人的意思，但是对这些名词包括它们的正式名称，一个都不清楚的大夫或许也是存在的吧!

现在马上阅读以下的内容，储备好知识以便应对以后学生和年轻医生的提问吧!

这个专栏列举的名词（简写），是深夜 2 点倦意袭来时的我自己认为在学会和研讨会上经常出现的胃 NBI 相关名词，可以说带着我的"独断和偏见"。

所以大家使用这些名词时要慎重，责任方面可是要你们自己负的哦(笑)。

关于这些名词的详细解释，请参照最初出现它们的论文或者书籍。

另外，还要声明的是，并不是没有进入以下列举名词之内的就不重要，而且，以下说明无特定顺序。

●LBC (light blue crest，亮蓝嵴)：

Uedo 等报道的肠上皮化生的特征表现。定义是在胃黏膜表层出现的亮蓝色光线（图 1)。LBC 不是只存在于非肿瘤病变中，在某些上皮性肿瘤中也可以观察到。

· 文献 [1] Uedo N, Ishihara R, Iishi H, et al. A new method of diagnosing gastric intestinal metaplasia：narrow-band imaging with magnifying endoscopy. Endoscopy 38：819-824, 2006.

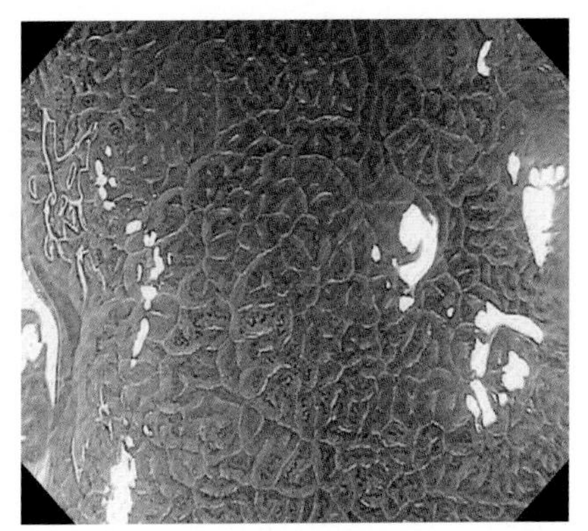

图 1 LBC

当阅读了 LBC 的论文之后，首度自己确认它的时候，真有 MJK（日本女高中生们的口头语，相当于感叹词"真的耶！"）的兴奋感觉。

● **MCE (marginal crypt epithelium)：** 是病理学上的名词，就是腺窝边缘上皮。请参照八尾建史老师的论文[2]。蓝色的窄带光投射到腺窝边缘上皮（MCE）上时，因为后方散乱的光聚集到一起，在观察时呈现出白色的边缘。也可参照本书中田沼老师的“Ⅲ-❼胃 NBI (1)”，“Ⅲ-❽胃 NBI (2)”部分。

· 文献[2] 八尾建史. 正常胃粘膜におけるNBI併用拡大内視鏡所見の成り立ち. 胃拡大内視鏡. 日本メディカルセンター, p75-87, 2009

● **WZ (white zone)：** 八木等在NBI观察时将白色边缘的黏膜表现命名为white zone，特征表现是在NBI观察下黏膜因白色边缘所呈现的管状或者鳞片状的模样，常在放大内镜诊断时使用。不过，这个名词属于内镜描述用语，跟病理学上的用语MCE应该区别使用。

如想更多地了解，请参照以下文献。

· 文献[3] 八木一芳, 味岡洋一. 正常胃粘膜の通常および拡大内視鏡像. 胃の拡大内視鏡診断, 2版. 医学書院, p12, 2014.

· 文献[4] Yagi K, Nozawa Y, Endou S, et al. Diagnosis of early gastric cancer by magnifying endoscopy with NBI from viewpoint of histological imaging：mucosal patterning in terms of white zone visibility and its relationship to histology. Diagn Ther Endosc, 2012.

● **VEC (vessels within epithelial circle) pattern：** Kanemitsu等报道的包括乳头状腺癌在内的乳头状结构在NBI观察下的特征表现。有VEC pattern的分化癌，与没有该表现的分化癌相比，混有未分化成分和黏膜下层浸润的概率都要明显增高。该特征表现的典型图像是圆形的MCE包围的窝间部上皮间质中存在血管（图2）。

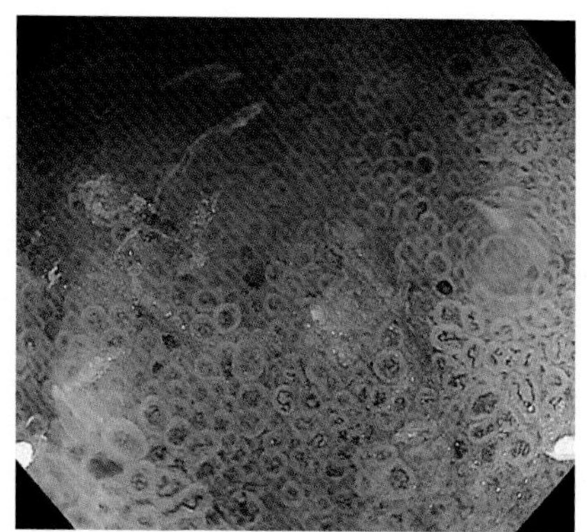

图2 VEC

· 文献[5] Kanemitsu T, Yao K, Nagahama T, et al. The vessels within epithelial circle (VEC) pattern as visualized by magnifying endoscopy with narrow-band imaging (ME-NBI) is a useful marker for the diagnosis of papillary adenocarcinoma：a case-controlled study. Gastric Cancer 17：469-477, 2014.

● WGA（white globe appearance）： Doyama 等报道的早期胃癌的上皮内血管下方存在的不到 1mm 大小的白色的球状物（图 3）。

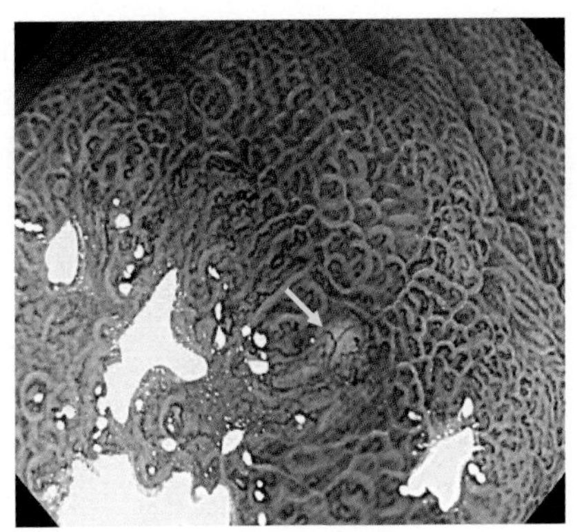
图 3 WGA

WGA 其实就是病理学上已经报道过的特异性的标志物 IND（intraglandular necrotic debris），是扩张的腺管内潴留的坏死物质所导致的表现。因为特异度非常高，所以观察 WGA 出现与否是鉴别癌和非癌的一个重要手段。

· 文献 [6] Doyama H, Yoshida N, Tsuyama S, et al. The "white globe appearance"（WGA）：a novel marker for a correct diagnosis of early gastric cancer by magnifying endoscopy with narrow-band imaging（M-NBI）. Endosc Int Open 3：E120-124, 2015.

· 文献 [7] 土山寿志，中西宏佳，津山翔，他.「消化管拡大内視鏡診断 2016」胃：拡大内視鏡による胃炎，腺腫，胃癌の鑑別診断. 胃と腸 51(5)：594-603, 2016.
URL：http://medicalfinder.jp/doi/abs/10.11477/mf.1403200620

●WOS（white opaque substance）：Yao 等报道的胃隆起型肿瘤中导致上皮下毛细血管模糊不清的白色物质（图 4）。

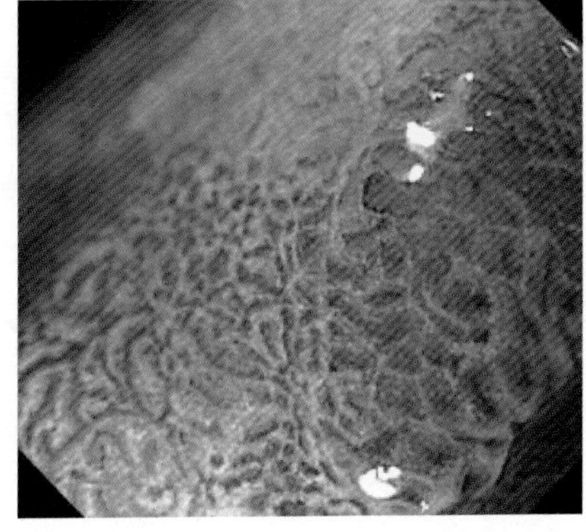
图 4 WOS

现在根据 Yao 等的观点，已经证实 WOS 的本质是上皮内或者上皮下脂肪的沉积。根据 WOS 形状的不同（规整或者不规整），对鉴别腺瘤和癌有一定的帮助。当然不只是肿瘤，在肠上皮化生时偶尔也可以观察到 WOS。

· 文献 [8] Yao K, Iwashita A, Tanabe H, et al. White opaque substance within superficial elevated gastric neoplasia as visualized by magnification endoscopy with narrow-band imaging：a new optical sign for differentiating between adenoma and

carcinoma. Gastrointest Endosc 68：574-580, 2008.
・文献 [9] Yao K, Iwashita A, Nambu M, et al. Nature of white opaque substance in gastric epithelial neoplasia as visualized by magnifying endoscopy with narrow-band imaging. Dig Endosc 24：419-425, 2012.

● **VSCS (VS classification system)：** Yao 等报道的非常简单易懂的放大内镜下新胃癌诊断体系。从微血管结构（micro- vascular pattern；V）和微表面结构（microsurface pattern；S）两方面进行解析。按照一定的标准进行综合诊断。在相关的学会上已经发表了基于 VSCS 和 DL（demarcation line）有无来进行早期胃癌诊断的具体方案（magnifying endoscopy simple diagnostic algorithm for early gastric cancer（MESDA-G）。

想学习胃的 NBI 放大内镜诊断立志成为“酷”内镜医生的请一定阅读以下文献。

・文 献 [10]：Yao K, Anagnostopoulos GK, Ragunath K. Magnifying endoscopy for diagnosing and delineating early gastric cancer. Endoscopy 41：462-468, 2009.
・文献 [11]：八尾建史．胃粘膜における NBI 併用拡大内視鏡所見の成り立ちと診断体系(VS classification system)．胃と腸 46(8)：1279-1285, 2011.
URL：http://medicalfinder.jp/doi/abs/10.11477/mf.1403102315
・文献 [12]：Muto M, Yao K, Kaise M, et al. Magnified endoscopy simple diagnostic algorithm for early gastric cancer（MESDA-G）. Dig Endosc 28(4)：379-393, 2016.

● **TLA (tree like appearance)：** 笔者团队提出的能识别胃 MALT 淋巴瘤等表层型胃恶性淋巴瘤的一种表现。详情请参照本书的“Ⅲ-⑩ 胃 MALT 淋巴瘤”(p186)。需要注意的是，并不是所有的 MALT 淋巴瘤中都会出现，另外有报道称 Mantle 淋巴瘤等病例中也能见到该表现。对于能看到 TLA 的病例，它的意义不仅仅是诊断，对于评定治疗的效果也非常有帮助。

・文献 [13]：野中康一，伴慎一．「消化管拡大内視鏡診断 2016」胃：胃 MALT リンパ腫の拡大内視鏡診断．胃と腸 51(5)：634-640, 2016.
URL：http://medicalfinder.jp/doi/abs/10.11477/mf.1403200624

・文献 [14]：Nonaka K, Ohata K, Matsuhashi N, et al. Is narrow-band imaging useful for histological evaluation of gastric mucosa-associated lymphoid tissue lymphoma after treatment? Dig Endosc 26：358-364, 2014.
・文献 [15]：Nonaka K, Ishikawa K, Arai S, et al. Magnifying endoscopic observation of mantle cell lymphoma in the stomach using the narrow-band imaging system. Endoscopy 42(Suppl 2)：E94-95, 2010.

文献《胃与肠》

胃と腸 51 巻 5 号(2016 年増刊号)「消化管拡大内視鏡診断 2016」.
URL http://medicalfinder.jp/toc/1403/2016/51/5

（野中康一）

⑨ 胃黏膜下肿瘤

镜下表现只是勾选 SMT？我们可不是这样的内镜医生啊

胃黏膜下肿瘤（submucosal tumor，SMT）的内镜诊断非常简单。看到呈黏膜隆起的非上皮性病变，在诊断界面上勾选“胃黏膜下肿瘤（SMT)”就行了。

“喂！！！”，我要忍不住打断一下了。

我们内镜医生没有自尊的吗？这么做可不是内镜医生应该做的工作啊！只是把内镜从患者口中送进去，再拔出来，这样的“医生（技工)”谁都能当吧！还有必要设定专门内镜医生的岗位吗？我的好友滨本老师，把毕生精力都花在透视和超声内镜上，他要是看到你们这样可能都会被气哭的……

但是，像这样的做法在很多的内镜室平常的工作中也是很“平常的”吧！因为没有组织学诊断作为参考，我们也不知道自己的内镜诊断是否正确。因为胃黏膜下肿瘤很多时候都是随诊观察，所以自己的内镜下诊断也经常在不知道正确与否的状态下不了了之。

但是，根据先辈们积累下来的知识和数据是可以推测的啊！只靠推测（乱猜）就能命中 90%，那还不“酷毙了”？当然，即便是推测（乱猜），也是要有一定程序的，下面就把我在研讨会上讲过的胃黏膜下肿瘤诊断程序给大家介绍一下。

酷吧！胃黏膜下肿瘤的诊断程序！

首先，请参考“❶内镜诊断的基础”中的“有病变时的诊断程序”(p4)。不管是上皮性肿瘤还是黏膜下肿瘤，诊断阅片程序应该都是一样的，要是不一样，那也就没有程序之说了。

①背景胃黏膜如何？这个后面再详细说明，一般胃类癌的背景胃黏膜

的特点是，与胃窦黏膜相比胃体萎缩更明显的 A 型胃炎（自身免疫异常）居多。因此，SMT 背景胃黏膜的观察也如同上皮性肿瘤一样重要。

接着的流程就是：②什么位置？③大小（尺寸）？④外观如何（详细描述）？⑤有什么可能？这个“②什么位置？”也很重要，比如：

“酷”知识点：黏膜下肿瘤的好发区域

- 胃类癌好发在 ECL 细胞分布的胃底腺区域。
- 胃 GIST 在 U、M 区域多见。
- 异位胰腺好发部位在胃窦。

“酷”文献《胃与肠》

平川克哉，松本主之，中村昌太郎，他.「消化管の粘膜下腫瘍 2004」消化管カルチノイドの診断と治療 1)胃．胃と腸 39(4)：575-582, 2004.
URL http://medicalfinder.jp/doi/abs/10.11477/mf.1403100498
☞文献说明：关于胃类癌的诊断和治疗，从中可以学到更深层次的知识。p575 右段下方介绍了胃类癌的病理和临床分型。

小澤広，門馬久美子，吉田操，他.「消化管の粘膜下腫瘍 2004」消化管粘膜下腫瘍の内視鏡診断：通常内視鏡所見からみた鑑別診断 1)上部消化管．胃と腸 39(4)：446-456, 2004.
URL http://medicalfinder.jp/doi/abs/10.11477/mf.1403100485

☞文献说明：关于胃 GIST，在 p452 登载了漂亮的典型病例图片，同时讲解了疾病的特征以及鉴别要点。p452 右段下方登载图片并介绍了异位胰腺的特征以及鉴别要点，并提示其在胃的良性黏膜下肿瘤之中排在 GIST 之后，列第二位。

Nonaka K, Ban S, Hiejima Y, et al. Status of the gastric mucosa with endoscopically diagnosed gastrointestinal stromal tumor. Diagn Ther Endosc 2014：429761, 2014.

下面再回到前面所说的 SMT 诊断程序，对于“④外观如何（详细描述）？”这一点，先拿活检钳试着怼一怼（碰一碰）病变再说。

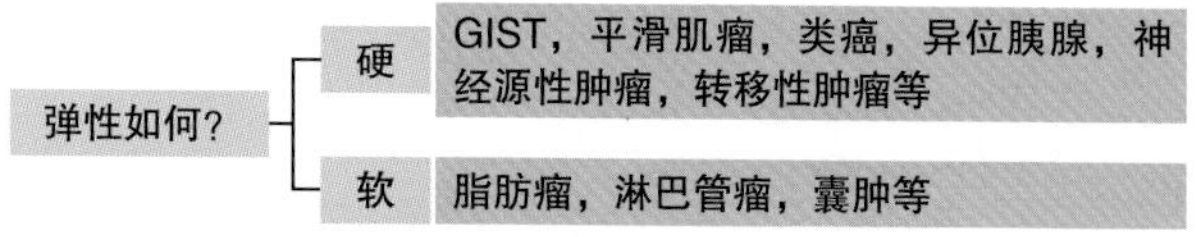

图 1 **判断弹性的流程图**

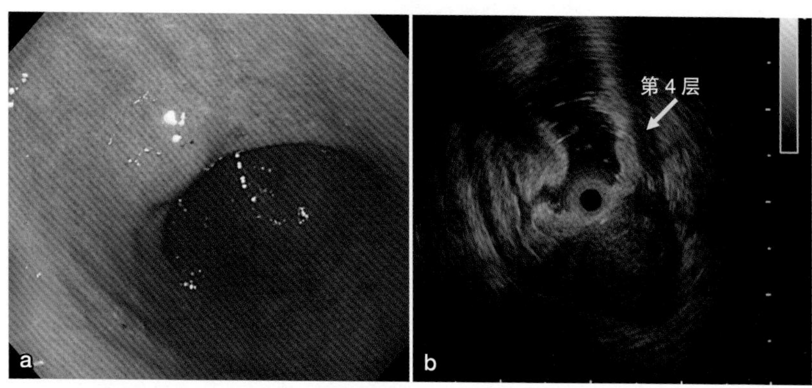

图 2 **弹性硬，难以推动的胃黏膜下肿瘤**

a：普通白光观察，可见胃体下部小弯偏前壁约 15mm 大小微隆起的黏膜下肿瘤。
b，超声内镜观察，可见与第 4 层接续的低回声肿瘤（黄色箭头）。

怼一怼（碰一碰），判断是硬是软，接着就可以像图 1 的流程图那样区分开了。

下一步根据是否可以推动再来判断，在判断之前，先要想想意义所在。如果不容易推动，就说明肿瘤是来自肌层，或者已经跟肌层紧密相接（图 2）。

“酷”知识点：黏膜下肿瘤是否可以推动

- 黏膜下肿瘤如果不容易推动，就说明肿瘤是来自肌层，或者已经跟肌层紧密相接。

单发还是多发也很重要，如果是胃体部多发质硬的黏膜下肿瘤，要首先怀疑是类癌。这时背景胃黏膜有助于诊断。如果是 A 型胃炎（胃体部

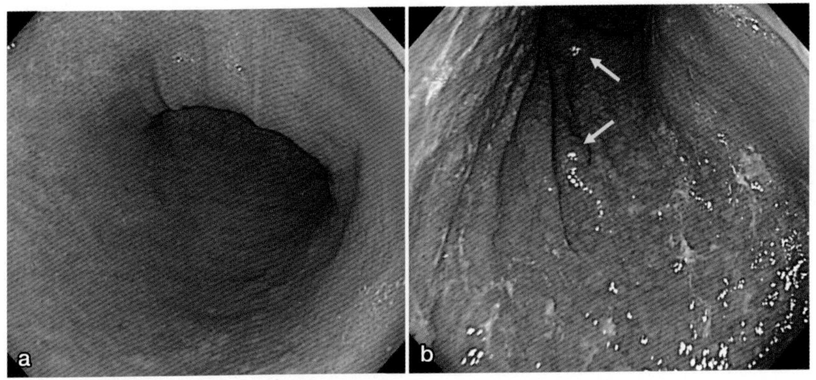

图 3　**背景黏膜是 A 型胃炎的胃类癌**

a：胃窦到胃体下部黏膜比较漂亮，无明显萎缩。
b：胃体黏膜广泛附着白色浑浊黏液，可见萎缩和肠上皮化生，胃体中部大弯可见黏膜下肿瘤（黄色箭头），ESD 的结果提示为类癌。

萎缩明显，胃窦部无明显异常），那就更加提示类癌的诊断了（图 3）。

反过来，如果发现了黏膜下肿瘤（也有活检提示类癌的情况），当怀疑 A 型胃炎的时候，也要警惕是否还有其他未知黏膜下肿瘤的可能性，此时应该再进行一次全胃的观察。

注意!! **虽然严格来说类癌属于上皮性肿瘤，但是发生部位在黏膜深层，而且增殖的主体多在黏膜下层以下。**

如果质硬且难以推动，需要和肌层由来的 GIST（gastrointestinal stromal tumor）和平滑肌瘤进行鉴别。

质硬的类癌诊断就是以上这些，异位胰腺因为好发在胃窦部，诊断上比较容易（图 4）。如果在隆起的顶部还出现了脐样凹陷，那就更加不会错了。

对于转移性肿瘤（图 5，乳腺癌胃转移），当然基础疾病的相关临床信息非常重要，病变中央一般会伴有溃疡。

"酷"知识点：转移性胃癌的原发灶

- 在原发灶中肺癌和食管癌较多。

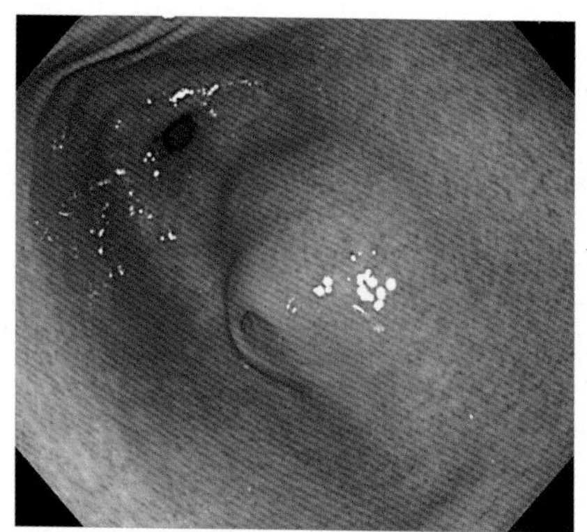

图 4　**异位胰腺**

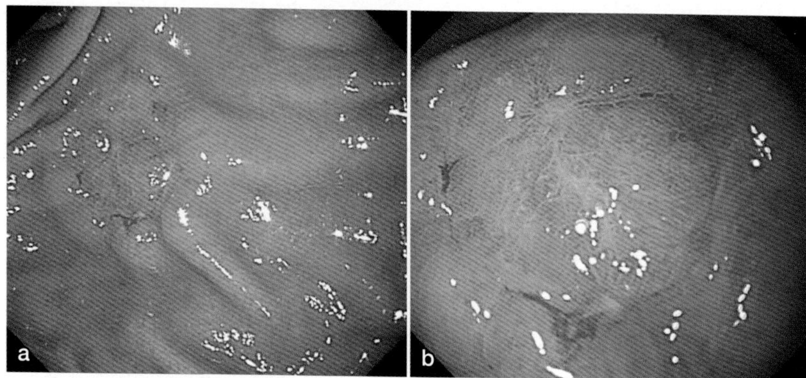

图 5　**转移性胃癌（乳腺癌的胃转移）**

"酷"文献《胃与肠》

小澤広，門馬久美子，吉田操，他. 「消化管の粘膜下腫瘍 2004」消化管粘膜下腫瘍の内視鏡診断：通常内視鏡所見からみた鑑別診断 1) 上部消化管. 胃と腸 39 (4)：446-456, 2004.

URL http://medicalfinder.jp/doi/abs/10.11477/mf.1403100485

☞文献说明：登载了漂亮的图片，并归纳总结了内镜下黏膜下肿瘤的鉴别要点、黏膜下肿瘤发病率、代表性疾病的鉴别要点。指出当发现黏膜下肿瘤时，应该按照以下因素仔细观察：①形状。②所在部位。③大小。④颜色。⑤表面性状。⑥有无凹陷。⑦有无溃疡形成。⑧硬度。⑨是否多发。想进一步提升自己的请一定熟读这篇文献。

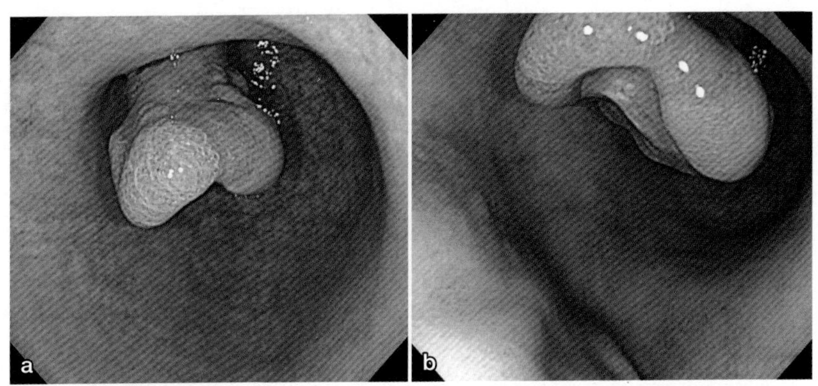

图6 **炎性纤维性息肉（IFP）**
普通白光观察下呈龟首样表现。

“酷”或“不酷”暂且不提，对于“④外观如何（详细描述）？”这一点如果能牢记的话，是没有坏处的。比如，胃窦见黏膜下肿瘤呈龟首样表现，直接诊断为炎性纤维性息肉（inflammatory fibroid polyps，IFP）的话，你的正确诊断率可能会很高的（图6）。

对于黏膜下肿瘤的诊断，超声内镜（EUS）下的表现极为重要。然而，并不是所有医院所有病例都能进行超声内镜检查的，还得仰仗最基本的普通观察。

EUS下一般表现为低回声肿瘤，因此相应的GIST、平滑肌瘤、类癌、神经鞘瘤等类似疾病的鉴别也就来了。如果像我们前面的流程图那样，先用钳子怼一怼（碰一碰）的话，根据硬度那不就可以先做出大体的区分了吗？（笑）

当然，超声内镜观察如果是与肌层接续，是可以判断为肌源性肿瘤（GIST、平滑肌瘤）的，并且还可以明确内部回声是否均匀等情报。但我想提醒大家要牢记的是，单纯靠回声的高低是无法鉴别GIST、平滑肌瘤、类癌、神经鞘瘤的，还得依靠包括普通观察在内的各种推测（乱猜）。而最终的确定诊断还是要根据病理。

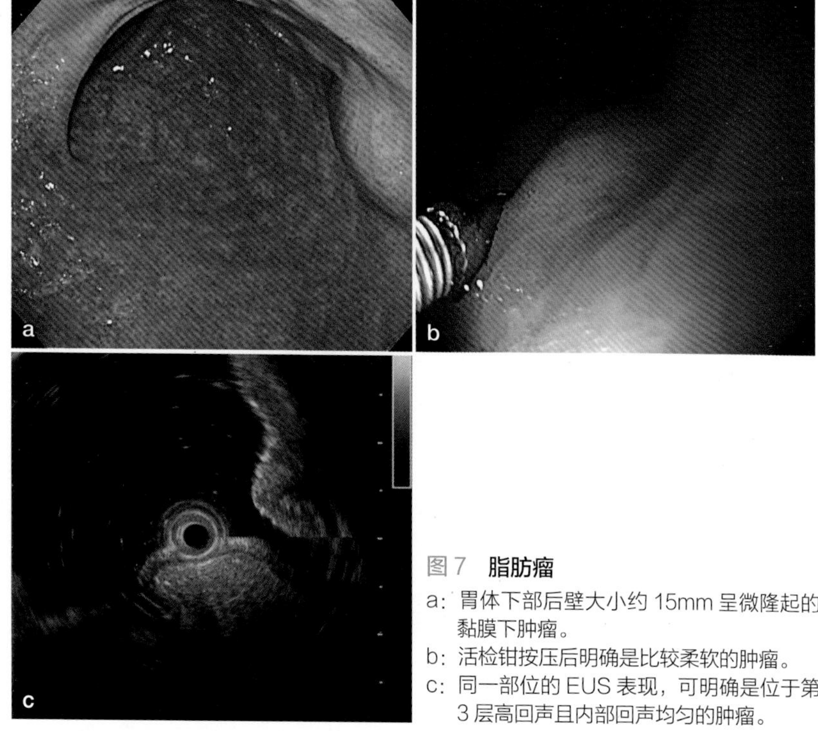

图 7　**脂肪瘤**

a：胃体下部后壁大小约 15mm 呈微隆起的黏膜下肿瘤。

b：活检钳按压后明确是比较柔软的肿瘤。

c：同一部位的 EUS 表现，可明确是位于第 3 层高回声且内部回声均匀的肿瘤。

质软的黏膜下肿瘤基本上都不需要治疗，所以也不用太过担心。如果发黄，就是脂肪瘤；如果不发黄，就按囊性病变记载，基本上也不会错。当然要是进行 EUS 检查的话，脂肪瘤呈高回声（白色）表现，鉴别上也很容易（图 7)。

对于胃黏膜下肿瘤的鉴别诊断，并不需要把什么都列举出来，按照程序观察后根据多个情报进行综合判断（图 8)，就可以快速识别鉴别要点。这就是“酷”的秘诀。

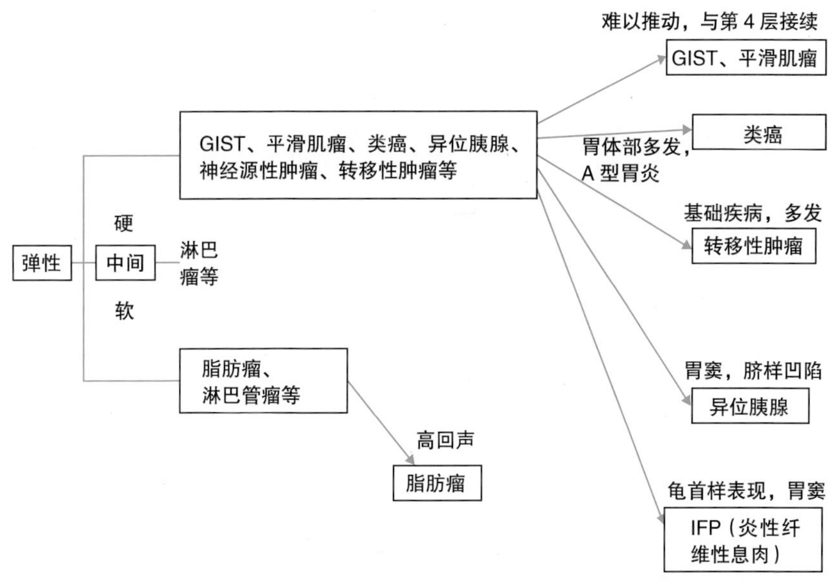

图 8　**胃黏膜下肿瘤的诊断流程图**

"酷"知识点：食管的平滑肌瘤和 GIST

- 食管黏膜下肿瘤中发病率最高的是平滑肌瘤，约占 80%。
- 与胃不同，食管的 GIST 非常罕见，只要发现完全就可以写病例报道。
- 食管中如果发现 GIMT（Gastrointestinal mesenchymal tumor），你完全可以酷酷地诊断平滑肌瘤 >GIST。

"酷"文献《胃与肠》

岩下明德，大重要人，原岡誠司，他．gastrointestinal stromal tumor(GIST)の臨床病理—消化管間葉系腫瘍の概念の変遷と GIST の定義・臓器特異性を中心に．胃と腸 36(9)：1113-1127, 2001.

URL http://medicalfinder.jp/doi/abs/10.11477/mf.1403103294

☞文献说明：报道中提示 GIST 有脏器特异性，在食管中比较罕见，而在大肠恶变的概率较大。关于 GIST 的定义、恶性度指标、组织发生等都做了讲解，是对理解 GIST 很有帮助的一篇论文。

⑩ 胃 MALT 淋巴瘤

要是不怀疑可就诊断不了啊！
从今天开始，你的正确诊断率和"酷"指数都要达到 90% 了！

胃 MALT 淋巴瘤
——虽说发病率低，但是你真没遇到过吗？

胃 MALT 淋巴瘤的发病率占胃原发恶性淋巴瘤的 40% ~ 50%，占胃原发恶性肿瘤的 1% ~ 5%，是比较罕见的肿瘤。

"酷"文献《胃与肠》

田近正洋，中村常哉，田中努，他.「消化管悪性リンパ腫 2014」胃 MALT リンパ腫の診断と治療—診断．胃と腸 49(5)：603-615, 2014.

URL http://medicalfinder.jp/doi/abs/10.11477/mf.1403114142

☞文献说明：胃 MALT 淋巴瘤在为原发恶性肿瘤中比较罕见，内镜下表现多种多样。介绍了根据 *HP* 除菌疗法的反应性和 API2-MALT1 融合基因的有无分为 3 类进行诊疗的方法。并提示应用 NBI 放大内镜检查，通过观察腺管结构的变化及捕捉异常血管，行定向活检。可以提高正确诊断率，是对诊断胃 MALT 淋巴瘤非常有帮助的一篇文章。

发病率确实不高，但是，在临床上难道就没遇到过吗？

"没遇到过……"

那可不是没遇到过，而是漏掉了没有发现吧！

胃 MALT 淋巴瘤的内镜下表现多种多样，是非常难诊断的疾病之一。基本上属于不怀疑就根本诊断不出的疾病。有报道称第一次内镜检查能够诊断的仅有 11% ~ 22%，即使活检，能够诊断的也只有 50% ~ 75%。

图 1 中的病例都是 MALT 淋巴瘤，看了这些就知道它的镜下表现多种多样了吧！

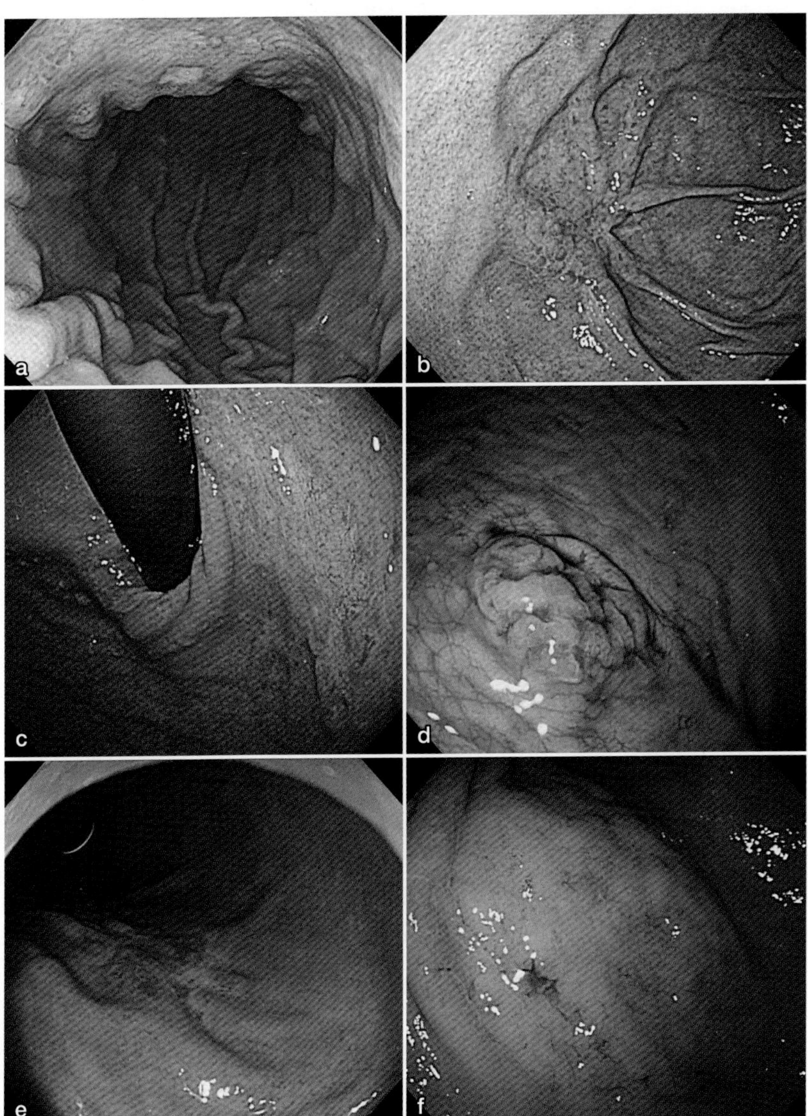

图 1 胃 MALT 淋巴瘤各种各样的内镜下表现

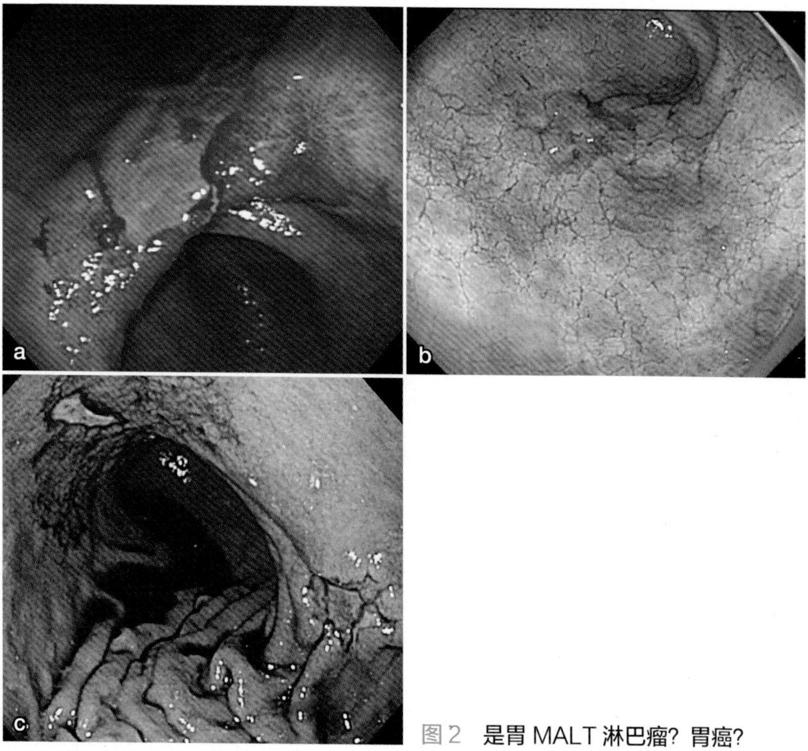

图2 是胃 MALT 淋巴瘤？胃癌？

那么，图2的3个病例怎么样呢？

是胃 MALT 淋巴瘤？或者胃癌？

答案都是胃 MALT 淋巴瘤。大多数的医生可能都会诊断为胃癌（低分化型）吧！实际上这3个病例都是在外科准备做手术的，因为术前行止血夹标记而来做内镜检查的。

"酷"文献《胃与肠》

横井太紀雄，中村常哉，中村栄男．表層型胃悪性リンパ腫の病理学的鑑別診断—特徴的な肉眼形態と組織像．胃と腸 36(1)：13-20, 2001.

URL http://medicalfinder.jp/doi/abs/10.11477/mf.1403103123

☞文献说明：胃 MALT 淋巴瘤由染色体异常引发，最常见的是 t 11；18)(q21；q21) 染色体移位。文章还讨论了诊断和选择不同治疗方法的病理学线索。

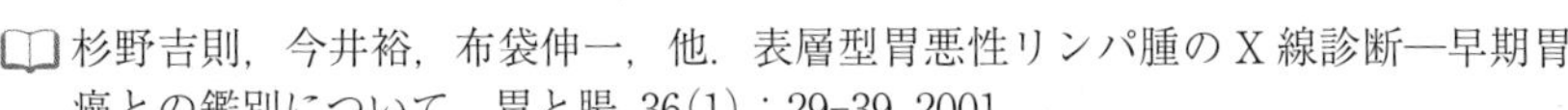

杉野吉則，今井裕，布袋伸一，他．表層型胃悪性リンパ腫の X 線診断—早期胃癌との鑑別について．胃と腸 36(1)：29-39, 2001.
URL http://medicalfinder.jp/doi/abs/10.11477/mf.1403103126

☞文献说明：讨论了胃 MALT 淋巴瘤和早期胃癌在 X 线上如何鉴别。提示如果在 X 线上出现了颗粒状黏膜、轮廓不清的表面凹陷、黏膜皱襞的肥厚、多发溃疡、点状的阴影斑、不规整的线状阴影，那么明确诊断的可能性就很大。

褪色的凹陷性病变
——这可是内镜医生绝对不应该漏掉的表现啊！

内镜医生绝对不应该漏掉的表现是褪色的凹陷性病病变（图 3)。

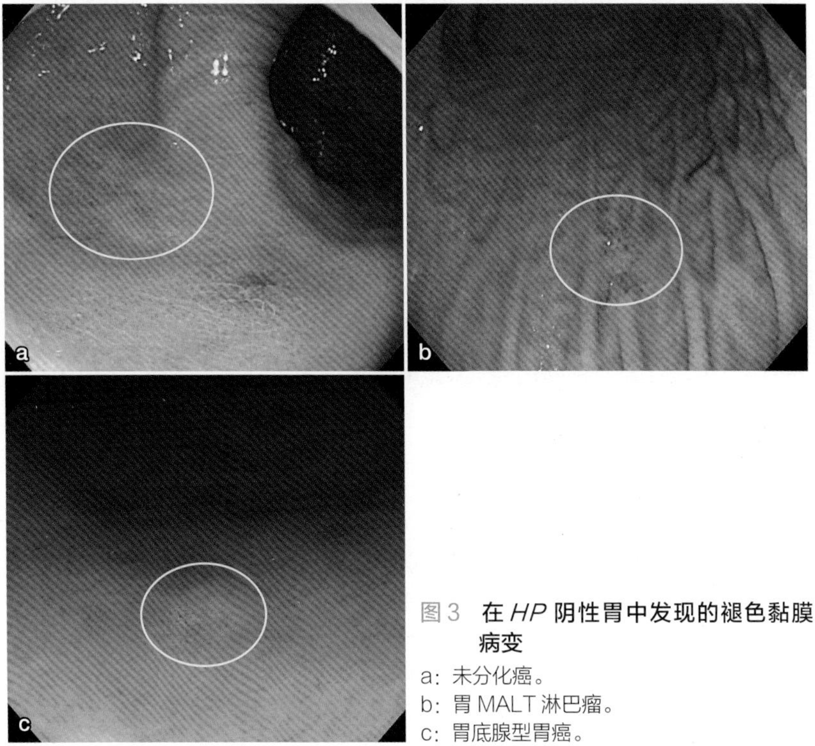

图 3　在 *HP* 阴性胃中发现的褪色黏膜病变

a：未分化癌。
b：胃 MALT 淋巴瘤。
c：胃底腺型胃癌。

"酷"知识点：褪色凹陷性病变都是什么

❶ 未分化癌。
❷ 胃 MALT 淋巴瘤。
❸ 局限性的萎缩。
❹ 胃底腺型胃癌。

能够在鉴别以上 4 种疾病的前提下进行诊断，那就绝对不会错了。①是绝对不允许漏诊的。②在鉴别的时候可能会有犹豫，不过考虑到它与早期胃癌相比较，有边界不清、多发病变、黏膜自身光泽度增强等特点，某种程度上还是可以鉴别的。

更酷一点的是④胃底腺型胃癌，这个要是也可以鉴别，那就更不会错了。不过，我倒是不建议把所有的病变都往鉴别诊断记录单上写，那张记录单上应该写的是最应该考虑的鉴别项目和理由。

还有重要的一点，当怀疑胃 MALT 淋巴瘤并进行活检时，病理送检记录单上一定要写上你的想法。

最没营养的病理记录单是这样写的：有凹陷，r / o：Ⅱc

哎呀呀，你的记录单应该不会就是这样写的吧！（笑）

"酷"知识点：早期胃癌和酷似早期胃癌的胃 MALT 淋巴瘤在普通内镜下的鉴别要点（更加怀疑 MALT 淋巴瘤的要点）

- 与早期胃癌相比，边界不清。
- 多可发现多个病灶。
- 自身黏膜有光泽。

太酷了！用 NBI 放大内镜观察胃 MALT 淋巴瘤

■ 可以提高正确诊断率的 TLA（tree like appearance）表现（图 4）

应用 NBI 放大内镜观察对诊断胃 MALT 淋巴瘤非常有帮助，我为什

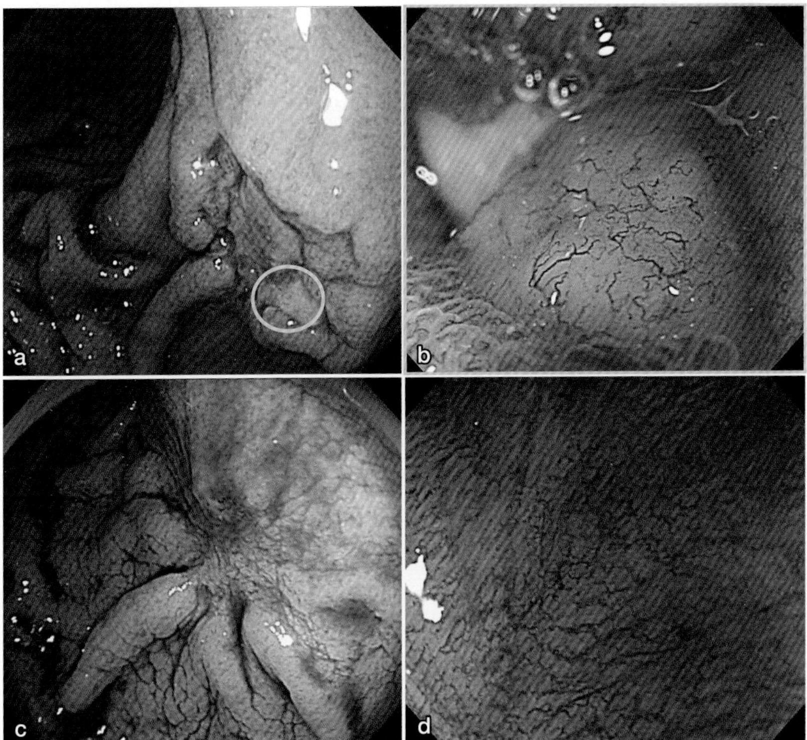

图 4　除菌疗法前后胃 MALT 淋巴瘤在普通内镜白光观察下及 NBI 放大观察下的变化

a：靛胭脂染色图。胃体上部后壁伴有Ⅱc 样浅凹陷的溃疡性病变。
b：NBI 放大观察（a 中黄色圆圈内）腺管结构消失，在有光泽的黏膜上存在恰似树干上分支出来的树枝一样的异常血管，我们将这种血管命名为 TLA（tree like appearance）。
c：除菌治疗成功后，病变部位形成了伴有皱襞纠集的瘢痕（靛胭脂染色图）。
d：除菌后 b 中病变部位 NBI 放大观察图像的变化，能看到腺管结构，树枝样血管消失。

么说得这么自信呢？因为如果看到了图 4b 中那样的表现，诊断为 MALT 淋巴瘤的概率极高。

笔者将这种表现命名为 TLA（tree like appearance）。

定义 **腺管结构消失，在有光泽的黏膜上存在的树枝分支样异常血管。**

但是，并不是所有的胃 MALT 淋巴瘤都会出现这种 TLA 的表现，我们的后续研究发现约 75% 的病例会出现这种 TLA。在有 TLA 的病例中，还可以根据它来判断除菌治疗或者放射线治疗的效果（图 4）。

"酷" 文献《胃与肠》

野中康一，伴慎一.「消化管拡大内視鏡診断 2016」胃 胃 MALT リンパ腫の拡大内視鏡診断. 胃と腸：51(5)：634-640, 2016.

URL http://medicalfinder.jp/doi/abs/10.11477/mf.1403200624

☞文献说明：文章登载了漂亮的图片，详细介绍了我们命名的 TLA，它对胃 MALT 淋巴瘤的诊断非常有帮助，请一定学会并在临床上广泛应用。

■ 与未分化胃癌的鉴别要点

NBI 放大内镜观察对同样呈褪色凹陷性病变的未分化癌和胃 MALT 淋巴瘤的鉴别非常有帮助。单纯从腺管结构来看，两种疾病都表现为腺窝间部的增宽和腺管结构的消失。所以鉴别的重点在于对微小血管图像的评价。

未分化胃癌存在短缩的异常血管，有明显的血管粗细不等，或者血管中断等表现（图 5a）。与之相对应的胃 MALT 淋巴瘤的异常血管很少粗细不等。只是表现为酷似树干上分支出来的树枝一样末梢变细的异常血管（图 4b）。

某些特殊病例中也有树枝样血管和短缩血管混合存在的情况。这个时候的短缩血管的粗细相对比较一致，与未分化胃癌的短缩、中断并且粗细不等的异常血管不同，依然可以鉴别（图 5）。

■ 胃底腺型胃癌与未分化胃癌的鉴别要点

关于胃底腺型胃癌和未分化胃癌在内镜下鉴别要点，未分化胃癌一般在腺颈部发生，像置换胃底腺一样进展。因为会破坏腺窝［请参照“Ⅲ-❷

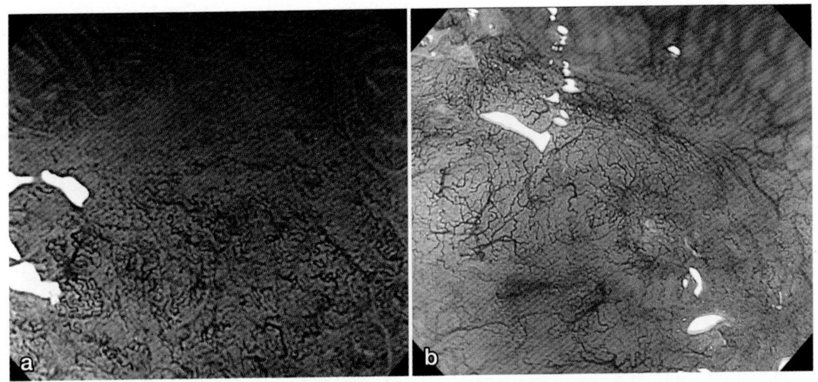

图 5　**与未分化胃癌鉴别时需要注意的胃 MALT 淋巴瘤在 NBI 放大内镜下的表现**

a：未分化胃癌的 NBI 放大内镜观察图。

b：胃 MALT 淋巴瘤的 NBI 放大内镜观察图。
可见树枝样异常血管和短缩血管混合存在，需要跟未分化胃癌鉴别的是，与 a 相比粗细不等的短缩血管较少，未见到中断的血管。

早期胃癌　分化癌？未分化癌？先把这个分清吧！”（p76）]，最初腺管结构与周围相比会显得膨胀，之后腺管结构呈消失倾向，同一病灶部位可见短缩的螺旋状异常血管（corkscrew pattern，或者 wavy micro-vessels），依据以上几点一定程度上可以鉴别。白光观察下见到病灶处有落差的清晰边界时也应该高度怀疑未分化胃癌。

而对于胃底腺型胃癌，肿瘤一般由黏膜深层开始在中层密集增殖，虽说也置换胃底腺，但最表层的非癌上皮仍然存在，所以白光观察下呈现出褪色改变，从而得以鉴别。并且病变部位多可见扩张的树枝状血管，这在某种程度上也能够鉴别。图 6 所示病例没有明确的树枝状血管，病变也在胃窦大弯，那不是典型的病例，请不要觉得奇怪。

胃 MALT 淋巴瘤的内镜下表现多种多样，有的呈褪色的凹陷性病变，有的呈光泽的黏膜下隆起样改变，有的呈铺路石样的改变。

当出现这些表现时，一定要意识到胃 MALT 淋巴瘤的可能。如果发

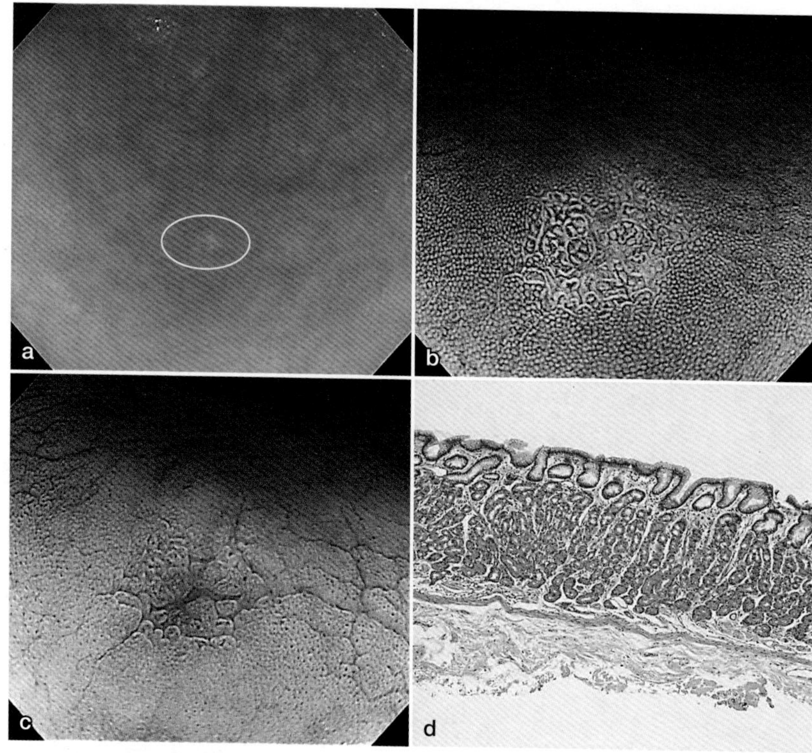

图 6 1 例胃底腺型胃癌

a：白光观察下见胃窦大弯约 5mm 的褪色浅凹陷病变。
b：a 的黄圈部分的 NBI 低倍放大观察，可见病变周围黏膜结构呈正常胃底腺黏膜的小圆形结构。
c：靛胭脂染色观察，可见有少量色素残留。
d：病理图，表面覆盖正常上皮，诊断为胃底腺型胃癌。
（图像提供：山鹿中央病院 木庭郁郎老师，中屋照雄老师）

现多个这样的病灶，就要更加高度怀疑。如果 NBI 放大内镜观察下提示了 TLA 改变，那就更加可以确信是这个诊断了。

"酷"文献《胃与肠》

上山浩也，八尾隆史，松本健史，他．胃底腺型胃癌の臨床的特徴—拡大内視鏡所見を中心に—胃底腺型胃癌の NBI 併用拡大内視鏡診断．胃と腸 50(12)：1533-1547, 2015.

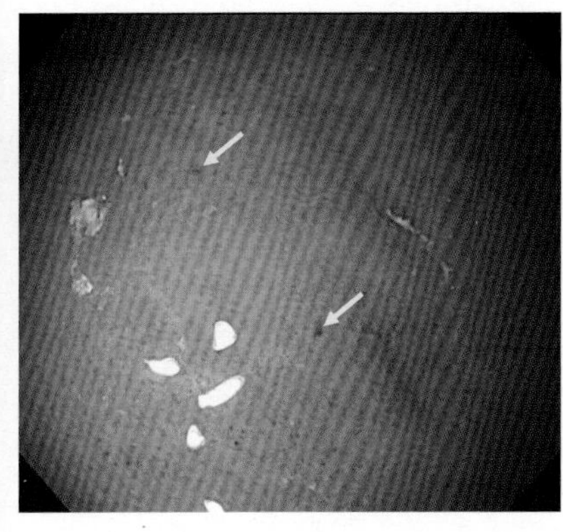

图 7 **胃黏膜的黑色色素沉着**
普通白光观察图。

URL http://medicalfinder.jp/doi/abs/10.11477/mf.1403200469

☞文献说明：报道了应用包括 NBI 放大内镜观察在内的内镜检查进行胃底腺型胃癌诊断时，普通内镜白光观察和 NBI 放大观察的 4 大特征。

"酷"知识点：**胃底腺型胃癌的特征**

- U 区域较多（因为本病好发于胃底腺残存的部位）。
- 褪色（发白）。
- 表层血管的增生扩张（树枝状的血管）。
- 黏膜下肿瘤样的形态（严格来说是上皮下肿瘤）。
- 黑色的色素沉着（图 7）。

学到以上的内容，可以把胃 **MALT** 淋巴瘤的初次诊断正确率从 1%～22%提升到 90% 以上，这样够"酷"了吧！

■ 文献

[1] Taal BG, Boot H, van Heerde P, et al. Primary non-Hodgkin lymphoma of the stomach：endoscopic pattern and prognosis in low versus high grade malignancy in relation to the MALT concept. Gut 39：556-561, 1996.

[2] Nonaka K, Ohata K, Matsuhashi N, et al. Is narrow-band imaging useful for histological evaluation of gastric mucosa-associated lymphoid tissue lymphoma after treatment? Dig Endosc 26：358-364, 2014.

⑪ 胃溃疡

这个溃疡是良性的？进展期癌？恶性淋巴瘤？蚕食像到底是什么啊？

当发现溃疡的时候，要注意区分是良性溃疡，还是合并癌，或者是其他疾病（如恶性淋巴瘤等）。首先意识到这不是个好的病灶，然后再重点反复观察，这样的过程非常重要。那么，这些疾病的鉴别点又是什么呢？

关于溃疡性病变的鉴别，有很多书中都介绍过，下面我们来整理一下。

记住下面的表 1，在鉴别诊断时照表进行当然也可以，但是在实际检查过程中需要相当熟练才好。对于初学者来说，要有意识地在观察时把能反映溃疡的软硬度、皱襞纠集的样子、溃疡的形态及溃疡底的性状等图片尽可能地摄取，从而方便以后的整理分析。

还有，要调整空气量后摄图，活检时尽量能体现出病变的凹陷程度及软硬度。并且尽量从多个角度观察病变的各个部位并留图。

"酷"知识点：胃溃疡性病变的观察技巧

初学者要有以后整理分析的准备，所拍摄的图片要能够判断。

- 溃疡的软硬度（参照 p217“专栏 ③：溃疡的硬度是指什么？软的溃疡是指什么？”）
- 皱襞纠集的样子。
- 溃疡的形态及溃疡底的性状。

表 1 **胃溃疡、进展期胃癌、淋巴瘤的鉴别点**

	胃溃疡（活动期）	胃溃疡（治愈期）	胃溃疡（瘢痕期）
溃疡的性状	平坦、多为圆形 光滑 比周围黏膜低	平坦、圆形 缩小、变浅	消失，变成边界不清晰的凹陷 发红→白色
溃疡边缘	边界清晰 有时白苔会突出	边缘出现栅栏状再生黏膜	
周围的表现	黏膜保持伸展性 纠集的皱襞逐渐变细 与周围黏膜无明显落差	会有皱襞纠集，皱襞的最前端终止于溃疡边缘	皱襞纠集明显，纠集的中心位置与凹陷的中心一致 皱襞向一点集中（再发溃疡除外）
环堤	比较低缓 表面光滑，无糜烂坏死	逐渐消失（水肿） 平缓的隆起，表面光滑	消失

	进展期胃癌	早期胃癌Ⅲ+Ⅱc/Ⅱc+Ⅲ	淋巴瘤
溃疡的性状	凹凸不平，形状不规整 附着污秽坏死物及凝血块 从周围黏膜向内腔增高	白苔不均匀 有时伴有黏膜岛	有时平坦 覆有奶油样的厚白苔
溃疡边缘	多有白苔的突出 不规则，有蚕食像	有时不规整 糜烂、凹凸不平、有蚕食像	边界清晰 有时呈坑状
周围的表现	充气后形态变化不大，硬 有时皱襞纠集，皱襞在环堤处融合 台状抬举	皱襞的前端变细、中断、棍棒样肿大、融合 皱襞集中到一点的情况较少 与周围黏膜有落差	保持壁的伸展性（软） 一般多发 边缘看不到提示上皮性肿瘤的表现
环堤	结节状，凹凸不平 易出血 隆起较高，急剧	无	表面光滑缓坡样隆起也被称为耳郭样

是良性的溃疡？还是伴有癌的溃疡？太酷了，这些鉴别要点！

下面我们说说良性溃疡和伴有癌的溃疡之间的鉴别要点。

先来看看最重要的基本原则。

那就是“在溃疡愈合前明确病变演变过程，形成瘢痕后注意观察深部有无合并癌”。

“酷”知识点：溃疡鉴别最重要基本原则

- 在溃疡愈合前明确病变演变过程，形成瘢痕后注意观察有无癌合并！

看到溃疡，给予口服药物治疗后症状好转，之后就不再进行内镜检查。结果合并的癌就无法发现，最终失去了早期发现的机会。像这样的漏诊，为什么不想办法避免呢？有报道称即便内镜下诊断为良性溃疡或者溃疡瘢痕，活检后仍有约 1.6% 会提示为癌。在 0-Ⅲ型胃癌中，即便活检，也只有约 65% 会诊断出癌，这个正确诊断率很低。因此，即使你认为这是个良性溃疡，为了以防万一，还是应该进行活检，再次确认是良性病变。在良性病变形成瘢痕前，应该详细观察它的演变过程。在明确已经瘢痕化之后，还要注意观察瘢痕部位是否有上皮性变化的区域。这一点非常重要！

“酷”知识点：区分良性溃疡和癌的要点

- 溃疡周围黏膜表面有无癌的进展迹象。
- （即便黏膜表面没有）黏膜下层有无癌的进展迹象。

■ 溃疡边缘处有无癌的黏膜内进展？是否合并早期癌？

我们先来说说溃疡的边缘是否有黏膜内进展的癌。这要看边缘处是否有蚕食像的区域（参照 p215 边缘处蚕食像，专栏 2：蚕食像）。接下来看边缘处局部是否缺乏再生上皮（不发红）或者色调异常。因为是要发现与良性溃疡治疗有区别的区域，所以要充分理解良性溃疡治疗愈合的过程。凡是有偏离这个过程的迹象都要怀疑合并恶性肿瘤的可能。

"酷"知识点：溃疡边缘应该注意观察的要点

- 看边缘处是否有蚕食像的区域。
- 看边缘处局部是否缺乏再生上皮（不发红）或者色调异常。

有关表现良性溃疡治疗阶段演变过程的分型有崎田·大森·三轮的时相分型等。这些分型我想大家可能都见过。榊和大井田等对用放大内镜观察良性溃疡的边缘也有自己独到的见解，这里我想强调它们的重要性。

首先，我们需要理解崎田·大森·三轮的时相分型。

溃疡的自然愈合时间平均需要 8 周的时间，目前通过各种药物已经可以把这个时间变得更短。溃疡在 A1 阶段时，黏膜下层的纤维化很少，没有皱襞的集中。从 A2 阶段时开始，边缘出现再生上皮和水肿等变化，黏膜下层开始纤维化，皱襞也开始趋于集中。到了愈合期（H1，H2），皱襞纠集变得明显，水肿等变化仍有残留。而到了瘢痕期（S1，S2），溃疡底完全封闭，水肿等变化完全消失，变成了红色瘢痕或者白色瘢痕（图 1）。

接下来，关于溃疡边缘发红，出现再生上皮的方式。榊等通过放大内镜做出了观察，相关内容记载在后面提示的"'酷'**文献《胃与肠》**"中。特别是关于黏膜结构出现的方式，用一个示意图（图 2）进行了说明。看着示意图能够更好地帮助大家理解。此外，大井田等的研究描述了良性溃疡周围黏膜的愈合是按照栅栏状→纺锤状→结节状的顺序进行的，并且

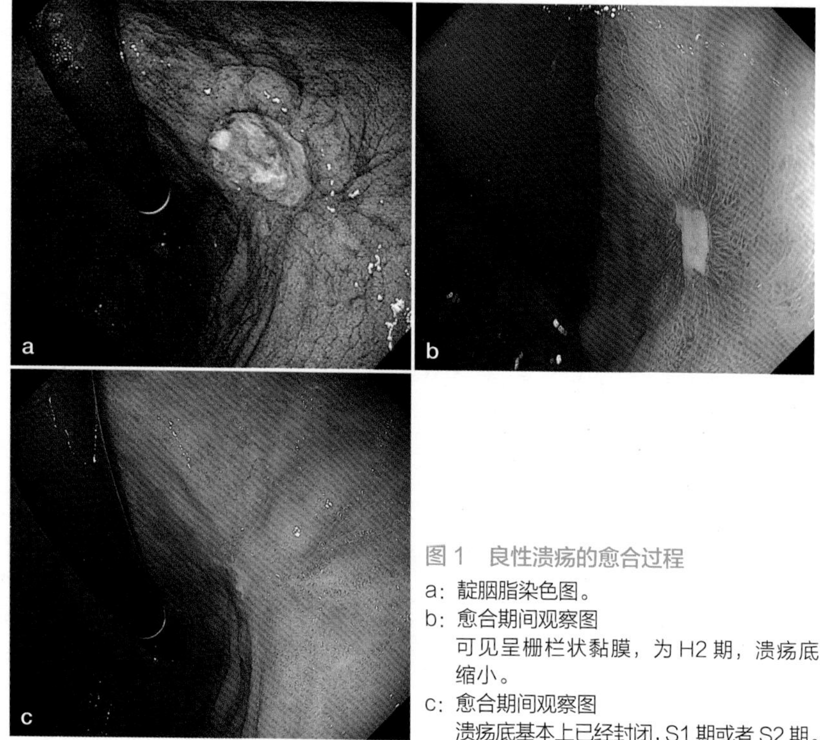

图 1　良性溃疡的愈合过程

a：靛胭脂染色图。

b：愈合期间观察图
可见呈栅栏状黏膜，为 H2 期，溃疡底缩小。

c：愈合期间观察图
溃疡底基本上已经封闭，S1 期或者 S2 期。

通过组织学观察得到了证实，我认为这个观点跟榊等所表达的观点基本一致。

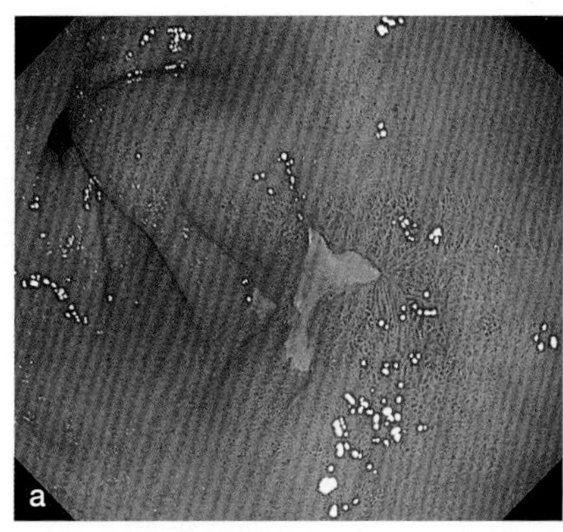
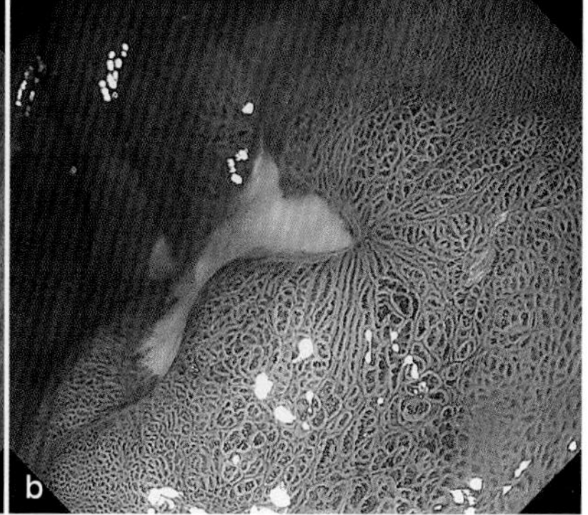

图 2 良性溃疡的内镜观察图

a：白光观察图，溃疡底覆白苔，周围出现再生黏膜，伴有水肿等变化，相当于 H2 期。
b：溃疡边缘的 NBI 放大观察图，栅栏状黏膜、纺锤形黏膜、结节状黏膜混合存在。

"酷"文献《胃与肠》

榊信廣，原田元，竹内憲，他．拡大内視鏡による胃潰瘍の治癒判定．胃と腸 19（9）：979-986, 1984.

URL http://medicalfinder.jp/doi/abs/10.11477/mf.1403109599

☞文献说明：p980 的右侧下方段落用图表说明了所观察到的胃溃疡微细再生结构变化因白苔的有无而明显不同。非常有参考意义，请一定查阅。

将这样的表现应用于诊断，可以推断溃疡开始愈合后，出现再生上皮，接着应该按照栅栏状→ 纺锤状→ 结节状的顺序进一步愈合（图 2）。如果和这个愈合过程产生了矛盾，比如有的区域似乎是从腺管开口处形成，并且这个部位的微细黏膜结构或者微小血管不规整时，就应该高度怀疑恶性病变并且活检。

"酷"知识点：通过自然愈合过程进行鉴别

- 先掌握良性溃疡及周围黏膜的自然愈合过程。
- 如果有与这个自然愈合过程产生矛盾的区域，则进一步确认这个部位的微细黏膜结构或者微小血管结构；如果不规整，则高度怀疑恶性病变并且活检。

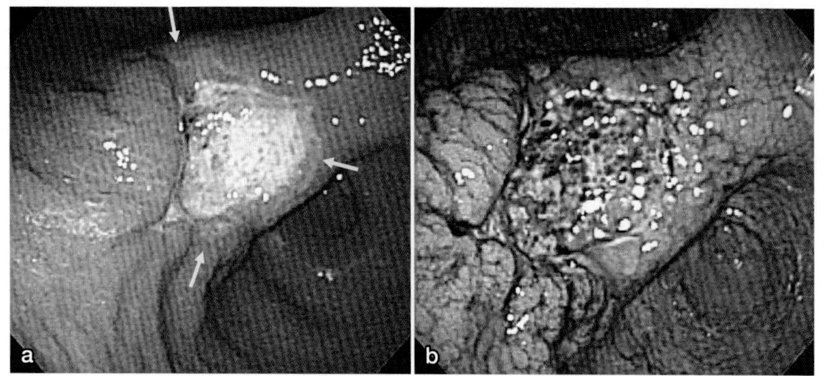

图 3 **胃角小弯偏前壁的低分化腺癌** [T1b2 (SM2)]

a：白光观察下可见由白色的蚕食像形成的超出溃疡底的边界（黄色箭头）。

b：靛胭脂染色图，呈蚕食像的区域结构不清，活检诊断为 por2>sig。M, Less, pType2, 40 mm, por2>sig, T1b2（SM2）, sci, INFc, lyx, v1, pN2。

另外，通过溃疡边缘的色调变化也可以判断是否合并癌。比如活动期的溃疡，尽管溃疡边缘发红，但总体与周围相比较呈白色或者褪色表现，这就是需要注意的异常表现。在观察这种色调变化时需要注意的是，偶尔在腺萎缩边界（F 线）附近发生的溃疡，观察时要注意区分萎缩边界的色调变化，要记住通常“腺萎缩边界是以小弯为中心向前后壁对称延伸出现的”。

接下来，在边缘露出的癌边界，会出现癌的特征性表现——蚕食像。前面我们说的通过微表面结构或胃小区形态不规整、色调的变化等判断有无区域性非常重要（图 3)。明确诊断溃疡边缘露出于表面的癌区域，从而在该处高质量活检也同样重要。为达此目的，一个重要的手段就是 NBI 放大内镜观察。当发现有蚕食像的区域时，应用 NBI 放大内镜观察能明确分界线，在病变区域内如果还有表面结构的不规整或者血管异型，那在此处活检就应该能够明确诊断了（图 4、图 5)。

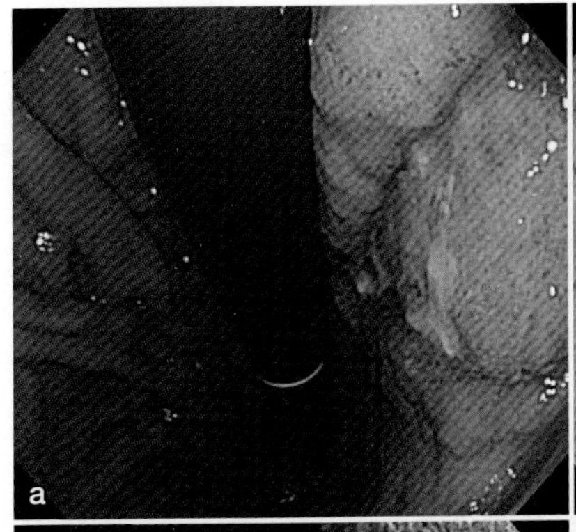

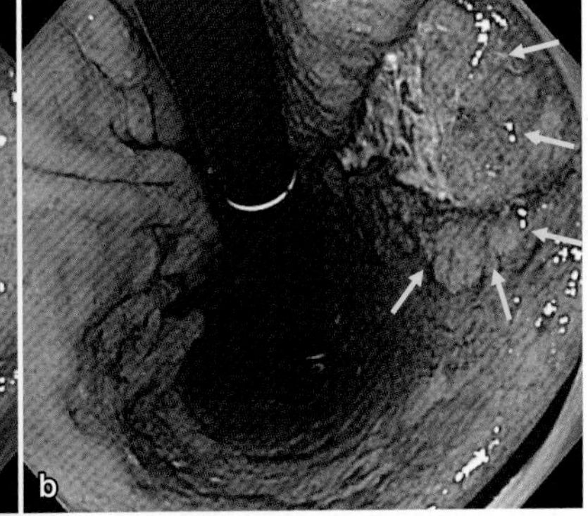

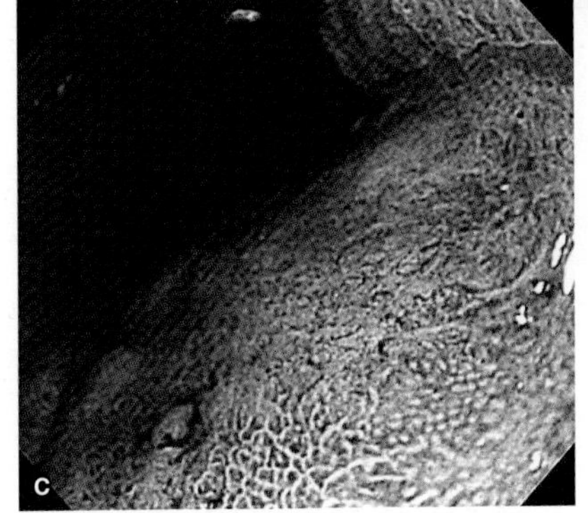

图 4 **胃体中部小弯的溃疡病变**

a：白光观察图，可见后壁侧及肛侧有一些色调的不同。

b：靛胭脂染色观察图，可见溃疡周围的隆起和胃小区结构消失的区域（黄色箭头）。

c：NBI 放大观察图，观察了溃疡病变的肛侧和后壁侧。可以看到 white zone 不明显的区域，可见明确的 demarcation line，病变内部有 irregular mesh pat-tern 区域和腺管开口，在该部位活检后，诊断为 tub1 ≥ por2。

"酷"知识点：在黏膜表面有可疑癌露出的表现——蚕食像

- 在溃疡边缘露出于黏膜表层的癌，它的边界有时呈癌的特征性表现，也就是蚕食像。

不过，在日常临床工作中遇到较大的溃疡性病变时，全部应用 NBI 放大观察费时费力，这时候需要先对溃疡的边缘白光观察或者色素内镜观察，以便在一定程度上确定在何处精细观察及活检。所以，具备判断与胃溃疡自然愈合过程相悖表现的能力也非常重要。

再来看一个很"坑"（有陷阱）的病例。

在胃溃疡出血的止血术后（尤其是电烧术后），有时会出现像图 6 那

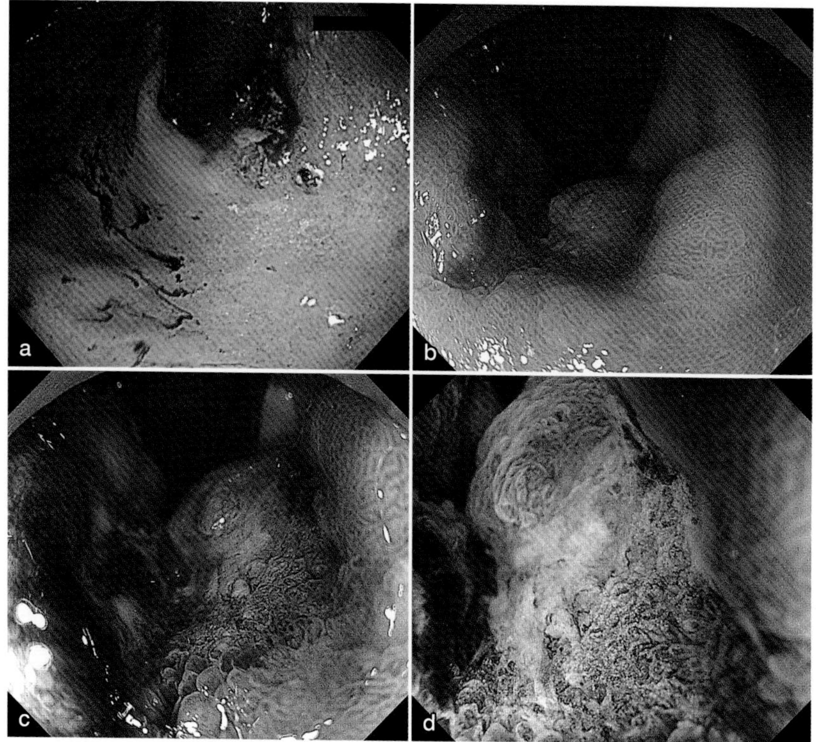

图 5 **贲门下小弯侧的溃疡出血病变**

a：白光观察图，进行了电烧止血治疗。

b：同一部位的术后白光观察图，溃疡边缘可见发红的区域，基本见不到栅栏状或者结节状的黏膜结构。

c：NBI 低倍放大观察图，可见发红的凹陷内部有血管的异型，与背景黏膜之间可以划分出明显的分界线。

d：NBI 高倍放大观察图，可见 white zone 大小不同，局部模糊呈乳头状 · 颗粒状黏膜。血管虽然也呈襻状，但走行不规整且粗细不一。局部活检后病理提示 tub2。

样色调和内部结构都不规整的疑似癌表现。

该病例虽然怀疑合并恶性病灶，但活检后并未找到恶性病变的依据，瘢痕化的阶段也已经消失。通过该病例也再次证实了“观察溃疡到瘢痕化之前愈合过程”的重要性。

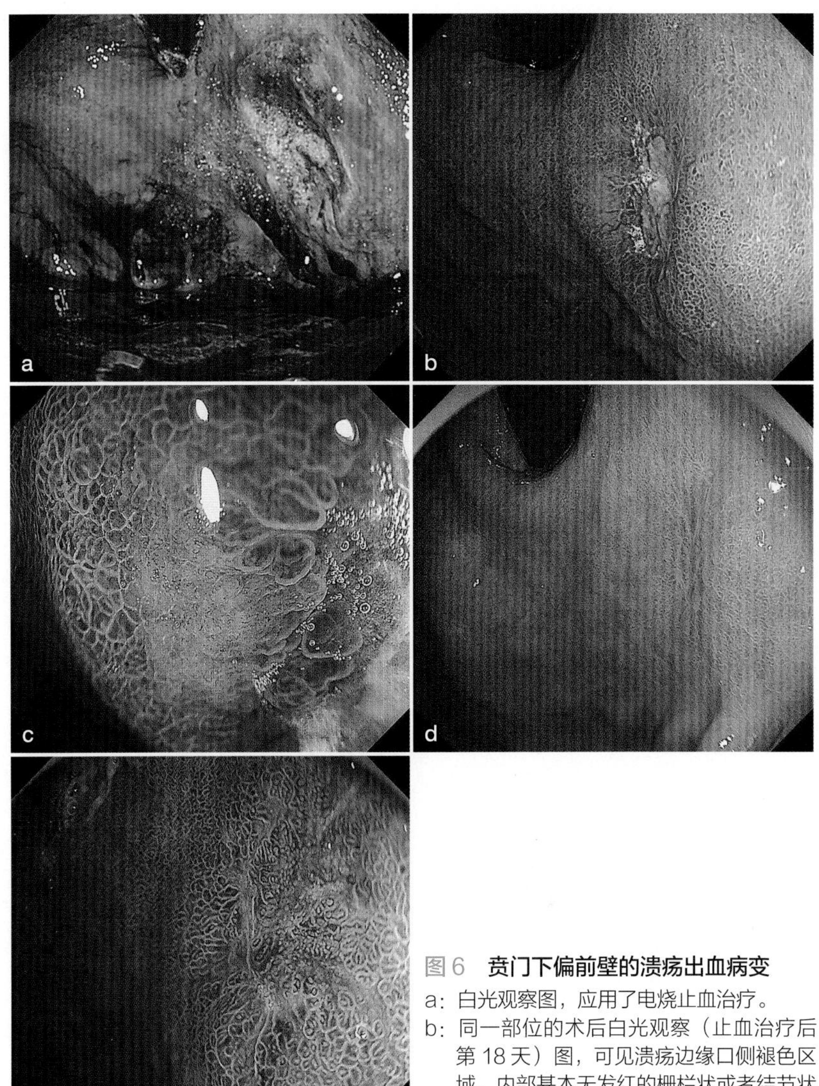

图 6 贲门下偏前壁的溃疡出血病变

a：白光观察图，应用了电烧止血治疗。

b：同一部位的术后白光观察（止血治疗后第 18 天）图，可见溃疡边缘口侧褪色区域，内部基本无发红的栅栏状或者结节状黏膜构造。

c：NBI 放大内镜观察图，褪色区域内部的 white zone 模糊，存在分界线。但是，血管并不明显，异型血管也看不到，同一部位的定向活检结果提示：Group1（分组 1），胃黏膜肠上皮化生。

d：术后白光观察（止血治疗后 1.5 个月）图，前面观察到的褪色区域消失，形成了 S1 期的瘢痕。

e：NBI 放大内镜观察图，看不到有分界线的区域或者蚕食像。因为不放心又在焦点部位进行了定向活检，结果仍不提示恶性病变。

■ （在黏膜表现虽然没有）在黏膜下层没有癌的进展吗？不是黏膜下层浸润癌或者进展期胃癌吗？

前面讲了在溃疡的边缘有癌露出时如何进行诊断，可是还不能马上进入下一项话题，因为还有癌并未在溃疡边缘露出，而只存在于黏膜下层或更深层的情况。下面就来学学如何诊断这样的病变吧！

良性溃疡的边缘隆起和皱襞纠集，在组织学上是因“以黏膜肌层缺损部位或者黏膜肌层与固有肌层融合的区域为中心，向周围逐渐减轻的黏膜下层水肿、细胞浸润、纤维化”而形成的。而另一方面，黏膜下层如果有癌块，就会影响以上的过程，也就是说，判断有边缘隆起和皱襞纠集的病变是不是癌，要看局部的表现与溃疡愈合过程中产生的水肿或者纤维化是否不一样。用这样的方法来鉴别良恶性非常重要。

总结一下，鉴别点就是：

- 溃疡边缘隆起是局部还是环周。
- 溃疡部位纠集皱襞的前端是否肿大或融合。
- 溃疡边缘的水肿及皱襞纠集局部及全周是否有欠缺的区域。
- 溃疡边缘的轮廓是否不规整。
- 溃疡底部是否凹凸不平。
- 是否有未分化癌的皱襞纠集表现（表面黏膜有纤维性收缩）。

出现溃疡的边缘局部明显隆起，或者水肿的局部明显欠缺，或者纠集的皱襞肿大·融合等表现时，应该倾向于怀疑癌。

此外，到底是水肿还是癌，可通过活检钳触碰或者活检时确认软硬度进行判断，对于较硬的病变（不易变形）应该怀疑是癌。如果是溃疡的水肿，其隆起较软，比较均匀，且环周出现。还有，这种水肿在胃的大弯侧比较显著，而在小弯侧比较微弱（大弯侧黏膜下层厚，水肿或者纤维化程度相应地更加明显）。

另外，如果有皱襞走行不规整的表现（急剧的弯曲或者融合、皱襞之间不能伸展），则说明该区域发生了纤维性收缩，从而导致无法充分伸展，这也是应该怀疑恶性病变的表现。不过，反复多次发作的多发溃疡及溃疡瘢痕的情况，因为表现多种多样，有时很难同良性病变相鉴别。这个时候追加活检或者超声内镜等能够判断黏膜下层及更深部状态的精细检查模式很有必要。

"酷"知识点：黏膜下层存在疑似癌的表现

- 溃疡边缘的局部异常隆起。
- 溃疡边缘的水肿变化局部缺失。
- 可见纠集的皱襞肿大或者融合。
- 与水肿不同，边缘的隆起较硬，呈非环周性且不均匀。

千万在自己的头脑中要时刻有“这难道不是良性吗？”的疑问。还要记住进展期癌的溃疡周边会有白苔的突出，或者溃疡底高于周围黏膜，或者呈现出凹凸不平的表现。要充分理解崎田·大森·三轮的时相分型，通过对照水肿性变化，纤维化的出现及消失的过程，观察与这些自然过程有无矛盾是非常重要的（图7~图9）。

是良性的溃疡？还是恶性淋巴瘤？太酷了，这些鉴别要点！

在溃疡性病变的鉴别中，与癌同样重要的是恶性淋巴瘤。淋巴瘤的大体表现特点是隆起和凹陷混合存在、色调多种多样、有良好的伸展性。多伴有耳郭样或冲压样浅大不规则溃疡。溃疡底部覆有奶油样的厚白苔。

佐野总结了内镜下胃恶性淋巴瘤的特点：

①在0-Ⅱc样的较深凹陷中多伴有不规则的多发溃疡。

②局部可见蚕食像，但并非全周。

③有一些黏膜下肿瘤的感觉。

④各种大体表现混合存在。

⑤胃壁的伸展性较好。

胃的恶性淋巴瘤的形态分型一般有佐野的分型（表层型、溃疡型、隆起型、决堤型、巨大皱襞型）和八木等的“胃与肠”分型（表层扩大

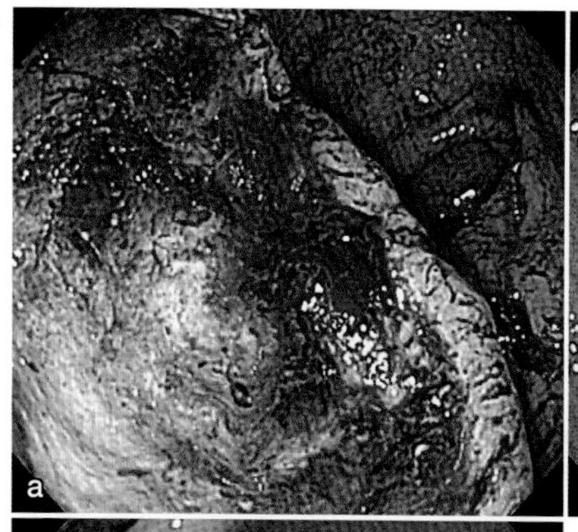

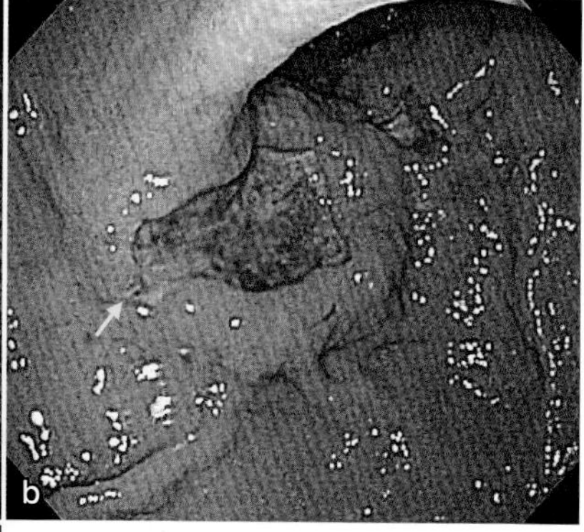

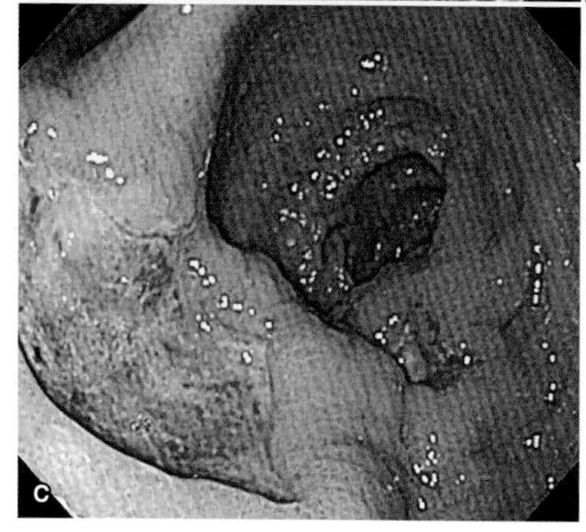

图 7 **需要与溃疡鉴别的进展期癌①**

a：止血时的白光观察图，从胃角到胃窦前壁的巨大溃疡，底部可见血管裸露，进行了电烧止血。

b：33 天后的白光观察图，溃疡周围的隆起在口侧的局部中断，同一部位可见白苔突出（黄色箭头）。

c：溃疡底部的近景观察图，近端溃疡底部附着的白苔不均匀、不规整。远端溃疡周围的隆起显著，从后壁侧开始的皱襞呈纠集或融合的改变。本病例为进展期癌，por2>sig，T3(SS)。

型、肿瘤形成型、巨大皱襞型）两种，我们这里应用前者来说明。

需要与良性溃疡相鉴别的恶性淋巴瘤大体分型有呈现溃疡表现的表层型、溃疡型、决堤型。下面我们分别进行讲解（图 10）。

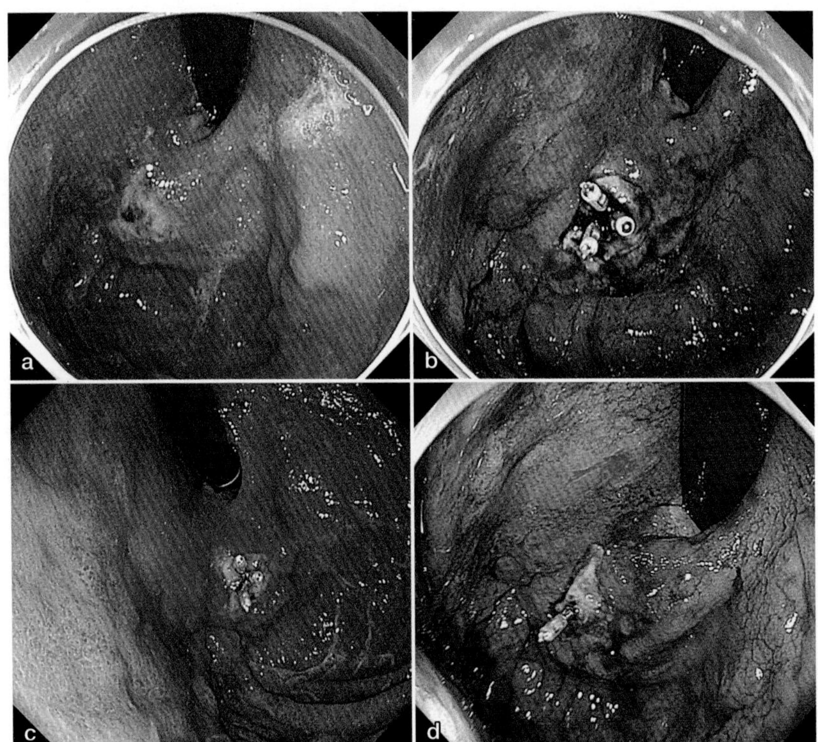

图 8 **需要与溃疡鉴别的进展期癌②**

a：初诊时的内镜观察图，可见贲门大弯偏后壁一处伴有血管裸露的溃疡。

b：同一天止血治疗后靛胭脂染色图，溃疡底的血管应用止血夹止血。因为发红的范围较广，且大弯的胃壁肥厚明显，所以高度怀疑恶性病变而进行了精细检查，可见溃疡周围广泛的发红凹陷。

c：第 2 天复查时的内镜观察图，溃疡周围的环堤明显，纠集的皱襞肿大，可以确认溃疡肛侧凹陷的边界。

d：1 周后的靛胭脂染色图，溃疡周围发红凹陷的范围清晰。本例为进展期癌，por2+tub2+tub1, T3(SS)。

■酷吧！表层型恶性淋巴瘤和良性溃疡的鉴别要点

首先要知道的是，在表层型恶性淋巴瘤中 MALT 淋巴瘤的发生频率较高。而胃 MALT 淋巴瘤和良性溃疡的鉴别要点请参考“Ⅲ-⑩胃 MALT 淋巴瘤”。

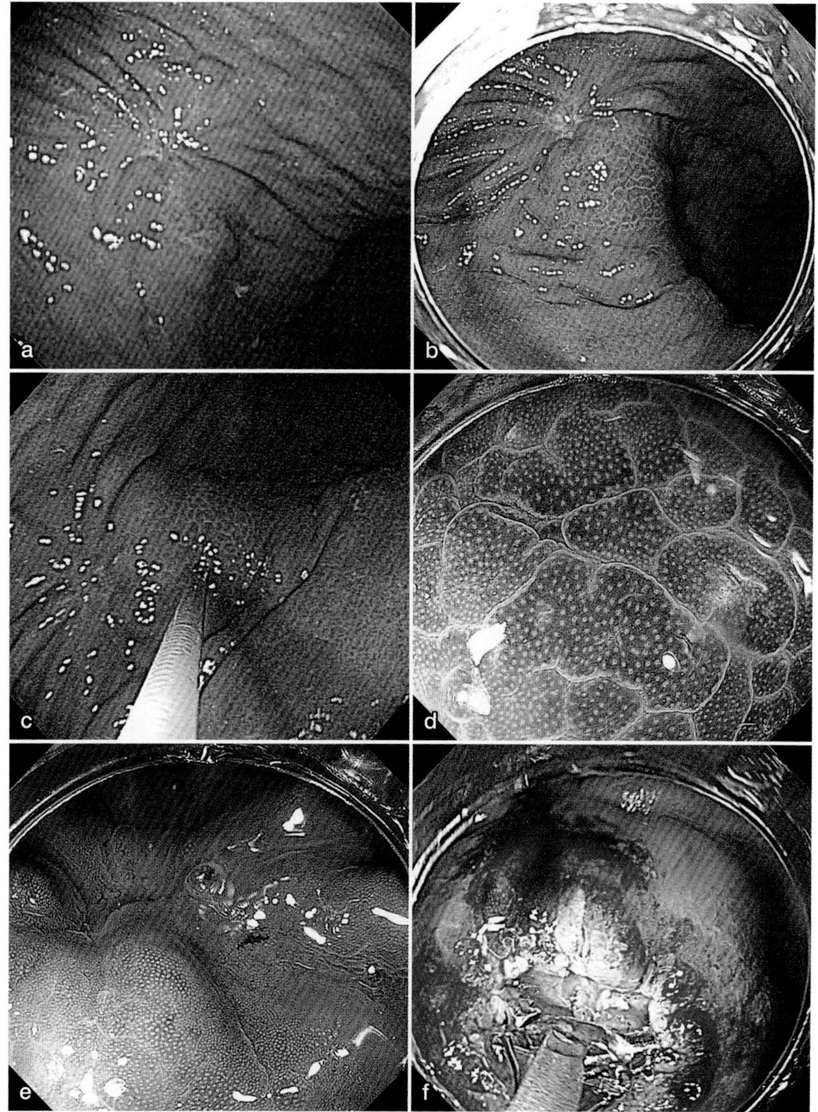

图 9　**需要与溃疡鉴别的进展期癌③**

a：初诊观察时，判断是胃体中部大弯的 S2 期瘢痕。

b：1 年后复查图，可见瘢痕的肛侧（画面右下）出现黏膜下肿瘤样的隆起。

c：活检钳诊断，质软且无活动感，活检未提示恶性病变。

d：NBI 放大内镜观察图（SMT 样隆起的表面），未见明显的表面结构及血管结构异常。

e：NBI 放大内镜观察图（从瘢痕边缘到隆起处），同样未见明显的表面结构及血管结构异常。

f：在 SMT 样隆起部位进行了切开活检，病理组织也未见恶性的表现。

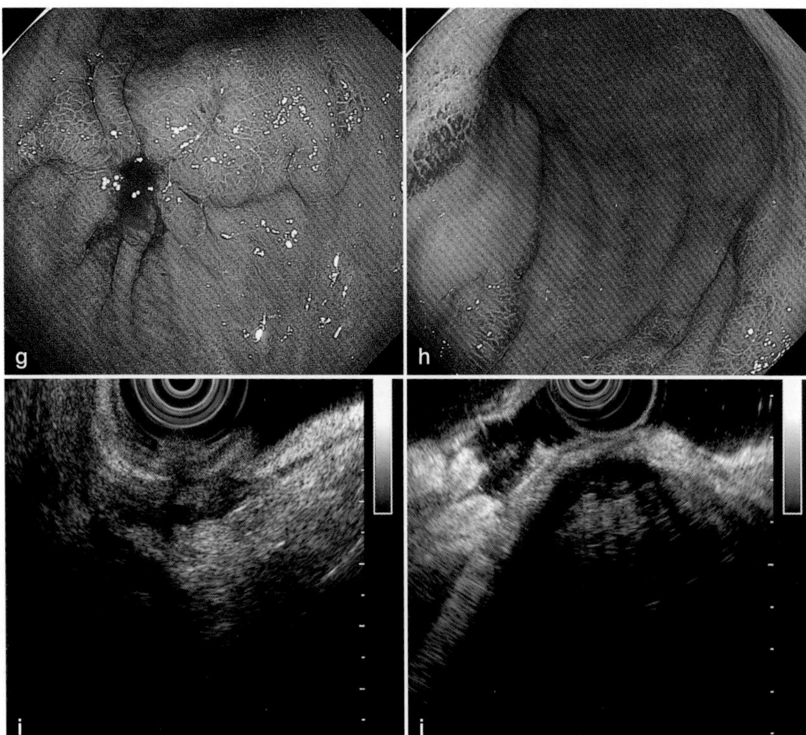

图 9 （续）

g：距离初诊 1 年后，出现了溃疡瘢痕周围纠集皱襞的前端肿大、融合，以及皱襞走行的扭曲。

h：同一病变的肛侧，皱襞顶端发红，皱襞之间难以伸展。

i：超声内镜图（专用机 7.5MHz），在凹陷部位旁，第 4 层肌层肥厚，最外层不规整，呈立羽征。

j：同一天检查 SMT 样隆起处超声图，虽说各分层结构都还存在，但是全层肥厚，疑似硬癌（皮革胃）的表现。

本例从肉眼观察上也不能确定不是恶性病变，因此直接施行了外科手术。结果提示胃硬癌（皮革胃）adenocarcinoma（por2+sig），Type 5, T4a（SE），sci。

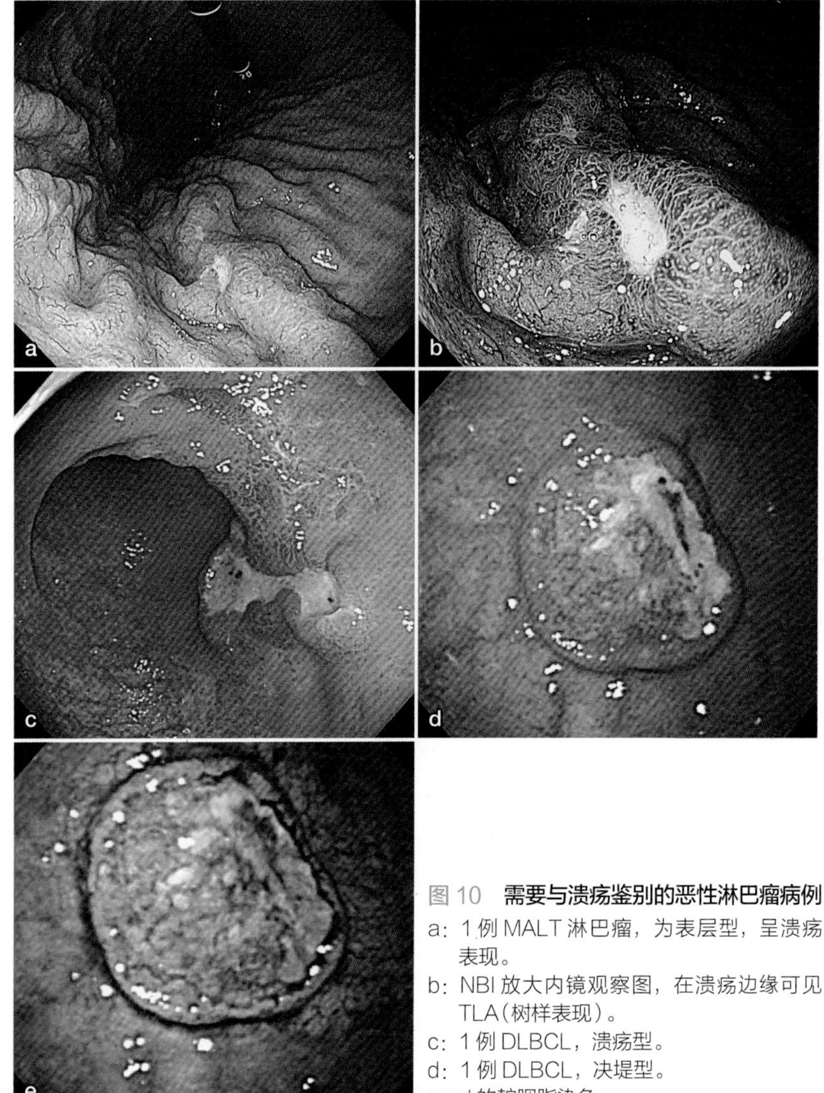

图 10 **需要与溃疡鉴别的恶性淋巴瘤病例**

a：1 例 MALT 淋巴瘤，为表层型，呈溃疡表现。

b：NBI 放大内镜观察图，在溃疡边缘可见 TLA（树样表现）。

c：1 例 DLBCL，溃疡型。

d：1 例 DLBCL，决堤型。

e：d 的靛胭脂染色。

■ 酷吧！溃疡型 · 决堤型恶性淋巴瘤与良性溃疡的鉴别要点

溃疡型·决堤型恶性淋巴瘤中的多数是弥漫性大细胞性淋巴瘤（diffuse large B-cell lymphoma；DLBCL）。

其肉眼所见特点：

①壁仍保存一定的伸展性。

②伴有 SMT 样的特点。

③病变多发。

同时伴有溃疡时的特点：

④较窄的耳郭样环堤。

⑤伴有凹陷内厚白苔。

以上这些特点在与肿瘤性病变或炎症性病变以及溃疡相鉴别时非常有用。

恶性淋巴瘤溃疡周边的环堤比较光滑，表面平整，典型的表现是呈耳郭样隆起，环堤较窄，柔软，伸展性良好（图 10d、e）。也就是说，在与溃疡相鉴别时，如果环堤较窄，且非常柔软，则应该怀疑淋巴瘤 [参照“专栏 3，溃疡的硬度是指什么？软的溃疡是指什么？”（p217）]。另外，溃疡面被均匀的厚白苔覆盖是恶性淋巴瘤的特征，相应地，如果看到的是薄白苔，也就应该考虑是良性溃疡了。

“酷”知识点：溃疡型・决堤型恶性淋巴瘤的内镜下特征

- 溃疡周围的环堤光滑，表面平整（呈耳郭样隆起）。
- 溃疡周围的环堤较窄，柔软且伸展性良好。
- 溃疡底附着均匀的厚白苔。

■ 文献

[1] 高木国夫，中村恭一．胃生検の功罪．胃と腸 14：163-172, 1979.

[2] 早川和雄，山田直行，小川高伴，他．良性病変と鑑別困難な陥凹型早期胃癌の診断—内視鏡の立場から．胃と腸 18：585-590, 1983.

[3] 岩渕三哉，渡辺英伸，加藤法導，他．肉眼所見からみた胃潰瘍の良・悪性の鑑別診断．胃と腸 26：1002-1010, 1991.

[4] 大森皓次，三輪剛，熊谷博彰．胃の潰瘍性病変の経過(とくに早期胃癌の経過について)．胃と腸 3：1643-1650, 1968.

[5] 﨑田隆夫，三輪剛．悪性腫瘍の内視鏡診断—早期診断のために—．日消誌 67：984-989, 1970.

[6] 榊信廣，岡崎幸紀，竹本忠良．拡大内視鏡による胃潰瘍の治癒判定．胃と腸 19：979-

986, 1984.
[7] 大井田正人，長場静香，谷川一志．胃粘膜の拡大観察 胃潰瘍の再生粘膜診断．胃と腸 38：1674-1678, 2003.
[8] 小山恒男，高橋亜紀子，北村陽子，他．胃の潰瘍性病変の拡大内視鏡所見と良悪性鑑別．胃と腸 42：705-710, 2007.
[9] 佐野量造．胃の悪性リンパ腫　胃と腸の臨床病理ノート．pp159-172, 医学書院，1977.
[10] 佐野量造．胃の肉腫．胃疾患の臨床病理．pp257-283, 医学書院，1982.
[11] 八尾恒良，中沢三郎，中村恭一，他．胃悪性リンパ腫の集計成績．胃と腸 15：906-908, 1980.
[12] 佐藤俊，長南明道，三島利之，他．胃 DLBCL の診断と治療．胃と腸 49：710-719, 2014.

专栏 2 蚕食像

蚕食像这个词你一定听过吧！

皱襞的蚕食像（虫食像）一般是指凹陷型胃癌中的 0-Ⅱc 型早期胃癌。是恶性病变诊断时最重要的表现。形态上与被蚕咬过的桑叶非常相像。

文献中对蚕食像的描述是：

在 0-Ⅱc 病变的边界观察胃小区时，因为癌的浸润侵犯了半个胃小区，两者相邻的边界处形成的凹凸不等的表现，这个表现就叫作蚕食像。一般来说蚕食像与凹陷边界周围黏膜的胃小区大小基本一致，基本看不到比胃小区更加细小的凹凸。

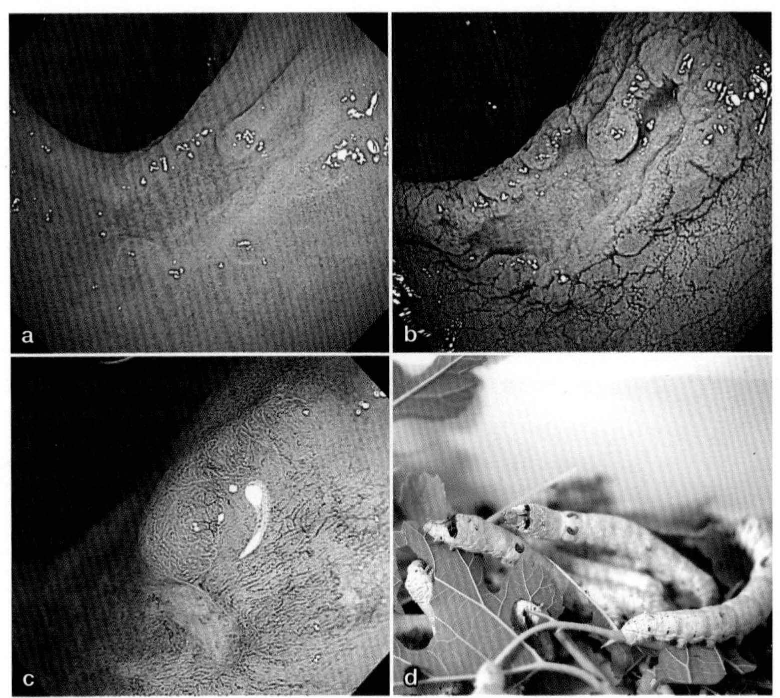

图 1　**分化癌的蚕食像**

a：白光观察。

b：靛胭脂染色。

c：NBI 放大观察。

d：正在吃桑叶的蚕。

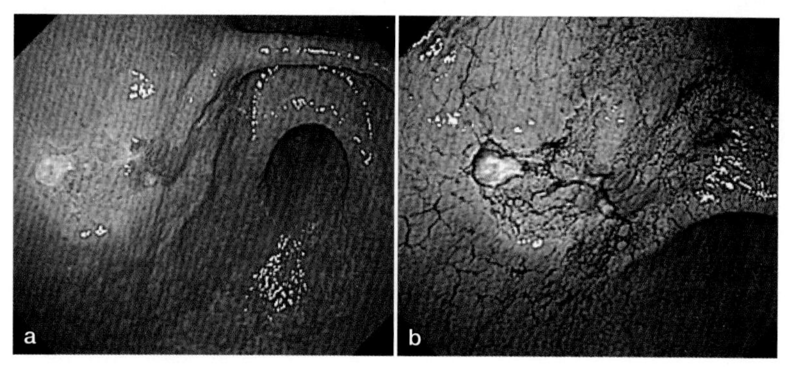

图2　未分化癌的蚕食像

a：白光观察。
b：靛胭脂染色。

另外，在未分化腺癌（por, sig）时更容易观察到明确的蚕食像，因为其清晰的边界多呈断崖状。其实这完全是个概率的问题。在分化癌中也是可以发现蚕食像的（原著中并未探讨病理分型的问题）。蚕食像这个词本身就是“可以提示癌的表现”。请大家牢记。

（文献）

[1] 川口実，斉藤利彦．用語の使い方，使われ方—ひだの蚕食像．胃と腸 28(6)：502，1993．

[2] 藤原侃，広門一孝，八尾恒良，他．陥凹性早期胃癌の診断学的問題点—X 線微細診断と肉眼標本所見の関連，肉眼標本所見と内視鏡上の色調および癌の組織型との関連性について．胃と腸 6(2)：157-174，1971．

（浜本英刚）

专栏 3 溃疡的硬度是指什么？软的溃疡是指什么？

致：想在人前耍酷，但是却不懂这些的你们……

我时不时地会去海外讲课，但是，我的英语水平很差，将复杂的内镜诊断学用英语进行教学是最让我头痛的事儿。

并且，有些内镜相关的知识只能在日本人之间用日语来解释才觉得恰当，比如“这个溃疡有点儿硬，所以怀疑是癌”“这个溃疡很软，所以怀疑是恶性淋巴瘤”。

像这样的话完全用英语来教，绝对是理解不了的。

“I felt that this ulcer was hard. So I thought that this ulcer was advanced gastric cancer.”我现在只能想到这种程度的英语，自己看了都会觉得可笑。能不能正确表达我的意思，或者我说的英语对不对咱们暂且不谈，总之是太 low（水平差，让人瞧不起）了。low 到家了。

而那些即便用日语也无法简单明了地解释的内容，由我这个被誉为是“内镜界的**ル**一大柴（日本搞笑艺人，特点是虽然英语不怎么好，但每句话里面都要带一个英语单词）”的野中康一用英语来向外国的内镜医生们说明，是根本不可能做到的。

当在海外讲演，涉及这样的内容时，观众经常会禁不住笑出来，这个笑一方面因为我的英语实在是太差了，另一方面可能也有“这些内容日本内镜医生可能会懂，我们就完全不可能学会了”等类似放弃的意思。

我们这些人所说的溃疡的“软硬度”都是根据经验来判断的，在日本经验丰富的内镜医生看来，这是很简单的事情，但是对于那些没有 10 年内镜工作经验的年轻医生来说，理解这些就不是那么容易了。所以还是应该由“老”医生们简单易懂地解说一下。

这些内容我已经向很多人介绍过，但令人心痛的是并没有多少人能够理解。如今总算有半数左右内容能够让海外的内镜医生们有所理解了，在这个专栏里我就将这些内容再简单地说明一下。病理方面的解说还是拜托我信赖的市原真老师。

下面提供两个病例，请大家根据病例好好理解。

两个病例都是胃窦幽门前区的全周性溃疡病变，病例 1 是进展期癌，病例 2 是恶性淋巴瘤。

病例 1 的主诉是频繁地呕吐和无法进食，绝食数日进行了胃镜检查，可见看到仍有少量食物残渣。病变部位质硬狭窄，形成了梗阻。而病例 2 的主诉只是心窝部的不适，患者进食并不受影响，只是觉得心窝部不舒服

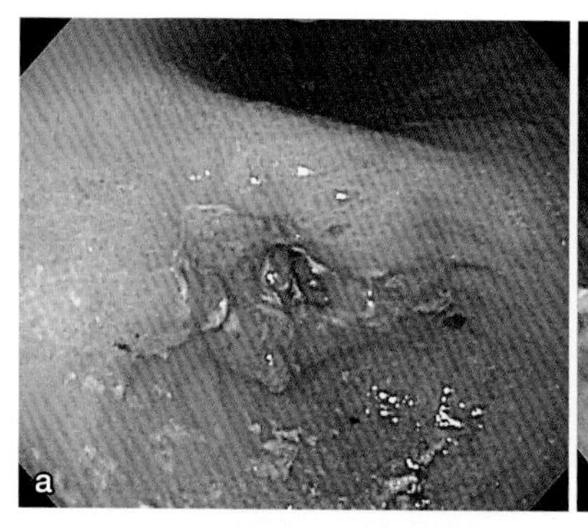

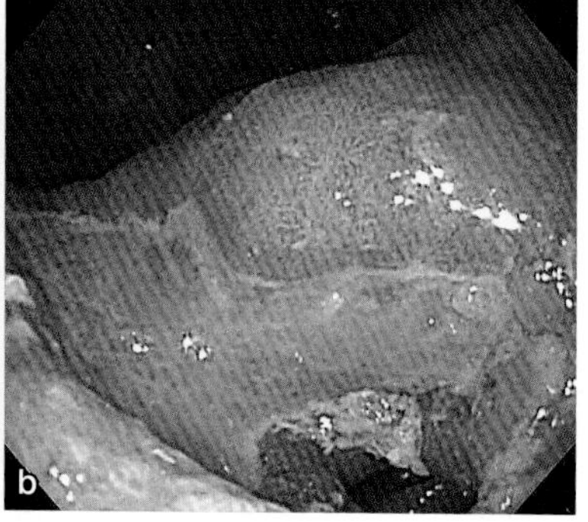

病例1 **进展期胃癌，明显的梗阻**

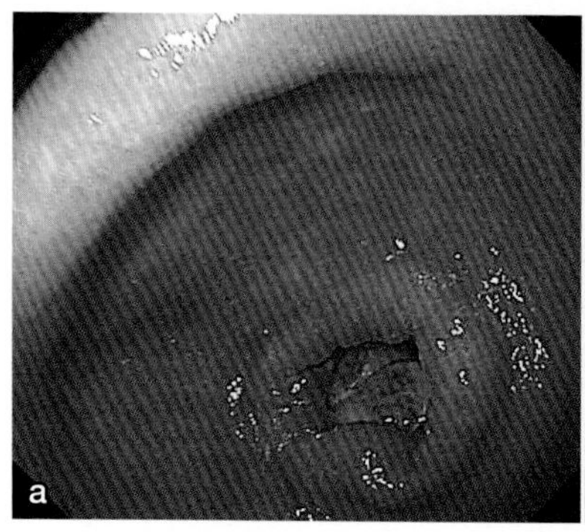

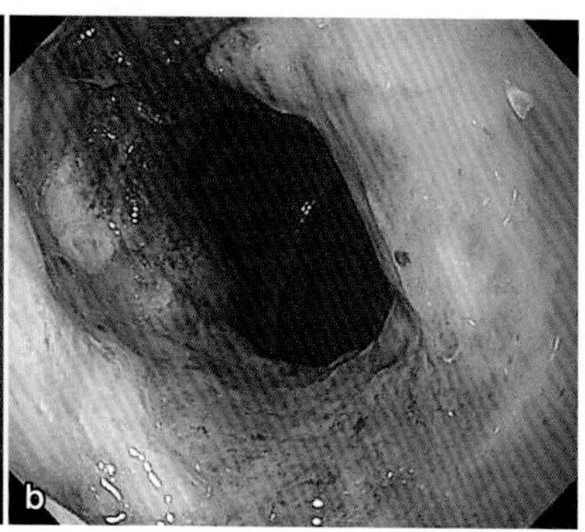

病例2 **恶性淋巴瘤（DLBCL），无明显梗阻**

才来就诊。因为溃疡病变比较“软”，并没有形成梗阻。

恶性淋巴瘤和进展期胃癌不同，因为很难形成纤维化，所以才形成这种比较“软”的溃疡。相对地，与进展期癌那种“硬”有明显区别。

（野中康一）

专栏3的解说

溃疡的定义是“黏膜和黏膜肌层缺损，黏膜下层或者更深层露出于表面的状态”。

接下来，正如野中老师所说，溃疡是硬是软的区别在于“与病变部位的纤维关联是多是少”。既然说到这里，下面我们就针对溃疡和纤维化来详细讨论一下。

一般来说，胃黏膜被消化性溃疡侵犯后，正常的生理性防御都会发生纤维化。这种纤维化不仅在胃中会发生。当指尖被刀划伤后，结痂的下方会形成肉芽，牵引周边组织并逐渐变硬形成瘢痕，这也是纤维化。黑社会混混们脸上纠在一起的瘢痕和胃内消化性溃疡形成的黏膜纠集图像，实际上是相同的。

在生理上，纤维这个词的含义就是“具有一定硬度的缺损填充物”，同时，它还具有“牵引周围组织以便封闭伤口”的功能。而这个具有一定硬度并且能够牵引也符合创伤愈合的目的。因此，当溃疡发生时，“为了能够填补组织缺损形成纤维化”是很自然的事情。所以，说到溃疡，总体上都是与“肉芽”或者“纤维化”相关联，“硬”也是理所当然了。

但是，我们要注意还存在两种例外情况，一种是“质硬的范围不规则扩大”，另一种是“虽然有溃疡，但是并不算硬”。这在诊断学中非常重要。

“质硬的范围不规则扩大”是癌的表现。当癌发生时，浸润部位的癌细胞能促进周围的纤维化，也就是会发生那个著名的DR（desmoplastic reaction，纤维成形性反应）现象。以前对于这个DR现象，有人说是机体对于癌的防御性反应（也就是与伤口处纤维化一样），但最近的研究认为，它其实是癌细胞自身诱导发生形成纤维化结合体，从而能够更稳固地定植于此。换句话说，也就是癌细胞在增殖之前，为了确保自己的稳定生存环境，先诱导发生的纤维化。

普通的消化性溃疡是“以伤口一点作为中心点形成的质硬、纠集的纤维化”。而癌性的溃疡则是“根据癌的浸润范围形成的纤维化”。所以，浸润部位周围产生的是不规则的纤维分布，凹凸不平并且质硬，影响周围的黏膜时会出现抬举的现象，影响到周围的皱襞时会发生愈合的现象等，这也就是浸润深度诊断时所依据的**要点**。

另一个例外“虽然有溃疡，但是并不算硬”是恶性淋巴瘤等“髓样增殖性肿瘤”伴发溃疡的特点。像恶性淋巴瘤、神经内分泌肿瘤等，很少有 DR 现象，一般是通过诱导形成与普通的癌形状不一样的肿瘤性血管而进行“髓样的”增殖。

这些肿瘤突破黏膜面时，在溃疡底部所见到的不是 DR 那样的纤维性间质，而只是肿瘤本身。仅仅在表层伴有肉芽，并没有明显的纤维化。硬度不算大，牵拉也不明显，基本看不到周围壁的僵化变形，不到足够严重的肿瘤增殖时一般也不会引起狭窄。

在福尔马林固定前观察恶性淋巴瘤的手术标本，有点儿像扇贝肉的颜色和硬度。摸上去软软的感觉。一般来说癌都比较硬，会有因为浸润支出来的尖角和牵拉。可能也正因为这样，才在古希腊语中形象地被命名为 cancer（巨蟹）吧。

最后，根据病理学上的表现，向非医疗工作者和圈外人士介绍时，这个“硬”到底应该是什么表现呢？我的经验是“推动或者改变空气量后病变的形状不变”，以及“牵拉周围组织”。判断了软硬就是相当于判断了是否纤维化，而通过判断纤维化与否也间接地明确了“是否有癌引发的 DR 现象”。

（市原　真）

“酷”知识点：内镜下判断软硬

- 判断了软硬就是相当于判断了是否纤维化，而通过判断纤维化与否也间接地明确了“是否有癌引发的 DR 现象”。

⑫ 鉴别诊断（胃糜烂和胃溃疡）

糜烂和溃疡都完全区分并且诊断了吗？
它们的表现都能完全区分开吗？

大家平时把糜烂和溃疡都能区分开吗？

在内镜检查时经常会遇到覆有白苔的凹陷性病变吧。在这些病变中，大家是不是把小的病变就视为糜烂，把大的病变就视为溃疡了呢？

这样做真的正确吗？另外，当发现病变发红时，是不是无意识地就写个“发红糜烂”呢？

一般大家可能不怎么考虑这些问题吧，下面我们就来说说内镜下糜烂和溃疡有何不同表现。

首先，要清楚糜烂的定义是指“未超过黏膜肌层的表浅黏膜组织缺损，是比溃疡浅的变化”。而溃疡是指“基于组织的坏死，皮肤黏膜达到一定深度的组织缺损，在消化道通常指组织缺损深度超过黏膜肌层”，也就是说，区分糜烂还是溃疡要看黏膜肌层是否被破坏。在进行鉴别时一定要考虑到组织缺损的深度。

“酷”知识点：糜烂和溃疡的定义

在消化道中，糜烂和溃疡的区别在于是否破坏了黏膜肌层。

- 糜烂是指组织缺损深度未超过黏膜肌层。
- 溃疡是指组织缺损深度超过黏膜肌层。

在病理组织学上有村上分型，把实际观察中几乎分辨不出来的浅糜烂定为 UL-0。UL-0 是指比腺颈部更浅的黏膜上皮缺损的状态。接下来，比这个深一点儿的糜烂是 UL-1，指黏膜固有层缺损，但是黏膜肌层还没有被破坏的状态（图 1）。

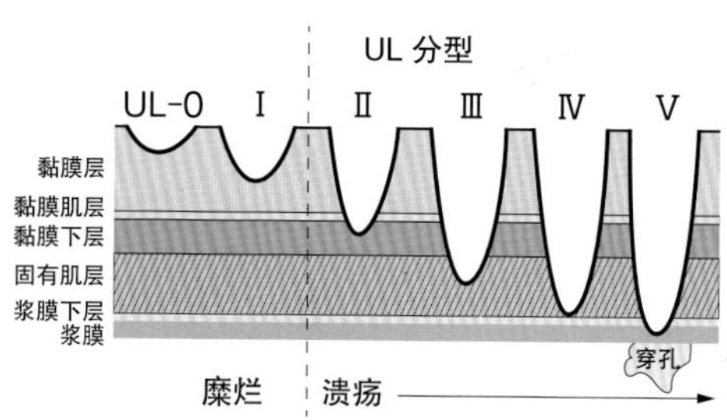

图1 **糜烂的病理组织学分型**

UL-0：黏膜缺损只占黏膜固有层极小的部分。
UL-Ⅰ：组织缺损局限于黏膜内。
UL-Ⅱ：组织缺损达到黏膜下层。
UL-Ⅲ：组织缺损达到固有肌层。
UL-Ⅳ：固有肌层全层被破坏，组织缺损达到浆膜下层。

发红和糜烂的鉴别

下面我们先来说说 UL-0 和发红、充血的区别。

如图2所示，因为有中央黏膜纠集的感觉，所以将之记载为糜烂愈合过程中的“愈合期糜烂”好像也能说得过去。但是，黏膜纠集区域周围发红，并且在 NBI 观察下窝间部呈茶色，这些表现就不能用糜烂来解释了。因为根本找不到黏膜的缺损。这种“发红”或者“充血”如果不仔细看很容易当成“愈合期糜烂”。但如果像前面那样仔细观察，这种发红就不能简单地称为糜烂了。因为说到糜烂就一定要有“上皮的缺损”。

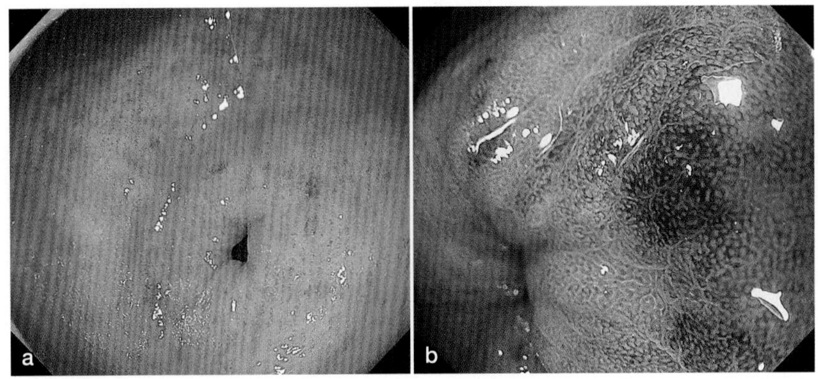

图2 **发红（愈合期糜烂）**

a：白光观察。

b：NBI 放大内镜观察。

糜烂的表现

有点儿跑题了，下面回过头来继续说糜烂。虽说只有通过病理才能得出结论，但是我们也可以推测，在糜烂的内部，一眼看上去有显得比较薄的 white zone 像腺管开口样的结构，这个部位就相当于 UL-0，也就是浅糜烂（图 3）。

而糜烂内部完全看不出腺管的那部分，就是“腺管・黏膜”缺损的状态，相当于 UL-I。

关于糜烂的愈合过程，像胃溃疡阶段分型那样，榊等也将之分成了出血期、凹陷期、再生黏膜期（红色、白色）。因为这些变化都是在黏膜肌层完好的前提下进行的，所以基本上都可以完美地愈合甚至不留痕迹。皱襞纠集基本上是不会发生的，但是也有因为糜烂的变化情况导致 UL-Ⅱ（比如黏膜下层的纤维化）的可能。

实际上，在 ESD 对病变外非肿瘤部分轻度皱襞纠集的地方进行切除时，可见黏膜肌层走行稍有混乱，但总体仍保持完整，并且也时不时会发

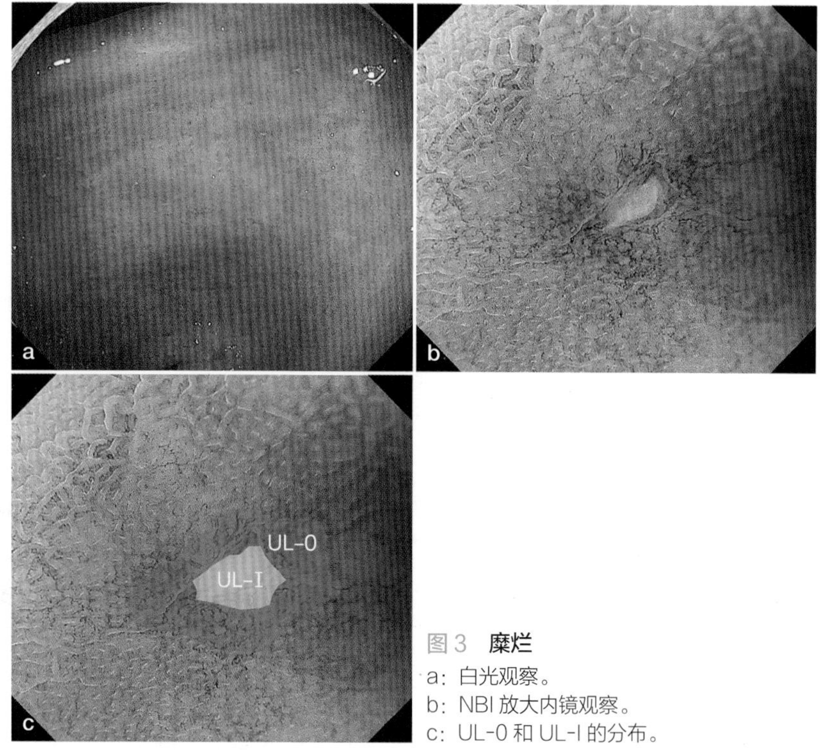

图3 **糜烂**
a：白光观察。
b：NBI 放大内镜观察。
c：UL-0 和 UL-I 的分布。

现黏膜肌层上下方伴有纤维化。所以，像这样的糜烂，因为存在黏膜肌层上下方纤维化，也是可以导致皱襞纠集的。

例如像图 4 这样的病例。

这个病例有皱襞的纠集，所以比较纠结到底是糜烂还是溃疡，因为觉得皱襞纠集的程度比较轻，所以考虑倾向于糜烂。

虽说“糜烂没有皱襞纠集”是一个鉴别点，但是在吸气状态下有时候还是可能出现轻度的黏膜纠集，这时候在判断上就会让人纠结。以前的报道中好像也曾经提过黏膜肌层即便没有断裂，在内镜下也会出现轻微的皱襞纠集。

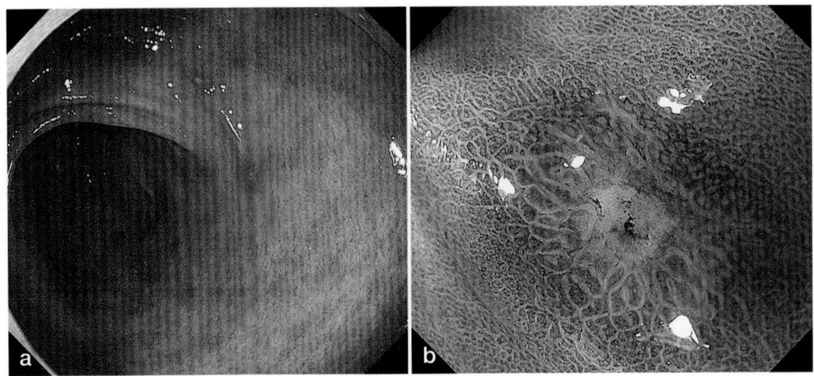

图 4 **伴有皱襞纠集的糜烂**

a：白光观察图。

b：NBI 放大内镜观察图。

溃疡的表现

而胃溃疡是指深度超过黏膜肌层，组织缺损达到黏膜下层的状态(图 5)，也就是前面村上分型的 UL-Ⅱ。

胃的黏膜肌层被破坏，会形成显著的黏膜纠集。也就是说如果发现是显著的黏膜纠集，那就不是糜烂，而是溃疡了。不过，也不能说没有皱襞纠集就是糜烂。在崎田·大森·三轮的时相分型中的 A1 stage 时，即便是已经形成了溃疡，但因为黏膜下层还没有明显的纤维化，所以皱襞的纠集也不明显。另外当只有水肿变化的时候，皱襞纠集也不会明显。

如果不观察皱襞是否纠集，就很难准确判断是糜烂还是溃疡。当然，皱襞纠集在 A1 stage 时不容易出现，但是在 A2 stage 之后的各个阶段，不观察皱襞纠集与否还是很难区分糜烂和溃疡的。

最后做个总结。

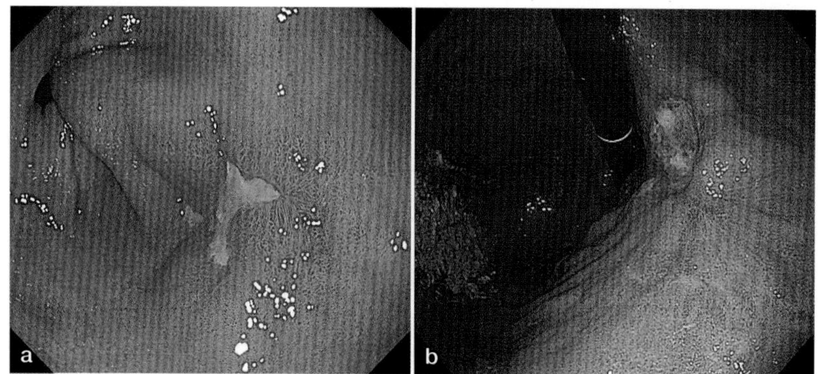

图5 **胃溃疡（H2 stage）**
a：胃窦后壁偏大弯的白光观察图。
b：胃角小弯偏前壁的白光观察图。

糜烂是黏膜面缺损的病变，皱襞纠集和周围隆起都比较少见，把小的黏膜缺损病变视为糜烂也可以，但是，非常浅的溃疡和糜烂的鉴别还是相当困难的。即便是糜烂，在深度达到UL-Ⅰ时也可能会出现轻度的黏膜纠集。当A1 stage时，即便组织缺损黏膜肌层被破坏，因为还没有纤维化，仅存在水肿性变化，所以不会出现皱襞纠集，而A2 stage以后的阶段，如果不观察皱襞纠集与否，就很难判断到底是糜烂还是溃疡。

换句话说在观察愈合过程中，当黏膜缺损愈合后，出现明显的黏膜纠集时是溃疡（说明至少深达UL-Ⅱ），而治愈后没有什么痕迹，也没有皱襞集中的，就是糜烂了。

"酷"知识点：糜烂和溃疡的鉴别要点

- 如果不是A2 stage以后的阶段，则很难判断是溃疡还是糜烂。
- 黏膜缺损的治愈或消失后，伴有明显皱襞纠集的是溃疡。
- 治愈后没有什么痕迹，也没有皱襞集中的，是糜烂。

■ 文献

[1] 小池盛雄．潰瘍，びらん．胃と腸 31：416, 1996.

[2] 村上忠重，鈴木武松．吉利和．内科シリーズ No2. 胃・十二指腸潰瘍のすべて．pp79-102, 南江堂，1971.

[3] 平瀬吉成．胃粘膜びらんの外科病理．昭医会誌 52：489-495, 1992.

[4] 榊信広，斉藤満，野村幸治，他．慢性胃炎にみられる微小びらんの内視鏡観察を中心とした臨床的研究．Gastroenterol Endosc 29：1999-2004, 1987.

[5] 加藤洋，藤野節．胃びらん・発赤の病理像—どのように捉えたらよいか—．消化器内視鏡 23：1685-1697, 2011.

[6] 座談会．胃びらんの概念と臨床．胃と腸 2：821-833, 1967.

[7] 岩渕三哉，渡辺英伸，加藤法導，他．肉眼所見からみた胃潰瘍の良・悪性の鑑別診断．胃と腸 26：1002-1010, 1991.

[8] 大森皓次，三輪剛，熊谷博彰．胃の潰瘍性病変の経過（とくに早期胃癌の経過について）．胃と腸 3：1643-1650, 1968.

13 观察术后胃的注意事项

胃变小了，很简单地就看完了吗？要是那样的话可太糟糕了！

关于术后胃的观察（内镜检查），各位能够做到多细致呢？因为切除了一部分，胃变得小了，大家是不是简单看一下就结束了呢？或者因为患者常年接受内镜检查，早已习惯，所以不指导也不用镇静处置就任由年轻医生去快速地完成检查？要是那样，可就太糟糕了。

对这样的患者，大家是查找其多年前的病历，明确是何种术式之后再开始检查的吗？如果连这个都不做的话，那就不是酷不酷的问题了，而是最糟糕的事儿了。

如果你没学习过术后胃观察（内镜检查）的要点，不知道该在哪里注意，就从事内镜检查的话，那现在就应该通过本文改变自己了。这些内容可能很多内镜医生至今也没听说过吧。

注意到了吗？——术后胃吻合口附近的大虫子样的肥厚黏膜

那么从明天开始，在进行术后胃的内镜检查前，先养成确认“几年前做的手术？”“术式是什么？”的习惯吧！起码先要知道是 Billroth-I（以下简称 B-I）还是 Billroth-Ⅱ（以下简称 B-Ⅱ）。为什么要区分这个呢？因为通过长期大量病例的观察表明，B-Ⅱ术后吻合口胃侧的黏膜是早期胃癌的温床。

大家看看图 1，在我们术后胃内镜检查时，你们没见过像这样的大虫子样的肥厚黏膜吗？

没有？

如果没有注意到或者没去琢磨这种术后吻合口如大虫子蠕动一般的黏

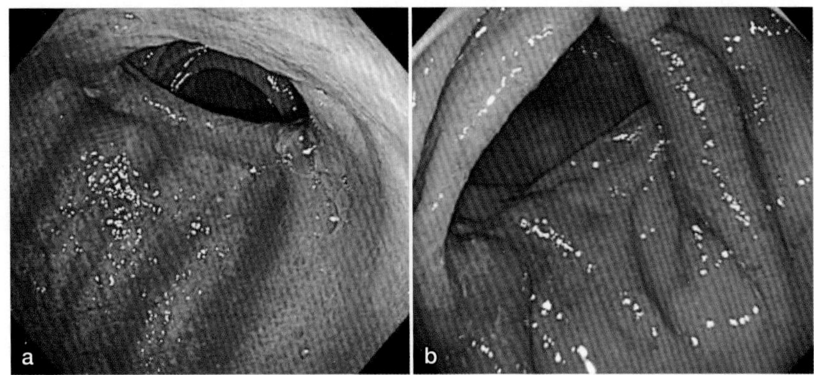

图 1 **术后胃的吻合口内镜观察图**
a：B－Ⅰ吻合。
b：B－Ⅱ吻合。

膜隆起到底是什么，那这个内镜医生所做的检查可能也就是每天把内镜从口进入再撤出，大概对内镜诊断学根本就没有一丝兴趣吧。

不过，看了我们这本“酷”书后，大家今后再做术后胃的内镜检查时，也许就会在吻合口附近找这种“大虫子”了吧！（笑）

这种吻合口处大虫子样的肥厚黏膜正式名称叫作吻合口息肉样肥厚性胃炎（stomal polypoid hypertrophic gastritis，SPHG）。也有称之为 GCP（gastritis cystica polyposa）的，没必要区分两种叫法的细微差别，看作是一样的称呼就好。

SPHG 是一种特异的胃黏膜慢性炎症病变，是胆汁反流等原因引起的组织学变化。它在病理组织学上的表现是胃腺窝上皮的过度增生、胃体部腺体的萎缩、假幽门腺的增生和囊泡状的扩张（所以在 EUS 时可见 microcystic lesions）以及向黏膜下层的侵入（图 2）。

最重要的是，SPHG 是一个不容忽视的癌前病变。大家想想自己是不是毫无警惕性地做了内镜检查了呢。

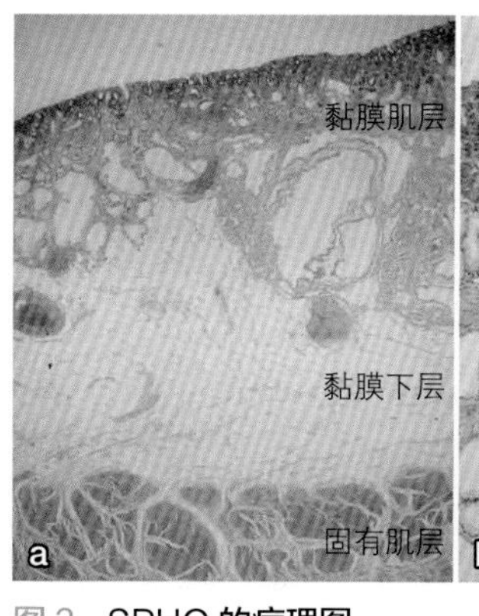

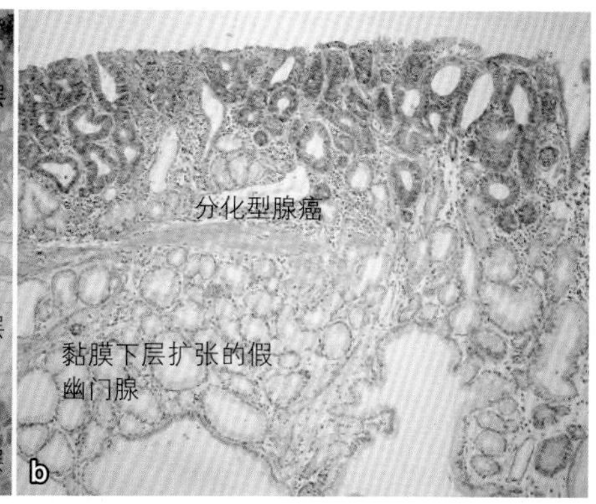

图2 **SPHG 的病理图**

a：低倍放大观察图。

b：高倍放大观察图。

可见黏膜下层扩张的假幽门腺，以及由 SPHG 发展而来的早期癌。

从明天开始，请一定小心仔细地观察吻合部吧！

有意思的是自从笔者在科室的讨论会上做了以上内容的讲座后，年轻医生们就对术后吻合部表现出了极大的兴趣，几乎达到了专门找 SPHG 的程度。其实也并不是就一定会有 SPHG 的，应该留心观察的是 B-Ⅱ术后时间较长的那些患者。

不过，就在我科室早期的讨论会上讲到 SPHG 之后的那一天上午的内镜检查中，一位年轻医生就发现了一例 SPHG 发展而来的早期胃癌（图 3）。

连我也很是惊讶，不过让人难过的是，这个患者其实每年都接受过胃镜的检查。（流泪！）

大家回头再看看图 1b 的病例，发现什么了吗？是的，你们又完全漏过了。（流泪！）

内镜医生是否学习，可能会对患者的人生都产生影响吧！所以，请各位更加努力地学习，争取成为能让患者真正信赖的（超酷的）内镜医生吧！

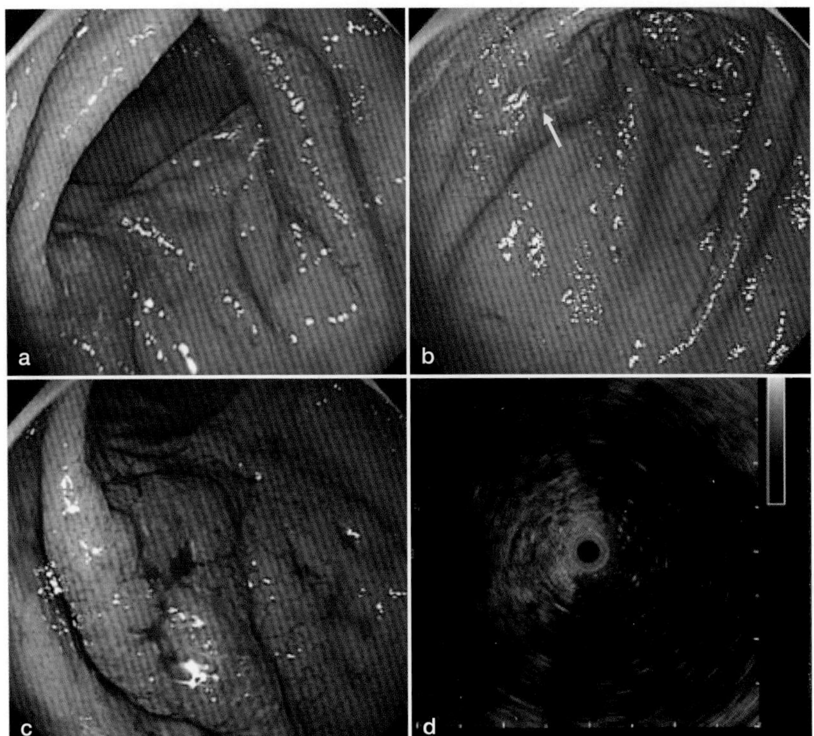

图 3 **由 SPHG 发展而来的早期胃癌**

a：B-Ⅱ术后 18 年吻合口处的白光观察图。图 1b 中已经完全显示了癌的图片，在观察图 1 时如果没有发现的话，就是彻底的漏诊了。
b：图 1b 中合并早期胃癌部位的图像（黄色箭头）。
c：靛胭脂染色图。
d：超声内镜图。可见 cystic lesion（囊性病变），这与 SPHG 并不矛盾。病理结果提示 tub1，pT1b2（SM2：4,000 μm）。

"酷"知识点：由 SPHG 发展而来的早期胃癌

- Billroth-Ⅱ术式。
- 术后时间较长。
- 肉眼观察隆起型较为常见。
- 多为分化型腺癌。
- 一眼看上去较重，但多为 M 癌。

"酷"文献《胃与肠》

📖 和田了. 「早期胃癌 2009」7. 特殊な成り立ちの早期胃癌 5)吻合部ポリープ状肥厚性胃炎(SPHG)由来の癌. 胃と腸 44(4):751-755, 2009.

URL http://medicalfinder.jp/doi/abs/10.11477/mf.1403101650

☞文献说明：简单总结了由 SPHG 发展而来的癌的概要、定义、发病率、切除标本、病理组织图等。

📖 藤澤貴史, 坂口一彦, 阪本哲一, 他. gastritis cystica polyposa に発生した残胃早期胃癌の 1 例. 胃と腸 36(9):1108-1110, 2001.

URL http://medicalfinder.jp/doi/abs/10.11477/mf.1403103292

☞文献说明：报道了一例典型的由 GCP 发展而来的比较罕见的凹陷型早期残胃癌。有大量图片。

再了解一下残胃新生癌吧！

接下来再说说残胃新生癌。有报道称残胃新生癌多发生于残胃上部小弯（包括缝合部位上）或者后壁。

另外，日本所报道的残胃新生癌病例多在术后 10 年以上。

"酷"文献《胃与肠》

📖 長南明道, 三島利之, 石橋潤一, 他. 早期の残胃癌の特徴—診断のポイント—内視鏡. 胃と腸 39(7):1031-1034, 2004.

URL http://medicalfinder.jp/doi/abs/10.11477/mf.1403100524

☞文献说明：简单总结说明了胃癌术后残胃癌的定义、表现、检查技巧等。

知道了这些内容再去进行术后胃的内镜检查吧！

在进行了术后胃的内镜检查后，如果只是诊断"术后胃，未见明显异常"，这一看水平就很差吧（笑）！如果能记录"术后胃（B-Ⅱ），背景黏膜萎缩，提示 *HP* 既往感染，吻合口未见异常，缝合部位未见异常，残胃上部未见异常"的话，是不是就觉得好多了？如果不这样记录，就无法判断你是认真仔细观察了吻合口和缝合部位后确认未见明显异常，还是根本不清楚“酷”知识点中介绍的那些要点，只草草看一下就得出结论了吧。

从明天开始，请像后者那样更详尽地记录你观察到的“酷”表现吧（笑）！

专栏 4 给 20 年后的你……

NBI 技术是 2006 年开始应用的。经过 10 年的发展，伴随着能放大 100 倍的放大内镜的普及，使得内镜诊断学得到了飞速的进步。

虽然我觉得这已经是最了不起的革命性进步了，没想到具有 500 倍放大功能的超放大内镜也将在不久被投入市场。而且，具有 1000 倍放大的共聚焦显微内镜（confocal laser endomicroscopy，CLE）也已经由法国的 Mauna Kea Technologies（莫纳克亚山技术）公司以 Cellvizio 系列 [1] 的形式开始贩卖了。在日本可以通过 amco 公司代理购买。

这种超放大内镜可以实时对活细胞进行观察，是具有划时代意义的内镜。此外，昭和大学横滨市北部医院的工藤进英老师、森悠一老师所组成的研究团队也正用这种内镜进一步进行自动诊断系统的开发。

通过静脉应用荧光染色剂我这里的 CLE 检查时虽说也是必要的，但我们也证实了使用数滴滴在病变表面时也可以达到相应的效果。在十二指肠上皮性肿瘤病变的鉴别时，应用现有的方法正确诊断率大概只能达到 50%～70%，而应用 ABC-C 分类 [2] 时则可以达到约 90%。

忽然想到了一直说以后也要当医生的女儿，还真是期待 20 年后的她能够靠我这本书和共聚焦内镜成为最“酷”的内镜医生呢。

希望 20 年后能把这个专栏给我的女儿看。

（文献）

[1] 野中康一.【そこが知りたい！注目デバイス】「共焦点内視鏡—CELLVIZIO～何が見えるの？共焦点内視鏡の世界～」. https://gastro.igaku-shoin.co.jp/article/category/conforcal_endomicroscopy, 2016.

[2] Nonaka K, Ohata K, Ichihara S, et al. Development of a new classification for in vivo diagnosis of duodenal epithelial tumors with confocal laser endomicroscopy：A pilot study. Dig Endosc 28：186-193, 2016.

＊1：Cellvizio（amco）

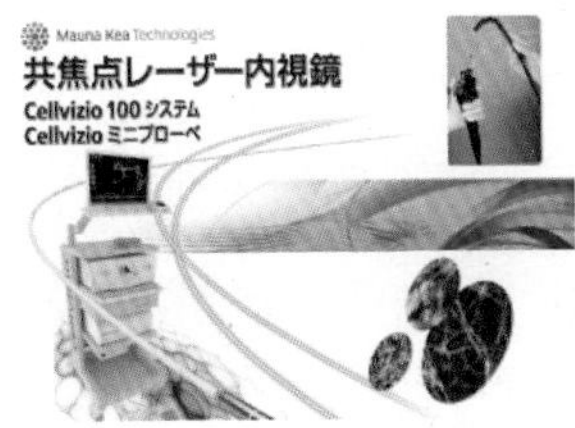

＊2：ABC-C 分类

笔者团队报道的对于鉴别十二指肠腺瘤/癌非常有帮助的分型，在消化道诊断方面是国内（日本）首个 CLE 诊断分型（图 1）。ABC-C1 是腺瘤，ABC-C2、3、4 是癌。鉴别的精度非常高。

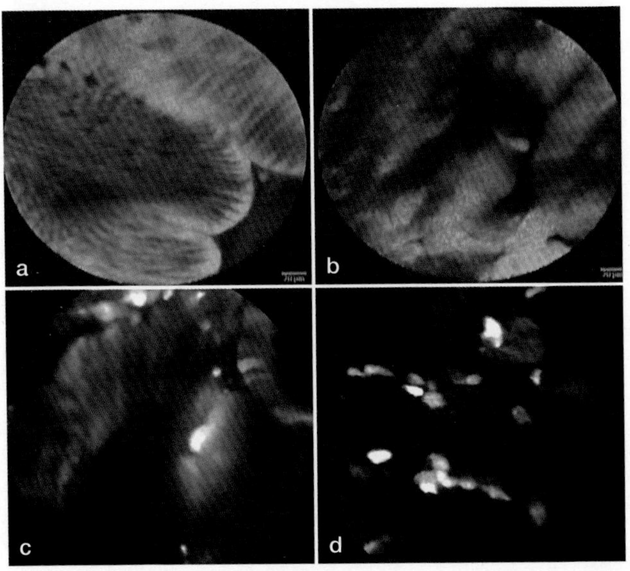

图 1　ABC-C[apical-basal connecting (ABC) sign / chaos sign (C)] classification 的图像 a，ABC-C1. chaos sign (-)，ABC sign (+) b，ABC-C2. chaos sign (-)，ABC sign (-) c，ABC-C3. chaos sign (+)，ABC sign (+) d，ABC-C4. chaos sign (+)，ABC sign (-)

（野中康一）

专栏5 正在努力奋斗想成为最“酷”内镜医生的田岛医师给你们的赠言

各位大夫，尤其是刚刚进入内镜领域不久的大夫，你们有过这样的经历吗？在内镜诊断讨论会上被点名发表观点却大脑中一片空白，“说错了的话大概上面的老师会生气吧”“病变的位置、颜色，然后还要说什么来着？”，这些情形我可都有过。

每天忙碌工作的大家，是否偶尔放松时也有以下这样的经历呢？今天和同事一起去参加集体相亲会，进入饭店后，“啊，初次见面，哎呀！坐在中间的那个人，让人眼前一亮啊，娇小的身材，白皙的皮肤，不说话都觉得挺好了，会不会还是个挺有深度的人呢？……凑到她旁边去搭个话吧！”，这样的经历我也有过（笑）。

于是，我就琢磨了，在让人痛苦的讨论会上要是能采取像相亲时一样的思路会怎么样呢？进入饭店后，“这饭店很漂亮啊（背景黏膜）！啊，初次见面（遭遇病变），哎呀！坐在中间的那个人（病变的位置），让人眼前一亮啊（锁定观察病变），娇小的身材（病变大小），白皙的皮肤（病变颜色），不说话都觉得挺好了（普通白光观察判断性质），会不会还是个挺有深度的人呢（判断侵及深度）？……凑到她旁边去搭个话吧（进一步 NBI 放大观察）！……”，哎呀呀，完全可以使用啊！这种观察方法，不管是看人还是看病变，都是很有效的啊！

当然了，一丝不挂（一般的基础知识都不具备）出席相亲会肯定会被逮捕。所以精心打扮一番，要选择穿戴上适合自己的独特的衣物及装饰品（镜下诊断的相关知识），也就是那些诊断专家们都没有的最“酷”的衣物及装饰品（最为出色的诊断知识）这样才能脱颖而出（甚至成为大家想模仿学习的老师，被大家仰慕）。在我做研修医时，我的师父，也就是这部书的作者野中康一老师曾经对我说过：“对于镜下诊断来说，它不是儿戏，要带着自己的见解和根据去诊断，不要害怕诊断错，有理由的错误诊断也比什么都说不出强。年龄和经验的差距可能在镜下治疗方面会有差别，但在内镜诊断的世界里却没有什么关联，即便年轻，只要你对诊断感兴趣，并且学会地道的诊断知识，就可以与上级医生站在同等的地位去争论。”这些话一直都浮现在我的脑海里。所以在我进入内镜诊断世界的 9 年里，直到现在我也一直时刻念着老师的教诲进行着日常的内镜诊断工作，当然还有跟野中老师去参加集体相亲会时的美好回忆……

（田岛知明，NTT 东日本关东医院 消化内科）

"酷"知识点大集合

AVA 和浸润深度 ······ 32

● Type B1 血管包围

· AVA 不管多大，它的浸润深度都是 T1a-EP/T1a-LPM

● Type B2、B3 血管包围

· AVA-small → T1a-EP/T1a-LPM

· AVA-middle → T1a-MM/T1b-SM1

· AVA-large → T1b-SM2 及更深

画面宽度的调整 ······ 34

· GIF-H260Z：4 mm

· GIF-Q240Z：3 mm

· GIF-H290Z：4.75 mm

Barrett 食管的特征 ······ 51

①鳞状上皮岛：Barrett 食管的鳞状上皮岛基本上都是与固有食管腺的腺管开口处相接

②固有食管腺和它的腺管：食管固有腺的腺管被柱状上皮覆盖，也就是说该区域以前是被鳞状上皮覆盖的食管

③黏膜肌层的双层结构：黏膜肌层的双侧结构是 Barrett 食管的特征性表现，表层的黏膜肌层（superficial muscularis mucosae，SMM）是随着食管黏膜的柱状上皮化而导致的新生的肌层，而深层的才是原本的黏膜肌层（deep muscularis mucosae，DMM）

Barrett 食管腺癌的浸润深度诊断 ······ 55

· T1a-SMM：癌浸润在柱状上皮层或者黏膜肌层浅层

· T1a-LPM：癌浸润超过黏膜肌层浅层，但未达黏膜肌层深层

· T1a-DMM：浸润至黏膜肌层深层的病变

· 癌浸润即便超过了 SMM，只要不超过 DMM，就还算黏膜内癌

F 线、f 线和中间带 ······ 61

· F 线是发红的黏膜（＝胃底腺）区域的边界线

· f 线是发红的黏膜和萎缩黏膜混合区域的边界线

· 中间带是 F 线和 f 线之间的带状区域

如何区分 C-3 和 O-1、O-2 ······ 62

· 在胃体下部大弯的进镜方向观察、贲门部周围的翻转观察时判断“胃角到胃体下部大弯的皱襞是否消失”和“有无包绕贲门的萎缩”

判断 *HP* 感染状态的要点 ······ 74

· 未感染和正在感染可以区分

· 既往感染很难判断，需要参考地图样发红和色调逆转现象（仍无法区分就通过多种检查来评价）

要想着分化癌和未分化癌的病理组织图 …… 88

· 分化癌有根据腺管构造增殖的倾向

· 未分化癌有无视腺管构造增殖的倾向

· 分化癌的模样一定程度上模仿背景腺管，表现为"不规整的胃小沟"

· 因为癌完全无视背景腺管而在黏膜内增殖，导致未分化癌的表面构造失去背景腺管的支持，从而在胃酸和物理刺激的作用下被削薄

· 未分化癌的断崖式凹陷是由于背景腺管构造的崩塌所致

· 断崖式凹陷不明显的时候，是由于背景黏膜还保持着一定的形态（可能是分化癌，也可能是未分化癌的量还不够多）

· 色调发白时，要考虑可能是腺管被破坏，肿瘤等细胞堆积于此所导致

· 色调发红时，要考虑可能是与腺管共同增生到达表层的血管影响所致

0-Ⅱb 型的特征 …… 91

· 0-Ⅱb 型中分化癌约占 80%，未分化癌不足 20%

· 基本上都是 M 癌

0-Ⅲ型的特征 …… 92

· 存在Ⅲ的部分（溃疡）时浸润深度诊断非常困难（很难区别是水肿还是癌浸润导致的隆起）

0-I 型（分化癌）的特征 …… 95

①病变直径

· 20mm 以内的 0-I 型癌中约 90% 是 M 癌

· 30mm 以上是 SM 癌或者进展期癌的可能性大

②调整空气量后的观察

· 病变的基底部呈黏膜下肿瘤样的隆起时，可疑黏膜下层深部的浸润

· 发现表面明显发红，或者病变扁平伴顶端凹凸不平时要注意

0-Ⅱa 型（分化癌）的特征 …… 96

①病变直径

· 20mm 以内大体都是 M 癌

· 51mm 以上半数是 SM 癌

②表面构造

· 只要不均一就要怀疑是 SM 浸润

UL（-）0-Ⅱc 型（分化癌）的特征 …… 101

· 明显发红的病变多为 SM 癌

· 2cm 以上的凹陷型病变约 50% 浸润至 SM

· 边缘隆起部位较宽、呈黏膜下肿瘤样改变时考虑病变已经浸润至 SM 或更深的地方

· 大小在 2cm 以上
· 增大倾向
· 较高的结节
· 表面发红
· 顶端有凹陷
· 活检存在重度异型部分
· 活检出现绒毛状构造
· 活检出现胃型性状

· 腺瘤 ┬Type Ⅰ：腺管构造的模样比较均匀、看不到微小血管
　　　 └Type Ⅱ：腺体构造比较均匀，微小血管与周围黏膜相同
· 癌 ──┬Type Ⅲ：血管比周围浓密、明显，超过白色的线与邻近的血管相接
　　　 └Type Ⅳ：腺体构造有消失的倾向，能见到异常血管
· TypeⅢ的亚型 Type Ⅲs 是高分化腺癌

· round pit（圆坑）的中心点不是血管，而是腺管开口（腺窝）

· 白色边缘是指腺窝边缘上皮，只有细胞一定程度上相对比较规则地排列时才能观察到
· 白色边缘的模样可以反映出腺窝边缘上皮的排列状态
· 通过血管的走行情况，可以推测它包绕的腺管（相当于骨架）排列的状态

① NBI 放大内镜观察下胃癌的诊断
· 看到与周围相比较有明确的不规则表面构造和血管构造时可以诊断为不规整
· 具有明确的分界线，可以观察到两侧明显的形态变化，在病变侧内部可以看到不规整时，可以诊断为癌
②判断"不规整"的窍门
· 表面构造密度增高，或者模糊不清
· 白色边缘的宽度不均匀，或者一部分变得模糊
· 血管的方向性和分布不均一
· 血管呈点线状，像被切细了一样

· 高分化腺癌中能够观察到反映腺管结构的白色边缘
· 表面构造模糊时，从血管的分布情况可以推测腺管的有无
· 血管的分布比较均匀，形成网格样的表现时，作为支柱的腺管结构应该存在

NBI 放大内镜下中分化腺癌的诊断……167
· 中分化腺癌的癌腺管相互愈合或者变小，因此白色边缘容易呈融合或者模糊等表现
· 血管明显粗细不等、可出现走行不规整、出现断裂等 irregular mesh pattern

NBI 放大内镜观察下低分化腺癌的诊断……169
· 低分化腺癌的腺管结构被破坏，无法观察到白色边缘，内部的血管因为没有了脚手架支撑，变成细小的碎片
· 血管的特征是细小散乱，无法形成网状结构
· 局限于腺颈部的早期癌阶段，因为腺管结构仍存在，所以有时候仅仅能从窝间部增宽这一点来推测

黏膜下肿瘤的好发区域……179
· 胃类癌好发在 ECL 细胞分布的胃底腺区域
· 胃 GIST 在 U、M 区域多见
· 异位胰腺好发部位在胃窦

黏膜下肿瘤是否可以推动……180
· 黏膜下肿瘤如果不容易推动，就说明肿瘤是来自肌层，或者已经跟肌层紧密相接

转移性胃癌的原发灶……181
· 在原发灶中肺癌和食管癌较多

食管的平滑肌瘤和 GIST……185
· 食管黏膜下肿瘤中发病率最高的是平滑肌瘤，约占 80%
· 与胃不同，食管的 GIST 非常罕见，只要发现完全就可以写病例报道
· 食管中如果发现 GIMT（gastrointestinal mesenchymal tumor），你完全可以酷酷地诊断平滑肌瘤 >GIST

褪色凹陷性病变都是什么……190
①未分化癌
②胃 MALT 淋巴瘤
③局限性的萎缩
④胃底腺型胃癌

早期胃癌和酷似早期胃癌的胃 MALT 淋巴瘤在普通内镜下的鉴别要点（更加怀疑 MALT 淋巴瘤的要点）……190
· 与早期胃癌相比，边界不清
· 多可发现多个病灶
· 自身黏膜有光泽

胃底腺型胃癌的特征 ······ 195

· U 区域较多（因为本病好发于胃底腺残存的部位）
· 褪色（发白）
· 表层血管的增生扩张（树枝状的血管）
· 黏膜下肿瘤样的形态（严格来说是上皮下肿瘤）
· 黑色的色素沉着

胃溃疡性病变的观察技巧 ······ 196

初学者要有以后整理分析的准备，所拍摄的图片要能够判断
· 溃疡的软硬度（参照 p217“专栏 3: 溃疡的硬度是指什么？软的溃疡是指什么？”）
· 皱襞纠集的样子
· 溃疡的形态及溃疡底的性状

溃疡鉴别最重要基本原则 ······ 198

· 在溃疡愈合前明确病变演变过程，形成瘢痕后注意观察有无癌合并！

区分良性溃疡和癌的要点 ······ 198

· 溃疡周围黏膜表面有无癌的进展迹象
·（即便黏膜表面没有）黏膜下层有无癌的进展迹象

溃疡边缘应该注意观察的要点 ······ 199

· 看边缘处是否有蚕食像的区域
· 看边缘处局部是否缺乏再生上皮（不发红）或者色调异常

通过自然愈合过程进行鉴别 ······ 201

· 先掌握良性溃疡及周围黏膜的自然愈合过程
· 如果有与这个自然愈合过程产生矛盾的区域，则进一步确认这个部位的微细黏膜结构或者微小血管结构，如果不规整，则高度怀疑恶性病变并且活检

在黏膜表面有可疑癌露出的表现——蚕食像 ······ 203

· 在溃疡边缘露出于黏膜表层的癌，它的边界有时呈癌的特征性表现，也就是蚕食像

黏膜下层存在疑似癌的表现 ······ 207

· 溃疡边缘的局部异常隆起
· 溃疡边缘的水肿变化局部缺失
· 可见纠集的皱襞肿大或者融合
· 与水肿不同，边缘的隆起较硬，呈非环周性且不均匀

溃疡型 · 决堤型恶性淋巴瘤的内镜下特点 ······ 213

· 溃疡周围的环堤光滑，表面平整（呈耳郭样隆起）
· 溃疡周围的环堤较窄，柔软且伸展性良好
· 溃疡底附着均匀的厚白苔